ANATOMIE MÉDICO-CHIRURGICALE
DE L'ABDOMEN

★

LA RÉGION THORACO-ABDOMINALE

PAR

RAYMOND GRÉGOIRE

PROFESSEUR AGRÉGÉ A LA FACULTÉ DE MÉDECINE DE PARIS
CHIRURGIEN DES HOPITAUX DE PARIS

TROISIÈME ÉDITION

*Avec 71 planches noires et coloriées
comprenant 76 figures*

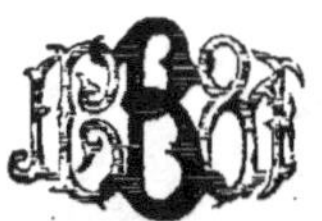

PARIS

LIBRAIRIE J.-B. BAILLIÈRE ET FILS

19, RUE HAUTEFEUILLE

1930

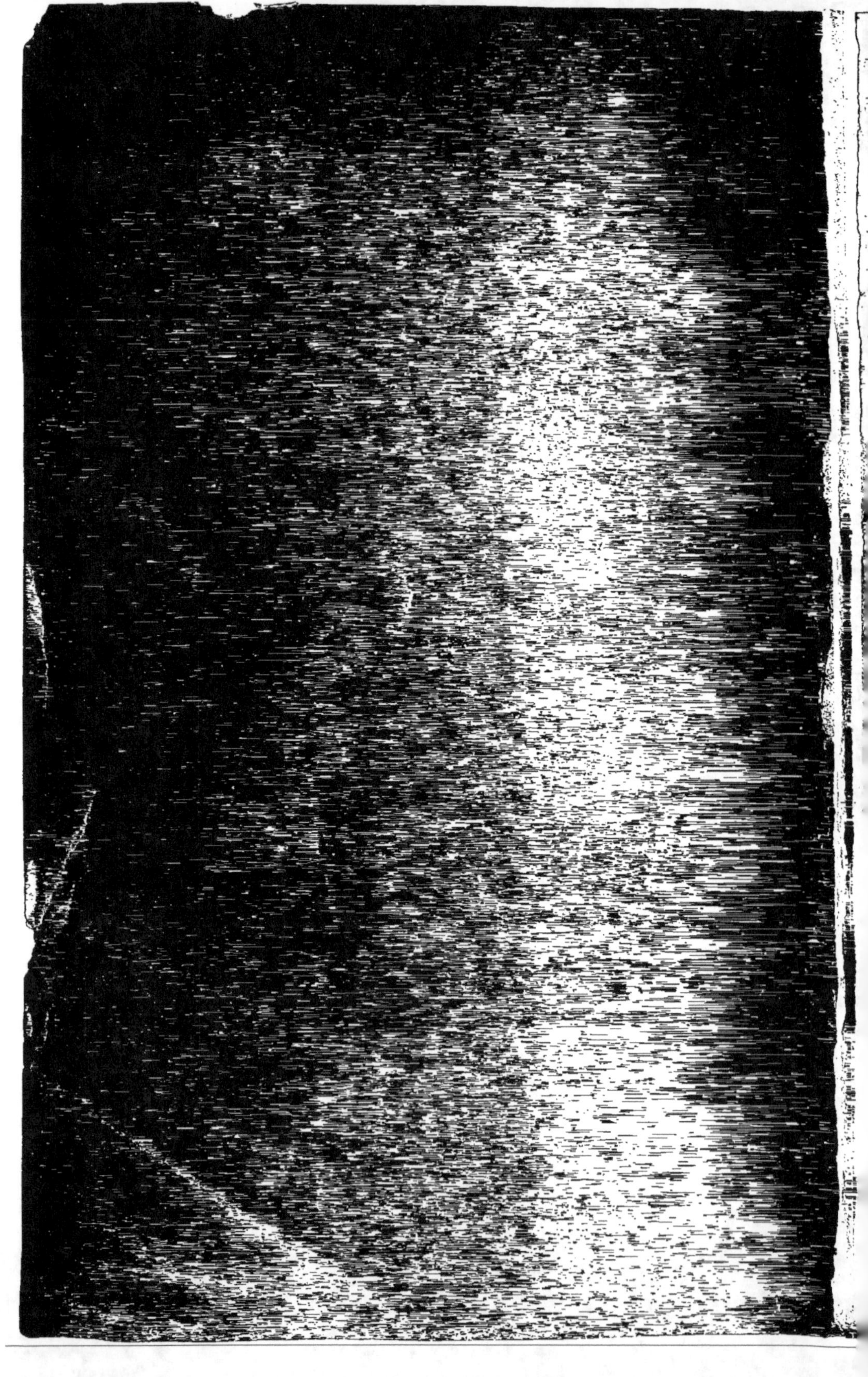

ANATOMIE MÉDICO-CHIRURGICALE
DE L'ABDOMEN

*

LA REGION THORACO-ABDOMINALE

ANATOMIE MÉDICO-CHIRURGICALE DE L'ABDOMEN

*

LA RÉGION THORACO-ABDOMINALE

PAR

Raymond GRÉGOIRE

PROFESSEUR AGRÉGÉ A LA FACULTÉ DE MÉDECINE DE PARIS

CHIRURGIEN DES HOPITAUX DE PARIS

TROISIÈME ÉDITION

Avec 71 planches noires et coloriées
comprenant 76 figures

PARIS

LIBRAIRIE J. B. BAILLIÉRE ET FILS

19, RUE HAUTEFEUILLE

1930

ANATOMIE MÉDICO-CHIRURGICALE DE L'ABDOMEN

AVANT-PROPOS

Tout est dit, je crois, sur l'anatomie macroscopique des organes de l'homme, et je ne me serais pas senti le courage d'écrire ces pages, si je n'avais eu d'autre but que de redire moins bien ce que d'autres ont si parfaitement étudié avant moi.

Mais s'il n'y a guère à ajouter à la description des parties constituantes du corps humain, les applications pratiques que l'on peut faire de ces connaissances sont nombreuses, et différentes suivant le but visé. Les peintres, les sculpteurs envisagent l'anatomie humaine dans un sens exclusivement adapté à l'art représentatif. Les médecins et les chirurgiens doivent envisager l'anatomie humaine dans un sens adapté à l'art de diagnostiquer et de guérir. Cela ne peut se faire sans un travail préliminaire attentif.

L'étude de l'anatomie descriptive est à la base de toute connaissance pour le médecin et le chirurgien. Il faut qu'une longue étude du cadavre le familiarise avec la forme, la dimension, le poids, la coloration, la consistance de chaque organe. C'est une analyse.

Cette analyse patiente et détaillée demande son complément naturel qui est l'étude de l'anatomie topographique. C'est alors la vue d'ensemble où tous les organes doivent être envisagés dans leur place et leurs connexions réciproques. C'est une synthèse.

L'anatomie descriptive et l'anatomie topographique sont apprises sur le cadavre, fixé et immobilisé par la mort.

C'est un travail indispensable de la scolarité. Comme toute

étude scolaire, il prépare les fondations sur lesquelles s'édifieront plus tard des idées plus générales.

Le cadavre est à l'homme vivant ce que l'image est à la réalité. Il ne montre qu'une forme, qu'une situation, qu'une attitude, il lui manque la vie qui, à tout instant, déforme, déplace, défait et transforme.

Celui qui scrute l'intimité du corps vivant doit compléter ce que lui a appris le cadavre par ce qu'à tout instant la vie lui fait connaître.

Cette étude, le médecin et le chirurgien la font, pour bien des points, peu à peu et presque sans s'en apercevoir, au contact journalier du malade. Mais à mesure que les moyens d'investigation se perfectionnent, la connaissance de l'anatomie intime de l'homme vivant se fait de plus en plus complexe. On sait aujourd'hui inspecter les cavités les plus profondes que l'on ne regardait jadis que sur le viscère mort et déformé par l'incision. On sait projeter sur l'écran fluorescent le profil des organes et l'interprétation des radiogrammes ne peut toujours se faire sans documentation préalable. On ouvre, on palpe, on opère des cavités et des organes qui sur le vivant ont un aspect tout différent du cadavre.

Toutes ces notions, éparses dans les travaux des médecins et des chirurgiens, demandent d'être réunies dans une étude d'ensemble et c'est en cela que consiste l'anatomie médico-chirurgicale. Ce n'est ni une analyse, ni une synthèse, c'est l'adaptation des connaissances anatomiques à un but déterminé.

Elle n'est pas différente de l'anatomie du cadavre qui en est le point de départ. Elle utilise les mêmes méthodes et en ajoute de nouvelles. Elle les adapte aux explorations cliniques comme aux interventions chirurgicales.

Plus qu'on le ne fait généralement sur le cadavre, il faut apprendre à reconnaître sous la peau les multiples aspects de l'organe vivant. Les mêmes obligations se retrouvent lorsque la peau a été incisée et qu'il s'agit de se conduire, d'utiliser le terrain, pourrait-on dire, dans l'intimité des tissus sur lesquels on opère.

Il faut parfaitement connaître le corps humain vivant et normal pour savoir dans la suite apprécier la déformation que donne l'état pathologique.

Ce livre a été commencé avant la guerre et les deux parties qui le composent seraient parues si les circonstances ne m'avaient contraint d'interrompre.

Je ne sache pas qu'une étude anatomique comprise de cette façon ait encore été tentée. C'est une des raisons des imperfections de celle-ci et je m'excuse d'avance si mes efforts sont restés au-dessous de ma bonne volonté.

R. G.

LA RÉGION THORACO-ABDOMINALE

CHAPITRE PREMIER

ANATOMIE DES FORMES EXTÉRIEURES

L'anatomie descriptive divise la cavité du tronc en deux parties distinctes, le thorax et l'abdomen, séparées l'une de l'autre par le diaphragme. Mais la vérité rigoureuse de cette division ne s'adapte qu'imparfaitement aux nécessités de la clinique et de la chirurgie.

Le diaphragme, qui limite en haut l'abdomen, élève sa coupole très haut dans la cage thoracique et la cavité du thorax s'insinue entre le gril costal et le dôme diaphragmatique jusqu'au voisinage du bord inférieur du thorax.

Les organes sus-mésocoliques de l'abdomen sont donc en partie cachés par le gril costal, par conséquent engagés dans le thorax.

Il est nécessaire, au point de vue médico-chirurgical, de distinguer entre la poitrine et le ventre une région intermédiaire que nous appelons *région thoraco-abdominale*.

C'est là une région bien spéciale où le clinicien a souvent beaucoup de peine à faire le départ des signes qui relèvent des organes de la cavité thoracique ou de ceux de la cavité abdominale; où le chirurgien doit compter avec les difficultés qu'entraînent la présence du rebord thoracique, le chevauchement de la plèvre et du péritoine. Cette division est enfin conforme aux enseignements de la pathologie qui montrent que les lésions du foie, de l'estomac, de la rate et même du pancréas, provoquent une symptomatologie spéciale à l'étage supérieur sus-mésocolique ou thoraco-abdominal de la cavité du ventre.

L'anatomie envisagée au point de vue médico-chirurgical doit, avec des connaissances précises d'anatomie descriptive et topographique, utiliser tous les renseignements que peuvent fournir l'œil, l'oreille, la pulpe des doigts, l'inspection, la percussion, la palpation. Elle doit se servir des données de la radiographie et de la radioscopie ; encore faut-il apprendre à déchiffrer les ombres des organes normaux si l'on veut pouvoir saisir les dispositions anormales et pathologiques.

Pour étudier une région au point de vue médico-chirurgical, serait-elle profonde comme la région thoraco-abdominale, il faut en connaître la conformation extérieure, les saillies, les dépressions qu'on peut y rencontrer, il faut connaître la morphologie des organes qui y sont contenus et leurs relations avec les organes avoisinants, car c'est la connaissance de ces connexions qui permet d'aller sûrement au point voulu et d'évoluer à l'aise sans craindre les accidents et les fausses routes. C'est donc l'anatomie du vivant avec ses modifications constantes et non l'anatomie figée du cadavre qu'il faut étudier et c'est en cela que les ombres radiologiques rendent de si grands services, car elles permettent de suivre les transformations normales ou provoquées des organes, de les saisir sur le vif en un mot.

La région thoraco-abdominale peut être limitée extérieurement par deux cercles horizontaux. Le cercle supérieur passe par la base de l'appendice xyphoïde et en arrière par la pointe des omoplates. Le cercle inférieur passe par le bord inférieur du thorax, autrement dit par l'extrémité des douzièmes côtes et l'ombilic. Cette région répond à peu près à ce que, dans la division ancienne de l'abdomen, aujourd'hui tombée en désuétude, on désignait sous le nom d'hypocondre droit et gauche et de région épigastrique. Si l'imprécision de cette nomenclature ancienne l'a fait abandonner en anatomie, elle consacre cependant en clinique des termes tellement usuels qu'il serait bien difficile de les faire disparaître du langage.

La région limitée par les deux cercles que nous avons dits, comprend deux zones thoraciques répondant aux parties inférieures des hémithorax droit et gauche et une zone antérieure médiane, angulaire à sommet supérieur répondant à l'appendice xyphoïde.

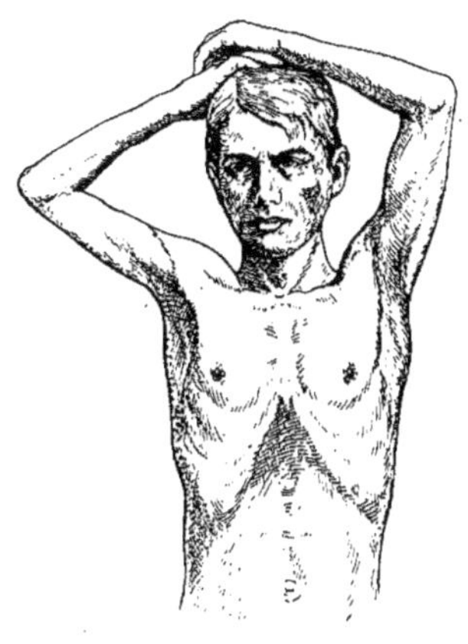

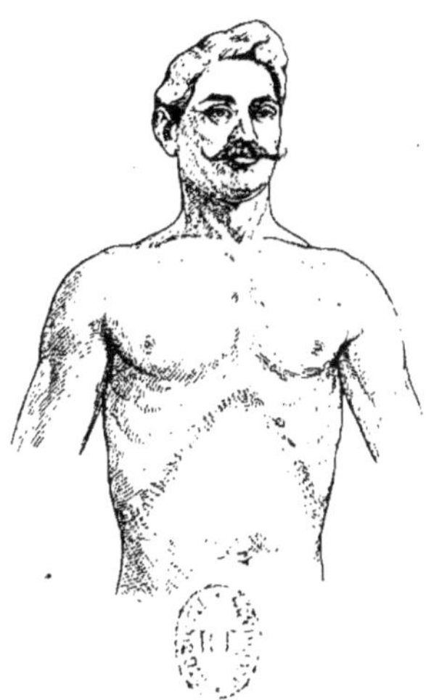

Fig. 1 et 2. — L'angle thoracique chez l'homme. — Cette figure représente deux types
extrêmes de l'aspect de l'angle chondral. Chez un individu à thorax large, l'angle
est voisin de l'angle droit, l'auvent chondro-costal court, le diamètre antéro-postérieur accentué. Les viscères de la région thoraco-abdominale ont de la place. Chez
un individu à thorax étroit, l'angle est aigu, l'auvent chondro-costal long, le diamètre antéro-postérieur peu prononcé. Les viscères de la région thoraco-abdominale sont à l'étroit.

I. — Page 2.

Zone thoracique. — La couche graisseuse sous-cutanée est rarement assez épaisse pour rendre impossible à la vue et au palper l'exploration du plan osseux. On voit ou l'on sent les côtes formant comme autant d'arceaux obliques en bas et en avant. Les cinq dernières côtes et la moitié antérieure de la sixième forment ici le plan osseux. En raison de son obliquité, la sixième côte passe la limite supérieure, c'est-à-dire le cercle horizontal supérieur, au niveau de la ligne mamelonnaire. La pointe de l'omoplate en position de repos répond à l'angle de la septième côte et se trouve sur le plan horizontal passant par la base de l'appendice xyphoïde.

On sent ou l'on voit les sixième, septième, huitième et neuvième côtes s'unir en dedans aux cartilages costaux, obliques en haut vers l'appendice xyphoïde. L'écartement des deux bourrelets cartilagineux dessine l'angle chondral, de valeur fort variable, comme nous allons le voir.

Au-dessous de la neuvième côte, on voit chez les sujets décharnés, on sent, quelquefois avec peine chez les autres, la pointe de la dixième côte, première flottante et au-dessous la onzième et la douzième côtes, flottantes aussi, mobiles, facilement réclinables. Celles-là gênent à peine le chirurgien.

L'angle chondral est formé par l'écartement des rebords thoraciques. Le sommet répond à l'appendice xyphoïde. Cet angle est infiniment variable suivant les sujets. Chez l'homme, il est en général largement ouvert et voisin de l'angle droit. Voici quelques mensurations :

	Sujet	Taille	Angle chondral	
Angle chondral chez l'homme adulte	A.	1^m75	90°.	moyenne : 80°
	B.	1^m75	85°.	
	C.	1^m70	50°.	
	D.	1^m70	90°.	
	E.	1^m72	85°.	

Les deux côtés de l'angle chondral chez l'homme sont rectilignes et plus souvent peut-être chez les hommes robustes, concaves en dedans, ce qui augmente d'autant l'aire de l'angle (fig. 1 et 2).

Chez la femme, au contraire, l'angle chondral est généralement étroit et se rapproche de l'angle aigu. Nous avons constaté les mesures suivantes :

Angle chondral chez la femme adulte	Sujet	Taille	Angle chondral	
	A.	1ᵐ55	40°.	
	B.	1ᵐ57	60°.	
	C.	1ᵐ55	45°.	moyenne : 55°
	D.	1ᵐ57	70°.	
	E.	1ᵐ56	60°.	

Les deux côtés de l'angle chondral chez la femme sont quelquefois rectilignes, mais le plus ordinairement ils sont convexes en dedans et tendent à se rapprocher l'un de l'autre ; l'angle chondral est extrêmement étroit (fig. 3 à 5).

Nous pouvons donc en conclure que la seule partie accessible à la palpation profonde sera, dans ce dernier cas, extrêmement limitée, alors qu'elle aura des dimensions beaucoup plus grandes chez l'homme. Cette constatation n'est pas sans importance, comme nous le verrons plus tard, au point de vue chirurgical.

La hauteur de la zone thoracique est en proportion inverse de l'ouverture de l'angle. Plus l'angle est large, plus la partie du gril costal qui limite la région thoraco-abdominale est basse. Plus l'angle est étroit, plus, au contraire, la paroi osseuse est haute.

Nous avons obtenu les chiffres suivants :

	Taille	Angle chondral	Hauteur du volet thoracique
Hommes	Sujet A. = 1.75	90°.	14 centimètres
	— B. = 1.75	85°.	16 —
	— C. = 1.70	50°.	19 —
	— D. = 1.70	90°.	15 —
	— E. = 1.72	85°.	15 —
Femmes	Sujet A. = 1.55	40°.	16 centimètres
	— B. = 1.57	60°.	15 —
	— C. = 1.55	45°.	17 —
	— D. = 1.57	70°.	16 —
	— E. = 1.56	60°.	16 —

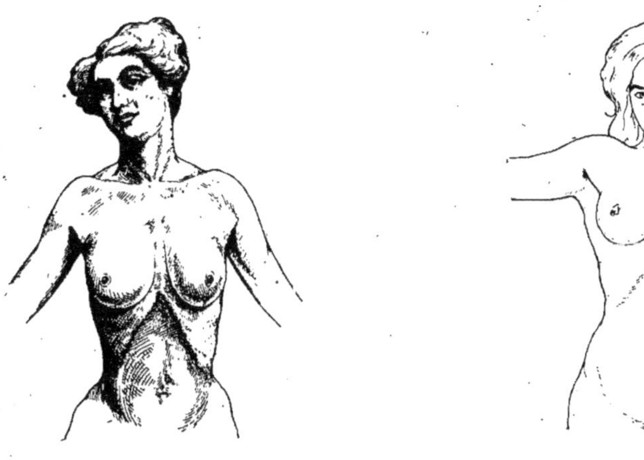

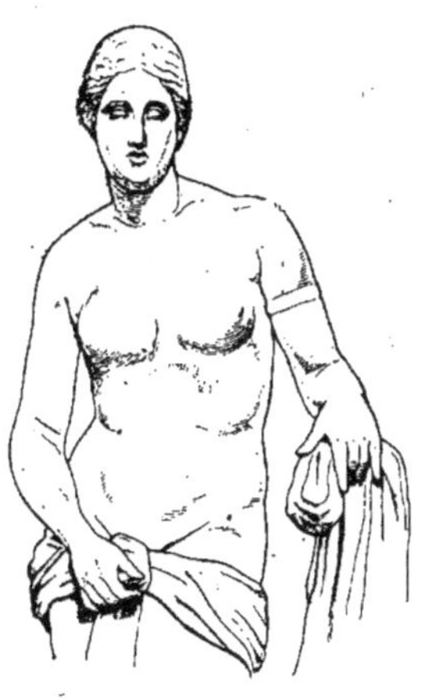

Fig. 3, 4 et 5. — L'angle thoracique chez la femme. — C'est la même disposition que chez l'homme, avec cette différence que le thorax large, dont les antiques faisaient le type de la beauté, est par déformation héréditaire devenu exceptionnel.

I. — Page 4.

En résumé, et pour parler un langage plus schématique, nous pouvons dire : la région thoraco-abdominale sera d'autant plus haute que le thorax sera plus étroit, à taille égale bien entendu.

Nous pouvons dire aussi : les dimensions dans le sens antéro-postérieur, la profondeur de la partie haute de l'abdomen sera infiniment variable suivant les sujets. Nous avons mesuré l'épaisseur du thorax au niveau du plan horizontal passant par la base de l'appendice et nous avons obtenu les chiffres suivants :

Hommes	*Femmes*
Sujet A. = 24 centimètres d'épaisseur	Sujet A. = 17 centimètres d'épaisseur
— B. = 22 —	— B. = 18 —
— C. = 18 —	— C. = 17 ½ —
— D. = 22 —	— D. = 22 —
— E. = 21 —	— E. = 17 ½ —

Si nous rapprochons maintenant les trois mensurations :

	Taille	*Angle chondral*	*Hauteur du volet thoracique*	*Diamètre antéro-postérieur au niveau de l'appendice xyphoïde*
Homme adulte				
Sujet A.	1ᵐ75	90°.	14 cent.	24 centimètres
— B.	1ᵐ75	85°.	16 —	22 —
— C.	1ᵐ70	50°.	19 —	18 —
— D.	1ᵐ70	90°.	15 —	22 —
— E.	1ᵐ72	85°.	15 —	21 —
Femme adulte				
Sujet A.	1ᵐ55	40°.	16 cent.	17 centimètres
— B.	1ᵐ57	60°.	15 —	18 —
— C.	1ᵐ55	45°.	17 —	17 ½ —
— D.	1ᵐ57	70°.	16 —	22 —
— E.	1ᵐ56	60°.	16 —	17 ½ —

Nous arrivons à cette conclusion : *Lorsque l'angle chondral est large, la hauteur du volet costal est faible et la dimension antéro-postérieure de la région est grande. Et inversement, si l'angle chondral est étroit, la hauteur du volet thoracique est grande et la dimension antéro-postérieure minime.*

Dans le premier cas, le chirurgien jugera de suite qu'il aura assez facilement accès vers le haut, peu de jour au contraire dans le fond, à moins d'artifice. Dans le second cas, l'accès de la coupole diaphragmatique sera pénible, mais le fond de la région sera plus facile à atteindre.

Nous avons jusqu'ici envisagé les formes extérieures de la région sur le sujet immobile, tel que se présente le cadavre. L'anatomie médico-chirurgicale doit avoir en vue le vivant.

La zône thoracique se modifie à tout instant suivant la respiration, l'effort, la position du sujet.

A chaque mouvement respiratoire, on voit les côtes se rapprocher dans l'expiration, s'écarter au contraire dans l'inspiration. Les parties molles de l'espace intercostal se soulèvent pendant l'expiration, se dépriment au contraire pendant l'inspiration. L'immobilité des côtes ou l'écartement anormal et asymétrique des espaces intercostaux sont toujours les signes de lésion profonde.

L'angle chondral est peu modifié pendant la respiration normale, surtout chez la femme dont les mouvements respiratoires se passent dans la partie haute de la cage thoracique. Mais pendant les respirations forcées, il subit quelques modifications. Dans l'expiration forcée, les côtes en s'abaissant tendent à fermer l'angle chondral. Dans l'inspiration forcée, les côtes s'écartent, remontent et projettent en avant leur extrémité chondrale. L'angle s'ouvre davantage (fig. 6).

Dans l'élévation forcée des bras, les muscles pectoraux provoquent le même mouvement. Le chirurgien peut utiliser cette action pour se faciliter l'accès de la coupole diaphragmatique.

La position donnée au sujet ou prise par lui modifie encore grandement la forme extérieure de la région.

Si le haut du tronc s'incline en avant, les rebords thoraciques se rapprochent des crêtes iliaques et le relâchement de la paroi abdominale qui en résulte rend plus facile la palpation profonde; aussi le clinicien sait-il relever le tronc des malades pour mieux explorer les organes profonds.

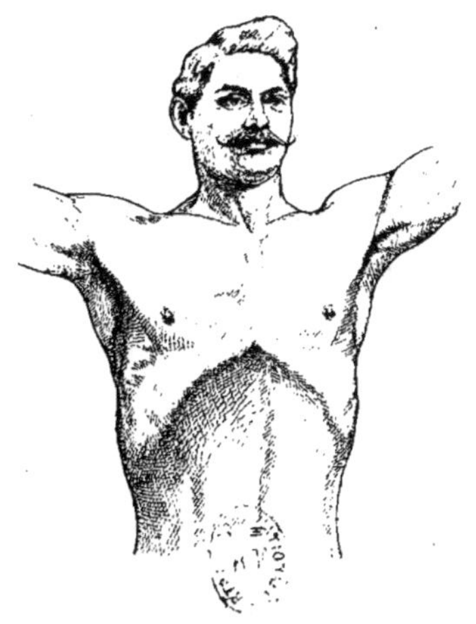

Fig. 6. — Modification de l'angle thoracique sous l'influence d'une inspiration forcée. Les côtes s'écartent, remontent, projettent en avant leur extrémité chondrale et le sternum. L'angle s'ouvre davantage.

avec la respiration. Le professeur Delbet a déduit de cette constatation un fort bon signe de l'infection généralisée du péritoine. Le diaphragme, comme tous les muscles, fonctionne mal au voisinage d'une séreuse enflammée et dans les cas de péritonite le creux épigastrique n'est plus soulevé par les mouvements respiratoires.

L'anatomie médico-chirurgicale ou clinique permet de pousser les investigations plus loin que la connaissance des formes extérieures ; elle permet jusqu'à un certain point d'étudier la forme, la consistance, le volume et certains rapports des organes profonds. A vrai dire, il n'y a que les viscères volumineux comme le foie et l'estomac qui puissent, à l'état normal, être étudiés ainsi à travers la paroi. Nous verrons à propos de chaque viscère les renseignements que l'œil et le doigt peuvent donner au clinicien sur l'individu vivant.

CHAPITRE II

LES PAROIS DE LA RÉGION THORACO-ABDOMINALE

Exposer la région thoraco-abdominale, c'est étudier d'abord les parois qui la limitent, ensuite les organes qui s'y trouvent contenus.

Bien délimitée, en haut et sur tout son pourtour, cette loge ne présente vers en bas que des limites imprécises et incomplètes.

Paroi inférieure. — En bas, en effet, le côlon transverse et son méso la séparent incomplètement du reste de la cavité abdominale. De fait, si la main qui suit le plan dorsal de l'abdomen se trouve arrêtée par l'attache du côlon à la paroi postérieure, elle peut facilement passer de l'étage sous-mésocolique dans l'étage sus-mésocolique en suivant la paroi antérieure. Cependant, si cette délimitation est insuffisante au point de vue de l'anatomie normale, elle peut devenir complète dans certains cas pathologiques. Quand une suppuration se développe dans l'étage supérieur, le grand épiploon, qui descend entre la paroi abdominale et le côlon transverse, s'enflamme et adhère au péritoine pariétal antérieur. La loge sus-mésocolique se trouve alors partiellement ou totalement séparée du reste de la cavité abdominale. Cette séparation, le chirurgien la cherche et l'obtient en suturant le côlon transverse à la paroi, ou en provoquant les adhérences de l'épiploon, comme cela se produit au-dessous d'un volumineux tamponnement sus-mésocolique.

Paroi supérieure. — Le pourtour supérieur de la région thoraco-abdominale est formé par la face inférieure du diaphragme.

Le muscle attaché au pourtour inférieur du gril costal et à la face antérieure de la colonne vertébrale remonte dans le thorax en décrivant une coupole irrégulière.

La hauteur de la coupole diaphragmatique est assez variable suivant les sujets. Ce n'est pas que son point culminant atteigne un niveau différent par rapport au squelette ; le point le plus haut sur le cadavre affleure toujours le plan horizontal passant par la base de l'appendice xyphoïde et l'angle inférieur de l'omoplate. Mais lorsque le thorax est étroit, la hauteur de la paroi thoracique qui limite la région thoraco-abdominale devient plus haute ; la courbe du diaphragme est par conséquent plus petite. Au contraire, sur un thorax large et puissant, la courbe du diaphragme se fait suivant un rayon beaucoup plus grand. La hauteur de la coupole est proportionnellement moindre. Nous verrons plus tard que cela n'est pas sans importance au point de vue chirurgical.

La courbe de la coupole, vue sur une coupe transversale, n'est pas régulière, mais ondulée. Elle apparaît haute à droite, s'abaisse légèrement sur la ligne médiane et un peu à gauche d'elle où le cœur marque une dépression, remonte enfin dans l'hémithorax gauche, mais moins haut que du côté droit.

La saillie des corps vertébraux encoche fortement le diaphragme et le divise incomplètement en deux moitiés convexes droite et gauche, séparées en arrière, mais réunies en avant par le méplat que provoque le cœur.

Sur une coupe antéro-postérieure, la coupole diaphramatique descend plus bas en arrière qu'en avant. Le versant postérieur est presque vertical, le versant antérieur est très légèrement oblique en avant et en bas. Le diaphragme limite la région thoraco-abdominale dans sa partie supérieure, mais sur les côtes, il s'écarte de la paroi thoracique et dans l'angle ainsi formé la plèvre descend sur les versants du dôme en deux culs-de-sac semi-circulaires où s'engagent aussi les poumons (fig. 7).

Le Diaphragme. — Le diaphragme se détache du pourtour inférieur du thorax et de la face antérieure de la colonne lombaire par une nappe mince de fibres charnues qui convergent vers le centre de la coupole. Celui-ci apparaît découpé en feuille de trèfle, resplendissant et nacré. On lui donne parfois pour cette raison le nom de *miroir de Van Helmont* ou encore de centre phrénique.

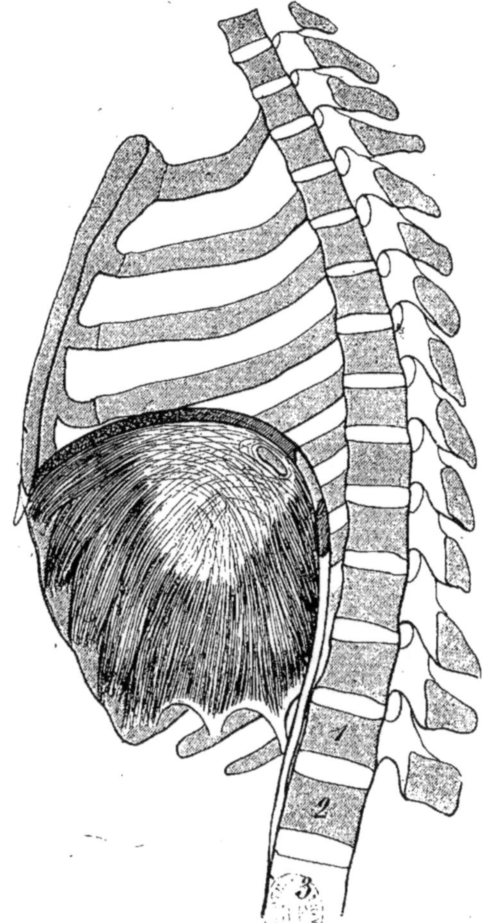

Fig. 7. — La coupole diaphragmatique, limite supérieure de la région thoraco-abdominale. Le versant postérieur de la coupole, presque vertical, descend plus bas que
le versant antérieur qui est seulement un peu oblique en avant et en bas.

II. — Page 10.

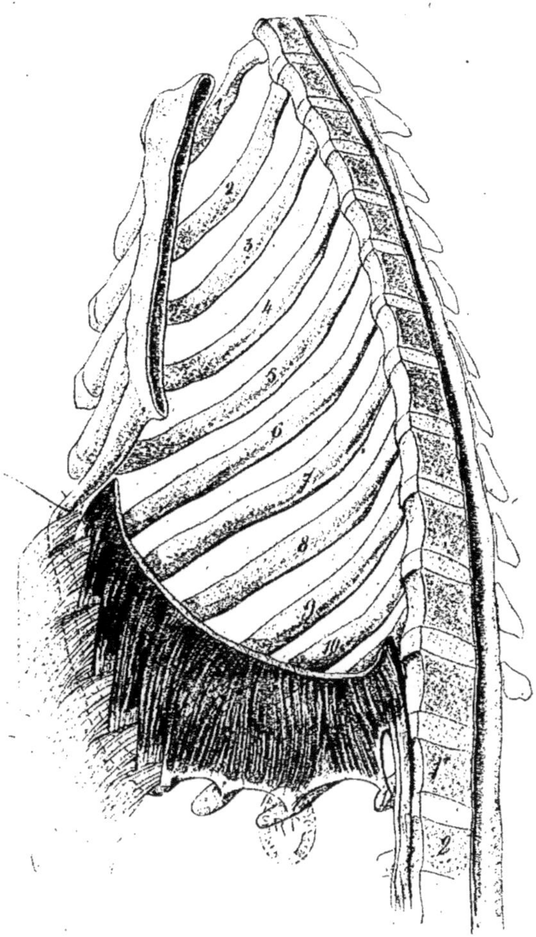

Fig. 8. — Cette figure schématise les insertions thoraciques du diaphragme : les insertions chondro-costales se font par faisceaux étagés en marches d'escalier ; les insertions intercostales, par des arcades fibreuses qui enjambent l'espace ; les insertions costales, par quelques faisceaux entre les pieds des arcades sur les 10e, 11e et 12e côtes.

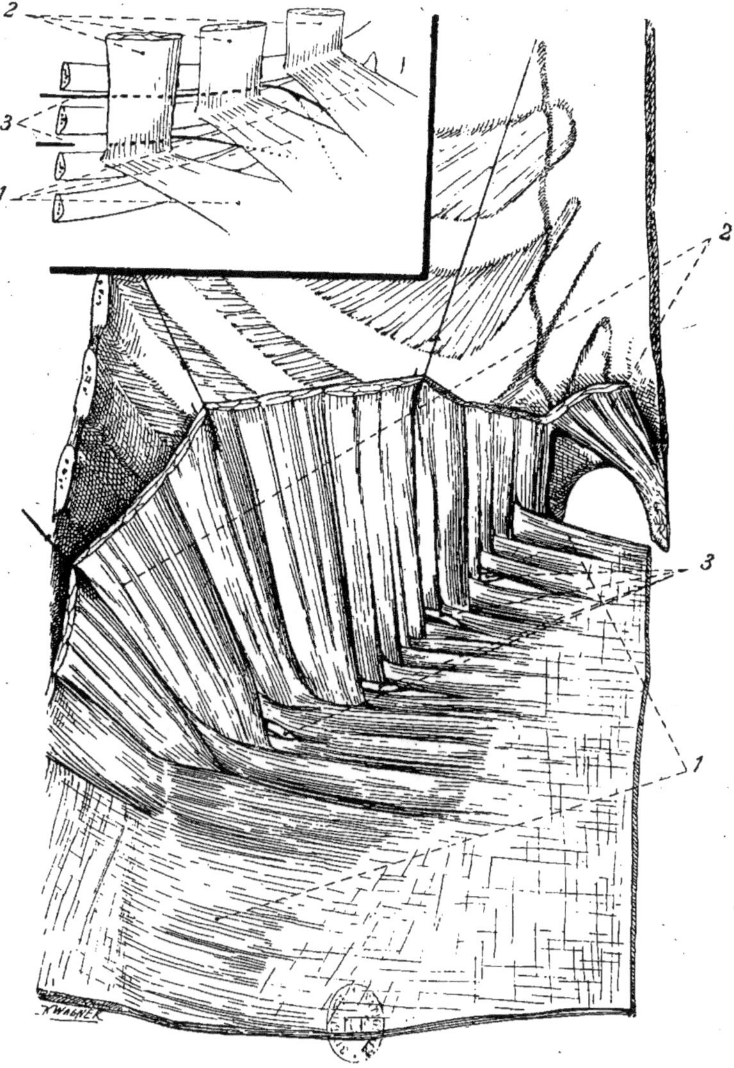

Fig. 9. — Les attaches chondro-costales du diaphragme (2), intriquées avec celles du muscle transverse (1) entre chaque faisceau du diaphragme à travers lequel apparaît le nerf intercostal (3) au moment où il croise la face profonde du cartilage costal avant de s'engager entre le transverse en arrière et le petit oblique en avant.

II. — Page 10.

1° Insertions thoraciques. — Les insertions thoraciques du diaphragme se font depuis la base de l'appendice xyphoïde jusqu'à la première apophyse costoïde lombaire suivant une ligne courbe qui suit le rebord de chaque hémithorax. On distingue des insertions xyphoïdiennes et des insertions costales (fig. 8).

Les insertions xyphoïdiennes se font par deux faisceaux à la face postérieure de la base de l'appendice xyphoïde. Ces faisceaux sont séparés l'un de l'autre sur la ligne médiane, mais très souvent ils se soudent et ne forment plus qu'une bande musculaire qui se porte en arrière presque horizontalement pour s'insérer à la convexité de la foliole antérieure du centre phrénique. Ces insertions xyphoïdiennes se trouvent séparées des suivantes ou insertions costales par un petit espace angulaire à sommet postérieur, dans l'aire duquel le tissu cellulaire sous-pleural communique directement avec le tissu cellulaire sous-péritonéal. C'est à travers cet espace que la branche inférieure de l'artère mammaire interne pénètre dans l'abdomen à la face postérieure du muscle droit.

Les insertions costales se font au bord inférieur du thorax depuis la 7ᵉ côte jusqu'à la 12ᵉ. Mais les origines sont différentes au niveau des 7ᵉ, 8ᵉ, 9ᵉ côtes et au niveau des 10ᵉ, 11ᵉ; et 12ᵉ côtes. Ces premières insertions sont chondrocostales; les secondes intercostales et costales.

a) *Insertions chondrocostales.* — Celles-ci se font sur la partie cartilagineuse du bord inférieur du thorax c'est-à-dire à la face postérieure de l'extrémité interne des cartilages des 7ᵉ, 8ᵉ et 9ᵉ côtes. On voit naître de chaque cartilage une languette musculaire à insertion oblique en bas et au dehors. Elles s'attachent les unes au-dessous des autres, de dedans en dehors et de haut en bas, en marche d'escalier. Entre les attaches de chacune de ces languettes se fixent les faisceaux horizontaux du muscle transverse de l'abdomen (fig. 9).

Les faisceaux musculaires montent vers le centre phrénique et se terminent sur les bords externes de la foliole antérieure et aux bords antérieurs des folioles droite et gauche correspondantes.

b) *Insertions intercostales.* — Les attaches du diaphragme au niveau des dernières côtes diffèrent très notablement des précédentes. Ici, le muscle ne se fixe pour ainsi dire plus aux côtes, mais sur des arcades fibreuses qui vont du sommet d'une côte à l'autre, par-dessus l'espace intercostal. On trouve ainsi une arcade allant du sommet de la dixième côte au sommet de la onzième, une autre de la onzième à la douzième ; parfois on en trouve une plus petite, inconstante, qui s'étend du sommet de la dixième côte à la neuvième. C'est du bord supérieur convexe de ces arcades que naissent les fibres musculaires qui se portent au bord externe de la foliole correspondante du centre phrénique. L'arcade, appelée aussi ligament cintré du diaphragme, qui s'étend de la douzième côte au sommet de la première côte lombaire, transformée en costoïde, est encore une arcade intercostale ; nous y reviendrons tout à l'heure.

c) *Insertions costales.* — Entre les attaches des arcades que nous venons de décrire, quelques fibres charnues prennent insertion sur la face interne de l'extrémité antérieure des 10e, 11e et 12e côtes.

2° *Insertions vertébrales.* — Les insertions vertébrales se font sur la colonne lombaire au niveau des trois premières vertèbres.

Contrairement aux attaches costales qui font une nappe continue, les insertions vertébrales forment des faisceaux isolés les uns des autres, auxquels on donne le nom de piliers du diaphragme.

Sur les corps vertébraux lombaires se fixent quatre de ces piliers : deux naissent sur la face antérieure, piliers antérieurs ou principaux ou encore premiers piliers ; les deux autres sur les faces latérales, piliers latéraux ou accessoires ou encore deuxièmes piliers.

Les troisièmes piliers se détachent du sommet des premiers costoïdes lombaires et quelquefois aussi un peu des deuxièmes costoïdes.

a) Premiers piliers. — Au nombre de deux, ils naissent de

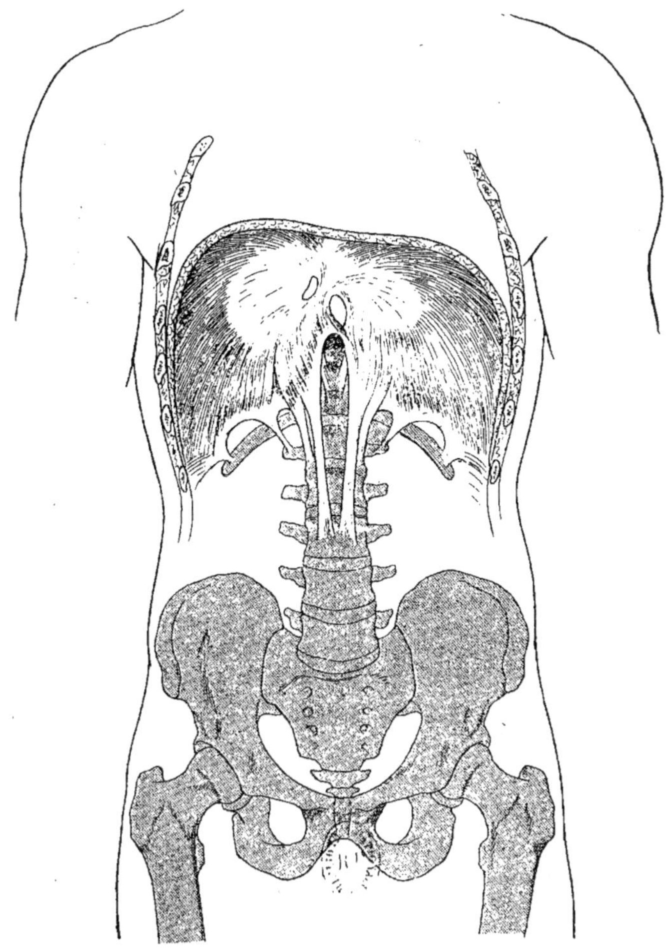

Fig. 10. — Les trois piliers des insertions vertébrales du diaphragme. Le premier pilier sur la face antérieure de la colonne lombaire ; le deuxième pilier, sur sa face latérale ; le troisième pilier, sur la pointe du premier costoïde lombaire.

chaque côté de la ligne médiane sur la face antérieure des premières vertèbres lombaires (fig. 10).

Le *pilier droit* naît tendineux de la face antérieure du corps des première, deuxième et troisième vertèbres lombaires et des deux disques intermédiaires par autant de faisceaux étalés en éventail qui se superposent et dont les fibres les plus internes passent la ligne médiane et s'entrecroisent avec celles du pilier gauche.

Le pilier gauche, né tendineux, est un peu moins important et n'atteint que rarement la face antérieure de la troisième vertèbre lombaire. Il se fixe à la première et à la deuxième lombaire, au disque intermédiaire et à celui qui sépare la deuxième de la troisième lombaire. Les fibres les plus internes passent la ligne médiane et s'entrecroisent par conséquent avec celles du pilier droit.

En haut, les deux tendons des piliers antérieurs se rapprochent et s'unissent, limitant ainsi un orifice inextensible et heureusement incontractile dans lequel l'aorte peut s'engager sans rien redouter pour la circulation sanguine. Les fibres charnues naissent au bord externe du tendon et irradient en éventail vers en haut. Les externes et les moyennes gagnent le bord postérieur des folioles latérales du centre phrénique. Les internes s'entrecroisent à nouveau une première fois en avant de l'orifice aortique, puis s'entrecroisent en avant de l'œsophage, auquel elles forment un orifice ovalaire. Ces fibres vont enfin se terminer en se fixant au pourtour postérieur des folioles droite et gauche. Contrairement à l'orifice aortique, fibreux et inextensible, l'orifice œsophagien est, avantageusement, extensible et aussi contractile. Cette disposition permet le passage de bols alimentaires de volume variable ; elle permet encore d'éviter le reflux du contenu stomacal au moment où, dans une inspiration forte, le diaphragme, en s'abaissant, vient presser l'estomac.

Le nerf pneumogastrique droit qui suit la face postérieure de l'œsophage et le pneumogastrique gauche, accolé à sa face antérieure, traversent avec lui ce même orifice diaphragmatique.

b) Deuxièmes piliers. — Ces piliers naissent par un court tendon sur les faces latérales du corps de la 2ᵉ vertèbre lombaire et

un peu sur le disque qui sépare la 1re de la 2e lombaire. Les fibres
charnues apparaissent presque aussitôt du côté interne ; les unes
se confondent avec celles du pilier principal, les autres gagnent
le centre phrénique. Le bord externe du tendon se continue
en une sorte d'arcade fibreuse, concave en bas, qui saute en pont
par-dessus le psoas et va s'attacher au sommet du 1er costoïde
lombaire. C'est à cette formation que l'on donne le nom *d'arcade du psoas*. De toute la convexité de cette arcade se détachent
des fibres musculaires qui vont gagner le centre phrénique
(fig. 11).

c) **Troisièmes piliers**. — Ceux-ci naissent des apophyses costoïdes des deux premières vertèbres lombaires. Ils se détachent
à l'état de fibres tendineuses du sommet du premier costoïde et
parfois, quand ils sont développés, envoient un pied sur le sommet du deuxième costoïde (fig. 11).

Ils se portent en dehors, en arcade, par-dessus le carré des
lombes comme le deuxième pilier par-dessus le psoas et vont
s'attacher au sommet de la 12e côte, quand elle est longue, ou de
la 11e quand la 12e est courte. On lui donne le nom *d'arcade du
carré des lombes* ou de *ligament cintré* du diaphragme. A la
vérité, comme nous le disions plus haut, cette arcade est une
formation identique aux arcades intercostales. Les costoïdes sont
encore des côtes, mais soudées au corps vertébral.

Or, les fibres charnues naissent abondantes des deux extrémités de l'arceau ; rares, clairsemées à sa partie moyenne, parfois
même elles manquent totalement, en sorte qu'à ce niveau le tissu
cellulo-adipeux périnéal se trouve en contact direct avec la
face inférieure de la plèvre. C'est à cet espace clair que l'on donne
le nom d'*hiatus costo-diaphragmatique ;* c'est par là que les suppurations périrénales peuvent gagner la plèvre, ou inversement,
les collections de la plèvre gagner l'abdomen.

Les piliers du diaphragme, avons-nous dit, sont séparés les
uns des autres, contrairement à ce qui se passe pour les faisceaux costaux. Il existe donc des espaces entre eux. Nous avons
déjà vu l'aorte passer entre les deux piliers principaux ; avec
elle s'engage dans cet orifice l'origine du canal thoracique et le

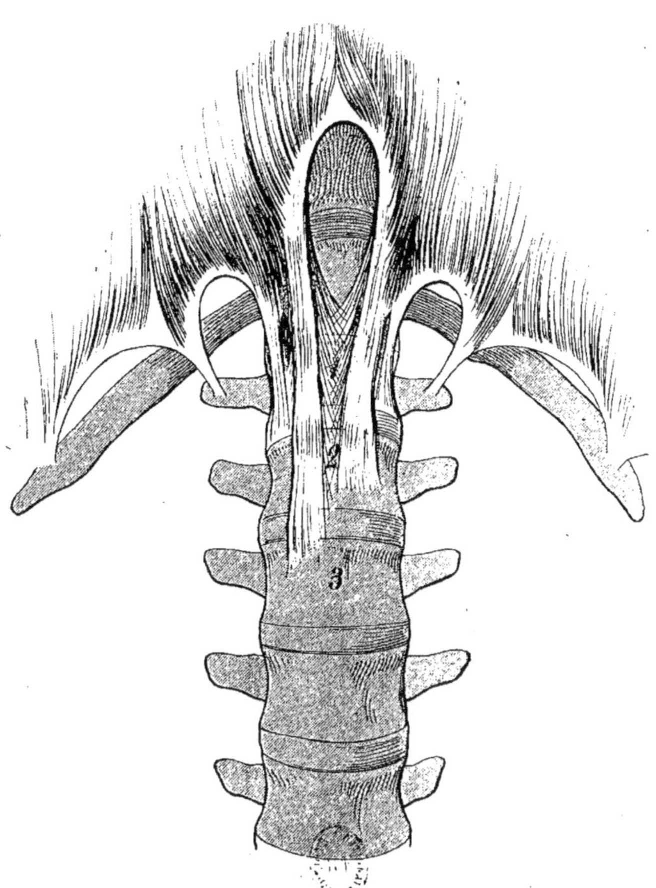

Fig. 11. — Les piliers du diaphragme.

plus souvent aussi l'origine de la grande veine azygos. Entre le premier et le deuxième pilier, un autre espace ou mieux une simple fente laisse s'insinuer le grand nerf splanchique et souvent aussi le petit nerf splanchique qui quelquefois traverse le pilier principal. A gauche la petite veine azygos s'engage dans cette fente. Enfin, nous savons que l'extrémité supérieure du psoas passe entre le deuxième et le troisième pilier.

Toutes ces fibres charnues du muscle convergent vers le sommet de la coupole où elles deviennent tendineuses et s'entre-mêlent. Cet entremêlement forme le centre phrénique trifolié. Il est à peu près impossible de dissocier ces fibres et de les suivre. C'est schématiquement que certains auteurs ont pu dire que chaque fibre du centre phrénique devenait musculaire à ses deux bouts et que le diaphragme était en somme un ensemble de petits muscles digastriques.

Du reste les fibres du centre phrénique sont solidarisées et soudées entre elles par deux bandes d'association, l'une transversale, sur la face inférieure, l'autre sagittale sur la face supérieure. Elles sont l'une et l'autre courbes, aussi les nomme-t-on bandelettes demi-circulaires.

La bandelette demi-circulaire transversale et inférieure apparaît épanouie sur la foliole droite ; convexe en avant et concentrique à la saillie de la colonne, elle vient se perdre en s'épanouissant sur la foliole gauche et le bord gauche de la foliole antérieure. Elle borde en avant, et un peu au-dehors, l'orifice de la veine cave inférieure.

La bandelette demi-circulaire sagittale et supérieure naît épanouie de la foliole antérieure et se termine en s'étalant sur le bord postérieur du centre phrénique. Elle borde l'orifice de la veine cave en dedans et un peu en arrière.

La veine cave inférieure, comme l'aorte, traverse donc le diaphragme dans un orifice inextensible et incontractile, et pour les mêmes raisons.

La face inférieure du diaphragme est parcourue par les ramifications des artères diaphragmatiques inférieures.

Les artères diaphragmatiques inférieures naissent tantôt isolées, tantôt par un tronc commun de la face antérieure de l'aorte lombaire juste au-dessous de l'orifice du diaphragme, parfois aussi du tronc cœliaque, aussi quelques auteurs les décrivent-ils comme branches de ce tronc.

Après un court trajet divergent, à angle aigu, chacune de ces artères se divise en une branche externe et une branche antérieure.

La *branche externe*, longue et assez volumineuse, se porte en dehors et en avant et se ramifie sur la face inférieure du diaphragme en un grand nombre de rameaux dont les plus externes viennent s'anastomoser avec les branches des dernières intercostales et de la mammaire interne.

Du côté droit, les rameaux les plus internes de la branche externe de la diaphragmatique inférieure s'approchent de l'orifice de la veine cave inférieure. Les uns passent en avant, d'autres en arrière et vont s'anastomoser avec des rameaux de la branche antérieure, formant un anneau artériel à l'orifice veineux.

La *branche antérieure* est toujours beaucoup plus grêle que la précédente. Elle se porte en avant presque parallèlement à celle du côté opposé ; l'une passe à droite, l'autre à gauche de l'orifice œsophagien du diaphragme. Elles envoient des rameaux qui s'anastomosent, les uns en avant, les autres en arrière de l'œsophage. Comme autour de la veine cave, elles forment un cercle artériel autour de l'œsophage. Ces rameaux sont en général grêles, mais ils peuvent devenir assez considérables pour ne pas être négligés par le chirurgien qui tenterait d'atteindre par exemple l'œsophage dans sa traversée diaphragmatique.

La branche antérieure du côté droit envoie en dehors quelques ramuscules qui circonscrivent l'orifice de la veine cave inférieure et complètent, en s'anastomosant avec les rameaux venus de la branche externe, le cercle artériel péricave. Ces rameaux sont d'ailleurs extrêmement grêles et difficiles à mettre en évidence.

Bien que les artères diaphragmatiques inférieures et leurs branches soient relativement de petit calibre, leur blessure peut donner lieu, en cas de plaies du diaphragme, à des hémorragies abondantes qui s'épanchent à la fois dans le ventre et dans la plèvre, où les mouvements respiratoires aspirent le sang.

La face inférieure du diaphragme est recouverte par le péritoine dans sa plus grande étendue. Néanmoins la partie postérieure de sa moitié droite en est dépourvue. A ce niveau, le foie a écarté les feuillets du mésogastre antérieur primitif où il s'est développé. Il s'en est dégagé sur sa face postérieure dans toute la hauteur du ligament coronaire. La glande et le muscle sont ici immédiatement en contact. De même, à gauche, la grosse tubérosité de l'estomac, en écartant les feuillets du mésogastre postérieur, est venue se mettre directement au contact du diaphragme, comme le foie.

Sur les piliers et dans toute la périphérie de la partie musculaire, le péritoine est mobilisable et assez résistant ; sur le centre phrénique il devient mince et si adhérent qu'il est impossible de le mobiliser sans le déchirer.

Les plèvres et le péricarde ne sont donc séparés du péritoine que par la mince couche du diaphragme. De même au niveau de l'hiatus costo-diaphragmatique, plèvre et péritoine s'adossent l'un à l'autre dans l'écartement des fibres musculaires.

Au niveau du centre phrénique, le péritoine repose directement, sans interposition de sous-séreuse, sur les faisceaux tendineux du diaphragme dans les interstices desquels cheminent de nombreux vaisseaux lymphatiques. C'est dans ces interstices que la séreuse se déprime en doigt de gant pour former les *puits lymphatiques* de Ranvier. Est-ce à cette disposition que le péritoine de la région supérieure de l'abdomen est redevable de son pouvoir tout spécial d'absorption ? Il serait permis de le penser. Quoi qu'il en soit, il est démontré aujourd'hui que les phénomènes toxiques de résorption sont beaucoup plus rapides et plus graves, quand les liquides nocifs viennent au contact de la face inférieure du diaphragme. La position assise donnée aux malades dans le cas d'infection péritonéale trouve ainsi sa justification.

Le dôme diaphragmatique n'est pas fixe, mais constamment mobile avec les mouvements respiratoires. Il s'abaisse pendant l'inspiration, remonte pendant l'expiration. La cavité de l'abdomen diminue donc de hauteur pendant l'inspiration, les organes y sont plus comprimés ; le contraire a lieu pendant l'expiration.

Le clinicien met à profit ces phénomènes. Lorsque l'on ponctionne une collection sous-diaphragmatique, le liquide s'écoulera plus rapidement par le trocart pendant l'inspiration ; au contraire, le trocart donnera davantage pendant l'expiration si la collection est sus-diaphragmatique. C'est le phénomène que l'on désigne en clinique sous le nom de signe de Pfuhl.

Le mouvement d'abaissement inspiratoire se propage aux viscères de la région thoraco-abdominale sur lesquels s'appuie le diaphragme. De fait, le foie, l'estomac subissant cette influence, sont repoussés en bas et deviennent plus facilement explorables au-dessous du rebord thoracique.

Le mouvement de va-et-vient du diaphragme est cependant peu prononcé. Sous l'écran radioscopique, on peut estimer qu'il mesure de 12 à 15 millimètres d'amplitude.

Il est sur le sujet normal aussi étendu à droite qu'à gauche, mais si une lésion inflammatoire ou traumatique est venue atteindre une des deux moitiés du thorax, il est ordinaire de voir alors une diminution notable de l'oscillation de la moitié correspondante du diaphragme et cette insuffisance fonctionnelle dure longtemps après la guérison des lésions.

c) Paroi externe. — La paroi externe de la région thoraco-abdominale est formée par la partie inférieure du thorax depuis la 6ᵉ côte jusqu'à la 12ᵉ.

Les digitations du grand oblique et du grand dentelé s'enchevêtrent en s'insérant sur la face externe du squelette comme celles du diaphragme et du transverse de l'abdomen sur sa face interne.

Entre la face supérieure du diaphragme et la face interne du gril costal, le cul-de-sac inférieur de la plèvre s'insinue, tout prêt à recevoir le bord inférieur du poumon pendant l'inspiration.

Plan musculaire externe. — Directement au-dessous de la peau et de sa doublure graisseuse, on trouve le plan musculaire, formé par les insertions inférieures du grand dentelé et supérieures du grand oblique.

Ces attaches enchevêtrées se font suivant une ligne brisée allant du mamelon à l'extrémité de la dixième côte.

Le grand dentelé. Né de la face antérieure des angles et du bord spinal de l'omoplate, il écarte ses fibres charnues en éventail. Les faisceaux supérieurs vont à la deuxième côte, les faisceaux moyens à la troisième, quatrième et cinquième côte ; le faisceau inférieur s'étale sur les quatre côtes sous-jacentes. Celui-là seul fait partie de la région qui nous occupe.

Ces quatre puissants faisceaux s'attachent par des languettes charnues au bord supérieur des côtes et par quelques fibres à la face superficielle de l'aponévrose de l'espace inter-costal.

Le nerf de Charles Bell qui donne un ramuscule à chacun de ces faisceaux et l'artère mammaire externe descendent jusqu'au bas sur la face externe du muscle.

Le grand oblique. — Dentelé également à son origine supérieure, le grand oblique s'attache aux sept dernières côtes et ses dents s'entrecroisent avec celles du grand dentelé d'abord et au-dessous avec les deux ou trois lamelles thoraciques du grand dorsal. Ces attaches dentelées donnent naissance à autant de bandes plus ou moins fusionnées. « Il est formé, à partir des côtes, dit Girard, par la juxtaposition de sept à huit bandes, musculaires en arrière, musculo-aponévrotiques en avant, séparées par des interstices qu'il est toujours possible de retrouver. »

Plan ostéo-cartilagineux du gril chondro-costal. — Les six dernières côtes et les cartilages des cinq avant-dernières forment le plan résistant qui, en dehors, limite, protège et aussi rend difficilement abordable la région thoraco-abdominale.

Les côtes se dirigent obliquement en bas et en dedans. Les cartilages, au contraire, en bas et en dehors. Cartilages et côtes se rencontrent et s'articulent au niveau de la partie antérieure du thorax et la ligne des articulations chondro-costales, peu visible chez la plupart, dessine, en saillies superposées, le chapelet costal chez les rachitiques.

Les arcs chondro-costaux forment donc des courbes concentriques à concavité supérieure, limitant entre eux les *espaces interchondro-costaux* qui sont de plus en plus étroits à mesure que l'on se rapproche de leur extrémité antérieure. La direction et l'intrication des cartilages costaux en sont la cause.

La 7ᵉ côte est prolongée par un cartilage long qui, en dedans, s'articule avec le sternum ; il est *costo-sternal*.

La 8ᵉ et la 9ᵉ côte sont prolongées par des cartilages plus courts qui vont en s'effilant. Le 9ᵉ cartilage s'accole au 8ᵉ, et le 8ᵉ au cartilage de la 7ᵉ côte. Ils sont *costo-chondraux*.

Les 10ᵉ et 11ᵉ côtes sont prolongées par des cartilages plus courts encore et dont la pointe arrondie se perd dans les muscles de la paroi abdominale. Ils sont *libres*. Parfois le cartilage de la 10ᵉ côte, plus long, s'accole à celui de la 9ᵉ.

La 12ᵉ côte n'a généralement pas de cartilage terminal.

Le rebord inférieur du thorax est donc formé en bas et en arrière par les extrémités des deux ou trois cartilages libres ; au-dessus les cartilages accolés et unis par des ligaments forment une sorte de bourrelet élastique susceptible d'être écarté et facile à sectionner.

Le bourrelet chondral. — Il est formé par l'union des cartilages des 7ᵉ, 8ᵉ, 9ᵉ et quelquefois de la 10ᵉ côte (fig. 12).

Le 6ᵉ cartilage costal est oblique en bas et en dehors, il mesure 8 centimètres de long. Il a la forme d'une faucille, c'est-à-dire qu'il est courbe ; d'abord oblique en bas sur 6 centimètres environ, il devient horizontal dans les deux derniers centimètres, avant de s'unir à l'extrémité de la côte. Son bord supérieur est libre ; son bord inférieur, libre d'abord, est généralement dans ses deux tiers internes, intimement uni au bord correspondant au 7ᵉ cartilage.

Les 6ᵉ et 7ᵉ cartilages accolés s'articulent avec une facette du bord sternal, juxta-apinale, au pied de l'appendice xyphoïde.

Le 7ᵉ cartilage présente la même forme que le précédent, mais il est beaucoup plus long et mesure près de 12 centimètres, dont 8 sont obliques et 4 horizontaux. Dans sa partie horizontale, ses deux bords sont libres et limitent les espaces interchondraux correspondants ; dans sa partie oblique, ses deux bords sont unis : le supérieur au 6ᵉ cartilage, l'inférieur au huitième.

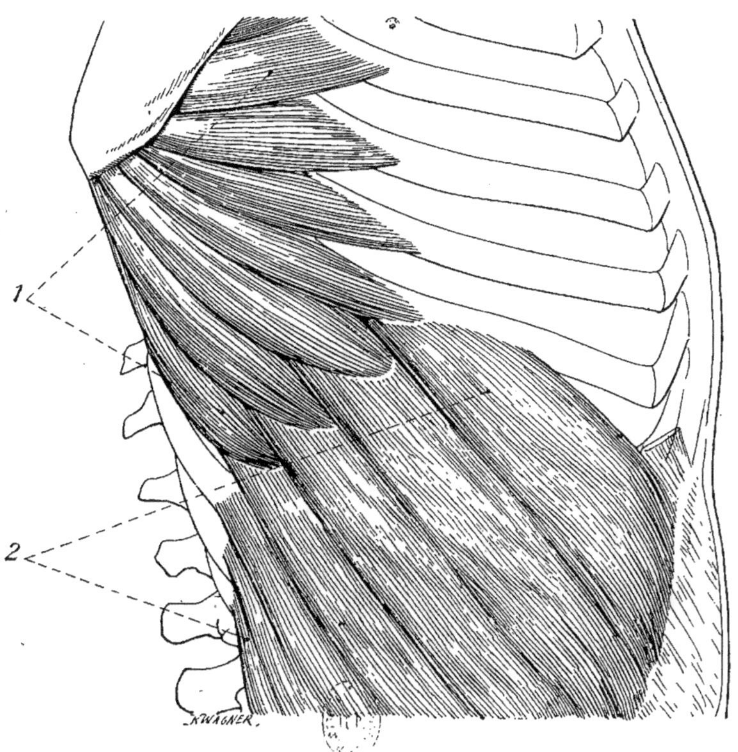

Fig. 12. — Paroi externe de la région thoraco-abdominale. Les muscles grand dentelé (1) et grand oblique de l'abdomen (2) entrecroisent leurs insertions sur la face externe du gril costal. Ces attaches enchevêtrées dessinent une ligne brisée de mamelon à l'extrémité de la 10ᵉ côte.

Le 8e cartilage, courbe, très effilé dans sa partie interne, est à ce niveau uni aux deux cartilages sus et sous-jacents. Son bord supérieur est libre dans sa partie horizontale. Son bord inférieur est généralement uni sur toute sa longueur au cartilage suivant.

Ce 9e cartilage, courbe et effilé, est uni par son bord supérieur au cartilage sus-jacent ; son bord inférieur est libre le plus souvent, quelquefois le 10e cartilage vient s'unir à lui.

Le huitième espace intercostal ne dépasse pas ordinairement la longueur des côtes et n'empiète pas dans l'espace interchondral, qui ici n'existe pas.

L'union des cartilages entre eux est établie par une série de petits ligaments disposés en tous sens et qui occupent les faces antérieures et postérieures des cartilages.

Les six derniers espaces intercostaux ne diffèrent pas sensiblement des premiers. Leur extrémité antérieure s'arrête à un centimètre et demi environ du bord libre du bourrelet cartilagineux. Chacun d'eux est un peu en retrait sur l'espace sus-jacent.

Les deux muscles, intercostal externe et intercostal interne, ferment l'espace.

Le *muscle intercostal externe*, oblique en bas et en avant, se fixe en haut au bord inférieur de la côte sus-jacente sur laquelle il s'attache par des fibres charnues entremêlées de petits tendinets.

En bas, l'intercostal s'attache sur la moitié externe du large bord supérieur convexe de la côte sous-jacente.

L'extrémité antérieure des derniers intercostaux externes n'arrive pas jusqu'à l'extrémité antérieure de l'espace intercostal, il en reste généralement distant de trois à quatre centimètres. Il ne pénètre pas dans l'espace interchondral. Une aponévrose d'épaisseur variable le continue et ses fibres ont la même direction que celle du muscle.

L'extrémité postérieure de l'intercostal externe se porte jusqu'à la partie la plus reculée de l'espace intercostal.

Le muscle intercostal interne double en dedans le précédent. Il se fixe en haut de manière différente au tiers moyen de la côte et dans les deux autres tiers.

Dans ce tiers moyen, la face interne de la côte présente une crête saillante qui surplombe la gouttière costale. C'est sur cette crête que se fixe l'intercostal interne. Souligoux ajoute que d'autres fibres s'attachent au bord inférieur de la côte, en sorte que le muscle à ce niveau serait formé de deux plans dans l'intervalle desquels passe le paquet des vaisseaux et nerfs intercostaux.

Dans les tiers antérieur et postérieur, l'intercostal interne s'attache à la face interne de la côte sus-jacente sur une hauteur de 4 à 5 millimètres.

Les faisceaux musculaires, entremêlés des fibres tendineuses se portent en bas et en arrière et vont s'attacher à la moitié interne du bord supérieur convexe et large de la côte sous-jacente.

L'intercostal interne commence en avant, à l'extrémité même de l'espace intercostal ou pour mieux dire entre les cartilages. En arrière, il s'arrête un peu en dedans de l'angle de la côte ; une aponévrose, dont les fibres ont la même direction que le muscle, le prolonge jusqu'à l'extrémité de l'espace.

Il faut se rappeler la direction en sens inverse des deux muscles intercostaux quand on entreprend une résection de côte. Lorsque l'on rugine le bord supérieur de la côte à enlever, après avoir décollé le périoste de la face externe, on commence le décollement du bord supérieur de la côte dans l'angle postérieur de la plaie. La rugine s'engage dans l'angle aigu formé par la côte et les fibres de l'intercostal externe et décolle le périoste d'un coup jusqu'à l'angle antérieur de la plaie. Si l'on va en sens inverse, la rugine risque de perdre le contact osseux et de remonter dans l'espace en glissant sur un des tendinets du muscle intercostal, et l'on est forcé de s'y reprendre à plusieurs fois.

Pour le bord inférieur de la côte, il faut ruginer en sens inverse, c'est-à-dire d'avant en arrière pour les mêmes raisons. On peut facilement alors engager, au-dessous de la côte, la rugine courbe dont le bec grattera la face profonde et d'un seul coup détachera le périoste. En manœuvrant ainsi, il n'y a rien à craindre pour les vaisseaux et nerfs intercostaux, la plèvre pa-

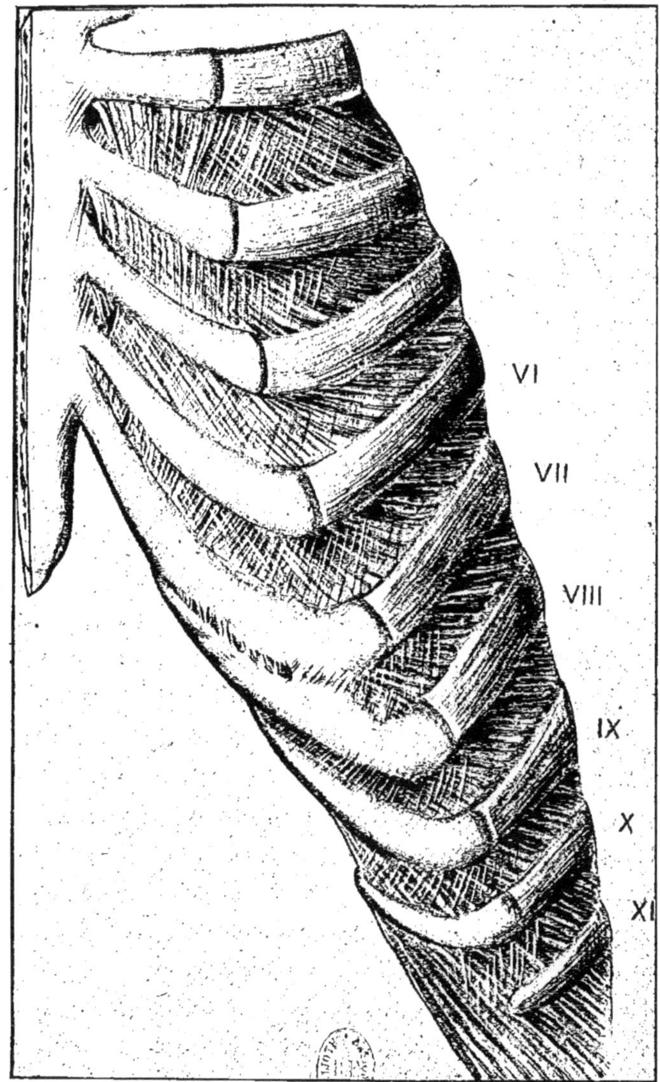

Fig. 13. — Le bourrelet chondral vu par sa face antérieure. — Cette pièce, dessinée d'après nature, montre la disposition et les rapports réciproques des divers cartilages costaux. Ici, le cartilage VI est, sur toute sa longueur, indépendant du VII, ce qui n'est pas la disposition la plus fréquente. Le cartilage VII est toujours le plus long et toujours articulé avec le sternum. Le VIII, effilé, est uni au VII et au IX dans toute sa partie oblique. Sa partie horizontale est seule libre de contact cartilagineux. Le IX est court, effilé, libre généralement par son bord inférieur, car le X est presque toujours terminé librement dans les muscles de la paroi.

III. — Page 22.

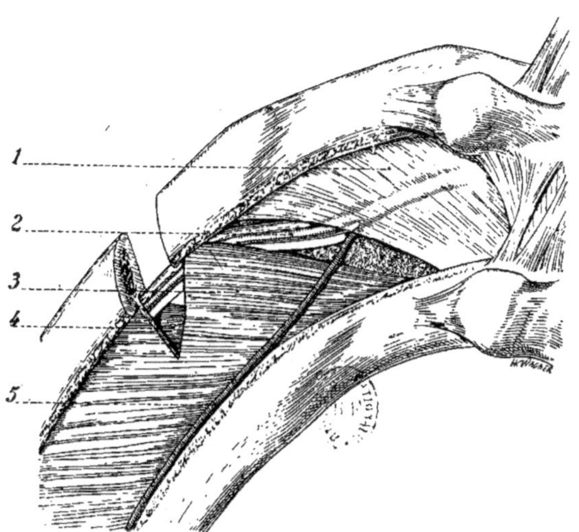

Fig. 14. — D'après Sauvé, modifié. — Le trajet des vaisseaux et nerfs intercostaux
dans la partie postérieure de l'espace. L'intercostal externe a été enlevé. On aperçoit le paquet vasculo-nerveux à travers la membrane intercostale postérieure (1).
Ce paquet en avant de l'angle postérieur de la côte s'insinue entre les deux couches
(3 et 4) de l'intercostal interne. L'artère intercostale, au moment où elle se dégage
de la membrane intercostale, donne sa branche inférieure de l'espace (5) qui se
maintient entre l'intercostal interne et l'intercostal externe, réséqué ici.

riétale ou les attaches du diaphragme, même si l'on ignore les dispositions qui vont suivre.

Vaisseaux et nerfs de l'espace intercostal. — Chaque espace intercostal reçoit quatre artères accompagnées chacune par une ou deux veines : l'artère intercostale venue de l'aorte ; sa branche, artère inférieure de l'espace et les deux rameaux de la mammaire interne.

L'artère intercostale. — Venue de l'aorte, elle gagne l'espace intercostal par un trajet un peu plus long à droite qu'à gauche pour les espaces supérieurs, car jusqu'à la septième vertèbre dorsale, l'aorte reste franchement latérale et gauche. Mais à partir de cette vertèbre, l'aorte vient se placer à la face antérieure de la colonne et ses branches intercostales, droite et gauche, ont à peu de chose près, la même distance à franchir pour atteindre l'espace intercostal.

L'artère atteint la côte au niveau de son angle postérieur, qu'elle gagne par un trajet légèrement ascendant. Cependant, nous avons souvent constaté que l'origine des artères des cinq derniers espaces est assez irrégulière et que souvent un tronc commun, né de l'aorte, donne naissance aux artères de deux ou même trois espaces. Dans ces cas, le tronc commun se continue par une intercostale, qui occupe sa situation normale et donne naissance, soit en haut, soit en bas à une seconde intercostale, laquelle gagne l'espace sus ou sous-jacent en croisant perpendiculairement le col de la côte.

Dans la partie postérieure de l'espace intercostal, l'artère occupe le milieu de l'espace qu'elle croise en travers de bas en haut. Elle n'atteint le bord inférieur de la côte qu'au niveau de l'angle postérieur. A ce niveau, elle court entre le fascia endothoracique doublé de la plèvre pariétale et la membrane intercostale qui continue le muscle intercostal interne et la sépare du muscle intercostal externe. C'est seulement à la limite postérieure de l'intercostal interne que l'artère perce la membrane et s'insinue entre les deux muscles intercostaux (fig. 13 et 14).

Elle côtoie un instant le bord inférieur de la côte, puis s'enfonce dans la gouttière costale qu'elle suit jusqu'à l'angle antérieur. Au niveau des côtes inférieures, il nous a semblé que le point où l'intercostale abandonne la protection que lui offre la côte correspond aux attaches entrecroisées du grand dentelé et du grand oblique.

D'après Souligoux, dans toute l'étendue de la gouttière costale, l'artère se trouve placée dans l'épaisseur de l'intercostal interne, dont les fibres d'insertion supérieure se dédoublent pour se fixer partie à la lèvre externe, partie à la lèvre interne de cette gouttière. Cette notion devenue classique se vérifie dans un grand nombre de cas, mais elle n'est pas constante ; nous avons souvent trouvé l'artère dans l'intervalle des deux muscles intercostaux sur toute la longueur de son trajet.

En avant de la gouttière costale, l'artère se place dans le tiers supérieur de l'espace intercostal, au dessous de la côte par conséquent. Méfiez-vous des ponctions ou des plaies de la partie antérieure de l'espace intercostal. L'artère, très réduite de calibre, a encore un volume suffisant pour donner une hémorragie abondante, que l'aspiration thoracique ne peut qu'augmenter.

Sa branche postérieure dorso-spinale est née en dehors de notre région, sa branche perforante latérale, qui émerge sur la ligne axillaire, est bien petite pour qu'on s'y arrête. La branche inférieure de l'espace et la branche diaphragmatique sont plus intéressantes.

La *branche inférieure de l'espace* naît de l'intercostale au moment où celle-ci s'engage entre l'intercostal interne et l'externe. Elle est d'un calibre moitié moindre que celui du tronc principal. Très oblique, elle croise l'espace en travers et n'atteint le bord supérieur de la côte inférieure qu'elle suivra dorénavant qu'au niveau de l'angle postérieur de la côte, c'est-à-dire à 10 centimètres environ de la ligne médiane.

Dans toute la longueur de l'espace intercostal, l'artère intercostale envoie vers l'artère inférieure de l'espace une série de petits rameaux qui se distribuent aux muscles.

Les six dernières intercostales, qui seules nous occupent, donnent encore des *rameaux diaphragmatiques*. Chacune de ces artères donne un rameau au diaphragme. Ce rameau se détache du tronc principal au point où celui-ci croise les attaches du muscle. Par conséquent, le rameau venu de la sixième intercostale naîtra très en avant, tout près du sternum, celui de la onzième intercostale naîtra au contraire très en arrière. Le point d'origine sera d'autant plus postérieur que l'on se rapprochera davantage de la douzième inercostale. Dès son origine, ce rameau court à la face supérieure du diaphragme ; la plèvre le recouvre. Il parcourt la bandelette de muscle au niveau de laquelle il est né et s'épuise à sa surface en fins ramuscules.

La douzième artère intercostale ne donne pas de rameau diaphragmatique.

La mammaire interne et ses branches intercostales. — La mammaire interne, venue de l'artère sous-clavière, descend derrière le gril chondro-costal à 12 millimètres en dehors du bord sternal. Le triangulaire du sternum la recouvre dans sa moitié inférieure et l'applique contre le squelette. En arrière de la 6' côte, la mammaire interne se divise en 3 branches : la branche abdominale, qui suit la face profonde du muscle grand droit antérieur de l'abdomen et que nous retrouverons plus tard ; la branche thoracique qui suit le bord inférieur du thorax ; enfin la branche diaphragmatique, ces deux dernières seules nous intéressent pour le moment.

C'est la *branche thoracique* qui fournira les intercostales antérieures des derniers espaces. Son volume est assez important pour qu'on ne la néglige pas au cours d'une intervention, car elle est susceptible de donner une hémorragie importante. Elle suit le bourrelet cartilagineux du thorax à deux centimètres environ de son bord libre, immédiatement au-dessus des attaches du diaphragme. Elle est recouverte d'abord par le triangulaire du sternum, puis par la plèvre costale. Il est rare qu'elle se prolonge au delà du 10° espace intercostal ; très réduite de volume à ce niveau, elle s'épuise dans les muscles intercostaux.

Dans ce trajet elle croise les 7°, 8°, 9° cartilages costaux et les espaces intermédiaires. Au niveau de chaque espace, elle abandonne deux rameaux, ou plus souvent un seul, qui bientôt se divise en deux branches. Ces rameaux, recouverts par le fascia endothoracique, courent un instant à la face interne du muscle intercostal interne, puis passent entre deux de ses faisceaux. Le rameau inférieur gagne le bord supérieur de la côte sous-jacente et s'anastomose avec la terminaison de l'artère inférieure de l'espace. Le rameau supérieur suit le bord inférieur de la côte sus-jacente et s'anastomose avec la terminaison de l'artère inter-costale venue de l'aorte.

Le plus souvent, les faisceaux du diaphragme qui se fixent à la 7ᵉ et 8ᵉ côte reçoivent leurs vaisseaux de la mammaire interne, car l'intercostale est trop réduite à ce niveau. Ces rameaux peuvent venir de la branche thoracique de la mammaire interne, mais ordinairement ils sont fournis par une branche spéciale mal décrite par les anatomistes : *la branche diaphragmatique*.

La branche diaphragmatique de la mammaire interne. — Troisième rameau de division de l'artère, elle se détache en ar-rière du cartilage de la 6ᵉ côte, tantôt du tronc même de l'artère mammaire, plus souvent de sa branche thoracique (fig. 15). Elle descend derrière le cartilage de la 6ᵉ et 7ᵉ côte, en côtoyant le cul-de-sac costo-médiastinal de la plèvre, aborde les attaches antérieu-res du diaphragme et s'insinue alors entre le muscle et la face in-férieure de la plèvre diaphragmatique en suivant le cul-de-sac costo-diaphragmatique. Ainsi ce cul-de-sac se trouve longé sur une certaine étendue par deux branches de la mammaire : la branche thoracique, le long du feuillet costal, la branche diaphragmatique, le long du feuillet phrénique. Cette dernière branche peut être courte et s'épuiser dans les faisceaux anté-rieurs du diaphragme, ou longue et donner alors des branches aux digitations qui s'attachent à la 7ᵉ, 8ᵉ et quelquefois 9ᵉ côte. Tous ces rameaux, devenus très fins, montent vers le centre phrénique et s'épuisent avant de l'atteindre, quelques-uns s'a-nastomosent avec les branches antérieures de la diaphrag-matique inférieure à travers le diaphragme.

Nerfs intercostaux. — Dans chaque espace intercostal, au dessous de la veine et de l'artère, se trouve le nerf intercostal. Les nerfs des cinq derniers espaces intercostaux qui nous occupent

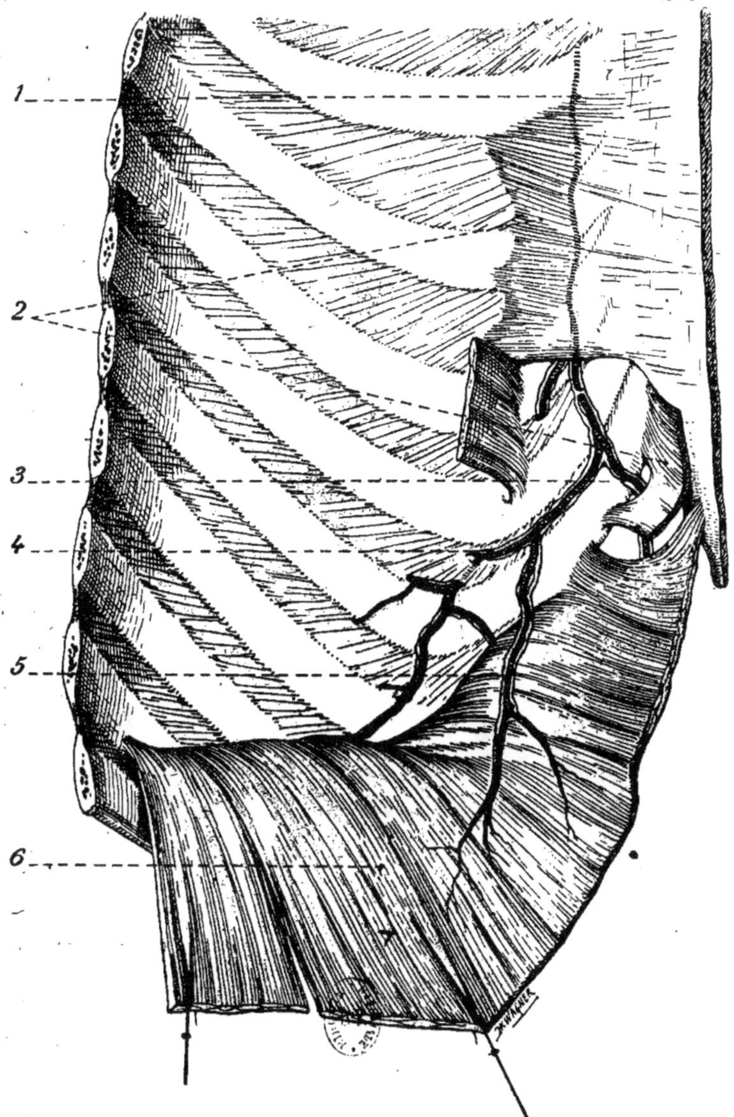

FIG. 15. — Le plastron sterno-costal vu par sa face endothoracique. — La branche diaphragmatique et la branche thoracique de la mammaire interne. La mammaire interne (1) apparaît au-dessous du triangulaire du sternum (2) incisé et récliné. La branche abdominale (3) passe entre les faisceaux xiphoïdiens et chondraux du diaphragme. La branche thoracique (4) suit la face profonde du gril chondro-costal à petite distance des attaches du diaphragme (6). La branche diaphragmatique (5) se détache de la précédente et court au-dessous de la plèvre sur la face supérieure du diaphragme dans lequel elle s'épuise.

III*. — Page 26.

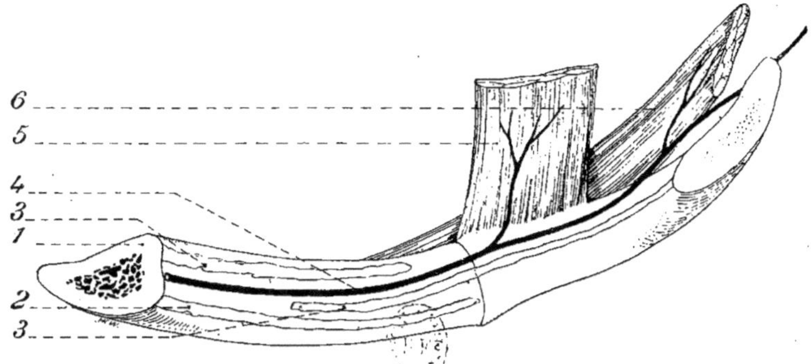

Fig. 16. — Schéma du passage d'un des six derniers nerfs intercostaux dans la paroi
abdominale. On voit sur la côte (2), le tracé des insertions de l'intercostal externe (2),
et de l'intercostal interne (3), qui, à sa partie antérieure, est clivé par le nerf intercostal (4) en deux pans. Finalement le nerf passe en arrière de l'intercostal interne,
rencontre les attaches du diaphragme (5) et leur donne un rameau, puis s'engage
en arrière du cartilage costal, en glissant sur la face antérieure du faisceau d'attache
du muscle transverse (6) auquel il donne un filet. Il se place alors entre le transverse
et le petit oblique, dans la paroi abdominale.

présentent un trajet et un territoire musculaire que ne doit pas perdre de vue quiconque intervient dans cette région latérale du tronc.

Ces derniers nerfs intercostaux ont, en effet, un territoire moteur notablement plus important que les premiers. Non seulement ils donnent aux muscles intercostaux, aux sur-costaux et aux sous-costaux, mais encore aux dentelés inférieurs, au diaphragme et aux muscles antéro-latéraux de l'abdomen.

Les cinq, quelquefois les six derniers nerfs intercostaux fournissent des filets diaphragmatiques qui perforent l'intercostal interne et s'enfoncent dans les insertions costales du diaphragme au niveau du point où le nerf croise les attaches du muscle. Bien que certains auteurs n'aient voulu voir dans ces rameaux que les branches sensitives de la plèvre diaphragmatique, il paraît admis par la plupart qu'ils participent à l'innervation du muscle et même suppléent jusqu'à un certain point le nerf phrénique.

Les six derniers nerfs intercostaux, après avoir parcouru tout l'espace intercostal, quittent le thorax pour gagner la paroi abdominale. Pour y arriver, ils passent *derrière le* bourrelet cartilagineux du rebord thoracique. Il leur faut donc traverser toute l'épaisseur du muscle intercostal interne et venir se placer à sa face profonde, entre lui et la plèvre. Comme l'artère intercostale, le nerf intercostal est, au début de son trajet, *au-dessous* de l'aponévrose qui continue le muscle intercostal interne, entre elle et la plèvre, puis il vient se placer, comme l'a montré Souligoux, dans l'épaisseur du muscle intercostal interne. Enfin, tout à fait en avant, à la hauteur de l'angle antérieur de la côte, le nerf s'insinue à nouveau au-dessous du muscle intercostal interne, entre lui et la plèvre. Cette disposition sur laquelle les classiques insistent peu ou pas est cependant constante. Ainsi on pourrait résumer le trajet des nerfs intercostaux des derniers espaces, en disant qu'ils *traversent en séton l'espace intercostal.*

Les nerfs intercostaux des derniers espaces gagnent les muscles de la paroi abdominale en passant à la face profonde du bourrelet chondral, mais avant d'atteindre le bord libre du bourrelet cartilagineux, le nerf intercostal rencontre les attaches du diaphragme et du transverse (fig. 16).

Il passe d'abord entre l'intercostal interne et les faisceaux costaux du diaphragme, puis s'insinue dans l'espace anguleux à sommet supérieur que font en se rejoignant les deux bandelettes du diaphragme qui ont pris attache sur les côtes voisines. Aussitôt il rencontre les attaches costales du transverse et s'engage en avant d'elles, c'est-à-dire entre elles et le bourrelet cartilagineux au rebord duquel se fixe le muscle petit oblique.

Ainsi les nerfs pénètrent dans la paroi abdominale entre le transverse en arrière et le petit oblique en avant. Ils traversent plus loin ce dernier muscle pour donner des rameaux au grand oblique et au droit antérieur de l'abdomen.

Dans ce trajet, leur direction n'est pas horizontale, mais oblique en avant, en bas et en dedans, de telle sorte que le 12ᵉ intercostal, par exemple, vient se distribuer à la partie inférieure du muscle droit antérieur et au muscle pyramidal de l'abdomen, tandis que le 7ᵉ nerf intercostal se distribue à la partie haute.

Il y a, par conséquent, intérêt, quand on intervient sur le rebord chondro-costal à ne pas négliger les nerfs intercostaux, car la paralysie des muscles de la paroi abdominale serait la conséquence de cette ignorance de leur innervation.

Plan profond. — *Cul-de-sac costo-diaphragmatique.* — La région thoraco-abdominale de la cavité du ventre, protégée, comme nous venons de le voir, par le gril costo-chondral, est cependant séparée de lui par les attaches costales du diaphragme et le cul-de-sac inférieur de la plèvre qui s'insinue entre le pourtour du dôme diaphragmatique et la face profonde du squelette thoracique. La réflexion de la plèvre des côtes sur le diaphragme présente, sur les coupes verticales, la forme d'un angle très aigu auquel on donne le nom de cul-de-sac ou de sinus costo-diaphragmatique. Le fond du cul-de-sac costo-diaphragmatique ne répond pas au rebord inférieur du thorax, mais s'arrête notablement au-

Le bord inférieur du gril costo-chondral ne répond donc pas à la réflexion de la plèvre et il peut être réséqué au cours d'une intervention, sans crainte d'ouvrir la séreuse.

Il est assez difficile en ouvrant le thorax de se rendre compte de l'aspect du sinus costo-diaphragmatique. On admet généra-

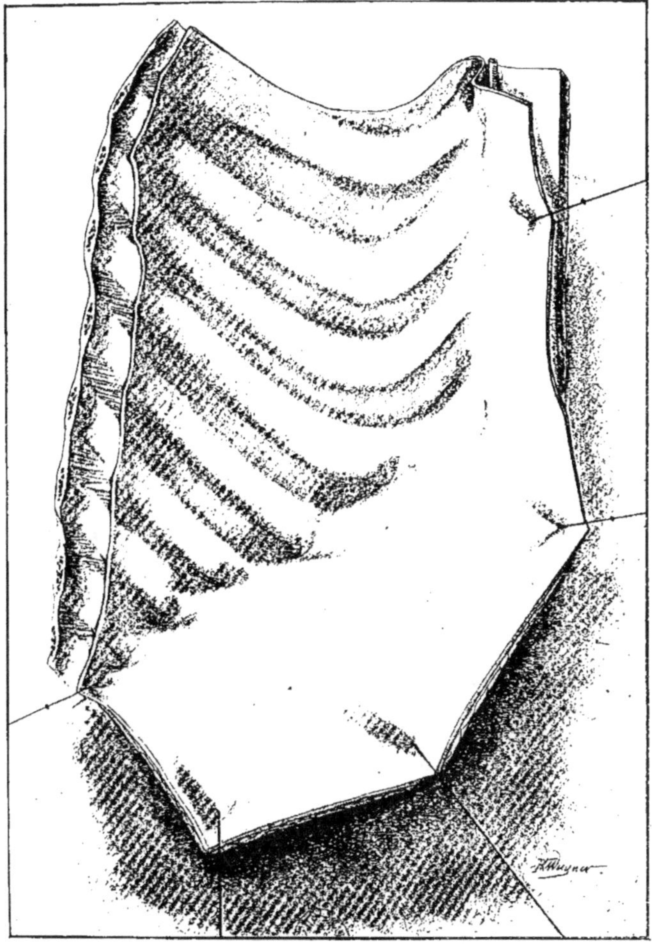

Fig. 17. — Le plastron chondro-costal, vu par sa face profonde. Sur un sujet maigre, la plèvre pariétale en remontant sur le diaphragme dessine le cul-de-sac costo-diaphragmatique. Celui-ci n'est pas régulier, la plèvre s'enfonce en godet, plus ou moins prononcé, entre les faisceaux chondraux du diaphragme qui s'étagent de dedans en dehors en marches d'escalier.

lement qu'il présente la forme d'un angle régulier dans toute son étendue. Ceci est vrai souvent, mais non constamment. Nous avons vu souvent, en effet, le fond du sinus se disposer en étages successsifs, la plèvre se moulant sur les attaches en gradins des faisceaux du diaphragme. La figure ci-jointe, dessinée d'après nature, rend assez bien cette disposition (fig. 17).

Les deux sinus costo-diaphragmatiques droit et gauche n'ont ni la même longueur, ni la même profondeur.

Le cul-de-sac droit commence en avant dans l'angle formé par la réunion des plèvres médiastine, pariétale et diaphragmatique, derrière le cartilage de la 7ᵉ côte à la hauteur de la base de l'appendice xyphoïde. Il se prolonge en arrière jusqu'à l'articulation de la 12ᵉ côte avec la colonne vertébrale.

Le cul-de-sac gauche commence également dans l'angle de réunion des plèvres médiastine, pariétale et diaphragmatique gauches, mais la pointe du cœur a repoussé vers la gauche cet angle de la plèvre et le sinus apparaît seulement au niveau du point où une ligne horizontale, passant par la pointe de l'appendice xyphoïde, croise le sixième espace intercostal gauche. Il se termine à l'articulation de la 12ᵉ côte gauche avec la colonne. Il est par conséquent un peu moins long que le précédent.

La ligne de réflexion du cul-de-sac pleural costo-diaphragmatique n'est pas rigoureusement la même à droite et à gauche. Le fond du cul-de-sac descend un peu plus bas du côté gauche, car, de ce côté, le dôme diaphragmatique étant moins élevé, la plèvre s'insinue un peu plus bas entre les insertions du muscle et les côtes.

A droite, le fond du cul-de-sac suit le bord inférieur du 7ᵉ cartilage costal, atteint la 8ᵉ côte au niveau de son union avec son cartilage, coupe l'extrémité de la 9ᵉ côte et croise la 10ᵉ côte dans la ligne axillaire moyenne. A ce niveau, le fond du cul-de-sac, d'oblique qu'il était, devient horizontal, coupe la 11ᵉ côte à dix ou onze centimètres de la ligne épineuse et atteint la 12ᵉ. L. H. Farabeuf et son élève Récamier ont bien mis en lumière cette situation du sinus costo-diaphragmatique sur les parties latérales de la colonne vertébrale. Il descend à un centimètre, souvent à un centimètre et demi au dessous de la côte. Comme celle-ci est oblique alors que la ligne de réflexion de la plèvre est sensiblement horizontale, la séreuse croise obliquement la face antérieure de la côte dont une partie plus ou moins longue se trouve dépourvue de séreuse. C'est ainsi que toute une moitié de la 12e côte, parfois seulement son tiers externe, n'est plus en contact avec la plèvre.

Il est donc impossible de préciser exactement en quel point sur la côte passe le cul-de-sac pleural; ce que l'on peut dire, c'est que la plèvre aboutit au bord supérieur de la 1ere vertèbre lombaire et croise la 12e côte à huit centimètres de la ligne médiane.

La direction du cul-de-sac pleural reste la même dans les cas anormaux et cependant fréquents de brièveté de la 12e côte. Celle-ci est alors horizontale et la plèvre partant du bord supérieur de la 1re vertèbre lombaire pour atteindre l'extrémité antérieure de la 11e côte, passe au-dessous de la 12e côte. Il serait donc illusoire et dangereux de prétendre que l'on peut, sans crainte d'intéresser la séreuse, réséquer le tiers externe de la 12e côte pour accéder dans la région sous-diaphragmatique postérieure. Ceci n'est vrai que lorsque la côte est longue. Si, bien souvent, l'ouverture de la plèvre n'est qu'un incident sans gravité, il n'en peut être de même lorsqu'on intervient en tissus infectés le danger de l'ouverture pleurale retrouve alors toute son importance.

Si, comme nous l'avons dit plus haut, le cul-de-sac pleural gauche descend d'un centimètre plus bas en avant et sur le côté, en arrière la disposition des deux culs-de-sac, droit et gauche, est sensiblement la même.

Cette disposition du sinus costo-diaphragmatique, par rapport au rebord chondro-costal, entraîne au point de vue chirurgical des applications intéressantes. Aussi conçoit-on que les chirurgiens puissent avoir intérêt à connaître la distance qui sépare ce fond de la plèvre du rebord osseux. Les mensurations que nous avons faites sur le cadavre, nous ont permis d'arriver à des chiffres qui, tout en n'étant que des moyennes, sont assez précis pour guider la main de l'opérateur. Les longueurs suivantes sont prises sur des verticales et mesurent la distance qui sépare le point où ces verticales croisent le cul-de-sac pleural et le bord inférieur du thorax.

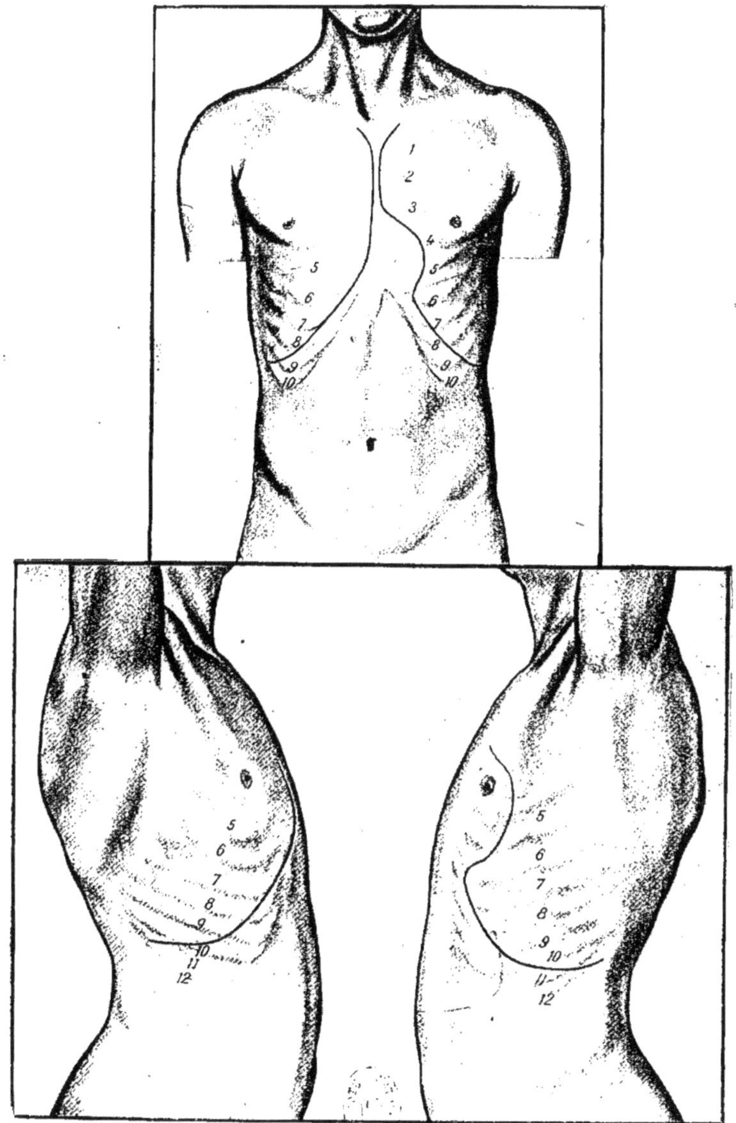

FIG. 18. — Trajet des culs-de-sac pleuraux repérés à travers la peau sur le gril costal.

IV. — Page 30.

Au niveau de la ligne para-sternale passant à un centimètre
   du sternum on trouve................ 0,03 centimètre.
Au niveau de la ligne mamelonnaire...... 0,05 centimètre.
Au niveau de la ligne axillaire antérieure.. 0,04 centimètre.
Au niveau de la ligne axillaire moyenne.... 0,01 centimètre.
Au niveau de la ligne scapulaire passant
   par la pointe de l'omoplate au repos.. 0,00 centimètre.

Ces chiffres diffèrent sensiblement de ceux que donnent certains auteurs.

D'après le tableau suivant emprunté à Canniot, on peut se rendre compte de la distance qui, suivant les âges, sépare le cul-de-sac pleural du rebord thoracique au niveau des lignes mamillaire et axillaire.

	Ligne mamillaire.	Ligne axillaire.
Nouveau-né	7 millimètres.	10 millimètres.
1 an............	11 —	20 —
5 ans...........	18 —	24 —
10 ans..........	23 —	27 —
15 ans..........	28 —	33 —
adulte homme.....	3 centimètres.	4 cent. 5
adulte femme......	28 millimètres.	3 cent. 5

Les deux feuillets du sinus costo-diaphragmatique, feuillet costal et feuillet diaphragmatique, sont l'un et l'autre très peu adhérents. A ce niveau, la séreuse est doublée d'un tissu cellulaire assez lâche, généralement infiltré d'une graisse peu abondante qui se prolonge assez loin au-dessous du cul-de-sac. On peut facilement décoller le fond du sinus. Le feuillet costal mince adhère peu et la branche thoracique de la mammaire interne ne gêne guère le décollement. Le feuillet diaphragmatique tient à peine au diaphragme; le doigt ou la sonde cannelée le décolle facilement jusqu'aux limites du centre phrénique.

Tout à fait en arrière, dans l'angle costo-vertébral, il n'en est pas de même ; le feuillet diaphragmatique de la plèvre devient très mince et fortement adhérent, en sorte qu'à ce niveau on peut considérer le clivage comme pratiquement impossible sans perforer la séreuse.

Paroi antérieure. — La limite antérieure de la région thoraco-abdominale ne nous arrêtera pas longtemps. Elle est souple, facilement dépressible, élastique, musculaire ; elle est comprise dans l'angle que forment en s'écartant les deux rebords inférieurs du thorax. A ce niveau, les attaches du diaphragme sont presque horizontales, le thorax n'empiète pas sur l'abdomen ; la paroi antérieure de la région thoraco-abdominale n'est formée que par le plan charnu des muscles droits, engaînés dans les tendons larges et plats des muscles obliques et du transverse. Entre les deux droits, la ligne blanche, large à ce niveau, monte vers la pointe de l'appendice xyphoïde au sommet duquel elle s'attache.

Applications de l'anatomie à la pratique

Avant d'envisager l'étude des organes contenus dans la région thoraco-abdominale, jetons un coup d'œil d'ensemble sur ses parois. Nous en pourrons déduire les difficultés ou les obstacles qu'on peut trouver pour accéder sous le diaphragme et les moyens de les éviter ou de les tourner.

La région thoraco-abdominale de la cavité du ventre est *haute*, puisqu'elle remonte aussi haut que la coupole du diaphragme. Encore avons-nous vu que cette hauteur était variable avec la forme du thorax. Elle s'exagère considérablement si le thorax est étroit, comme cela se rencontre assez souvent chez la femme dont le corset a héréditairement rapproché les rebords thoraciques et abaissé, par conséquent, l'auvent costo-chondral.

Elle est *profonde*. Dans le terme de profondeur, nous entendons la distance qui sépare le fond de la gouttière costo-vertébrale du rebord antérieur des côtes. Cette distance mesure en moyenne 16 centimètres et demi, mais elle est susceptible de nombreuses variations individuelles. On peut dire un peu schématiquement que la profondeur est en raison inverse de la hauteur. Chez les sujets à thorax large, la profondeur augmente. Elle diminue au contraire chez les individus qui, comme la femme, ont le thorax étroit et chez qui les rebords chondro-costaux font un angle aigu.

Si, sur la ligne médiane, dans l'écartement des rebords costaux, la paroi est souple et molle, — si l'incision à ce niveau permet de remonter presque jusque sous la coupole diaphragmatique, sur les parties latérales, au contraire, les parois sont osseuses, elles empêchent d'atteindre la région de la coupole, elles gênent l'accès des parties inférieures. Enfin, la plèvre s'insinue entre elles et le diaphragme.

Il va nous être possible de voir comment, en tenant compte des données anatomiques que nous avons exposées, on peut accéder vers la région thoraco-abdominale. On peut l'atteindre, soit en passant au-dessous du rebord costal pour remonter vers la coupole du diaphragme (*voie abdominale*), soit en passant à travers le gril costal et en traversant le diaphragme (*voie thoracique*).

Voie abdominale. — Disons de suite que, pour avoir le jour et la lumière nécessaires à des manœuvres aisées, il faut diminuer la profondeur de la région et amener en avant les organes profonds ; il faut diminuer sa hauteur pour atteindre les organes sous le diaphragme. La position donnée au sujet, les manœuvres exécutées sur le gril costal, tels sont les deux moyens pour arriver à ce résultat.

L'étude de l'anatomie du sujet vivant va nous montrer qu'en variant la position du sujet, on modifie grandement les rapports des parois et du contenu de la région thoraco-abdominale. Ces variations, le chirurgien doit les connaître, car c'est en les provoquant par des manœuvres judicieuses qu'il se facilitera les divers temps de son intervention.

I. Position du sujet. — Grâce à la souplesse de la colonne dorso-lombaire, on peut mettre le sujet dans une situation telle que le diamètre antéro-postérieur de la région thoraco-abdominale se trouve considérablement diminué et que les organes qui reposent sur sa paroi postérieure se trouvent notablement amenés en avant. Sur un sujet normal, l'inflexion en arrière de la colonne dorso-lombaire est considérable et peut atteindre un angle de 120°, parfois même davantage. C'est au niveau des dernières vertèbres lombaires que se fait le maximum de la flexion; celle-ci diminue et devient très limitée dans la colonne dorsale. Dans sa flexion en arrière du rachis, la convexité antérieure normale de la région dorso-lombaire s'exagère.

Il faut tenir compte des conséquences qu'entraîne la lordose sur le gril costal et la partie antérieure de l'abdomen.

Si l'inclinaison des deux parties supérieure et inférieure de la colonne vertébrale se fait suivant la même incidence, les muscles antérieurs tendus à l'excès vont tirer sur le rebord thoracique et le rapprocher du rachis. Cela va diminuer encore sans doute la profondeur de la région, mais aussi empêcher le foie de basculer et de présenter en avant sa face inférieure. Si le thorax est placé horizontalement et si la partie inférieure du tronc est fortement abaissée, il n'en est plus de même. C'est ce qu'avaient fort bien vu Helliot, Mayo-Robson, Moynihan, Korte, Hartmann, Cunéo et Guillaume-Louis qui tous ont insisté sur l'utilité de cette position en raison des modifications avantageuses qui se produisent dans la topographie de la région thoraco-abdominale, aussi bien du côté droit que du côté gauche (fig. 19).

Les organes appendus et superposés au devant de la colonne dorso-lombaire vont être portés en avant.

Nous ne pouvons cependant admettre l'interprétation donnée par certains auteurs pour expliquer ce déplacement. On a dit en effet : dans la lordose que le chirurgien provoque pour opérer dans la région thoraco-abdominale, les organes s'écartent les uns des autres comme les plis d'un soufflet ou les lames d'un éventail, « le foie bascule en haut tandis que s'abaissent le duodéno-pylore, le côlon transverse et la masse des anses intestinales grêles. Le champ opératoire se dégage ainsi spontanément ». Cette façon d'expliquer les modifications dans la topographie des organes contenus dans la région haute de l'abdomen est certainement plus simpliste que rigoureuse. D'après les constatations que nous avons pu faire, ce n'est pas par une sorte de baillement que se modifie la situation réciproque des organes mais par une véritable rotation en dedans comme nous allons tâcher de le démontrer.

Les coupes ci-jointes (fig. 20 à 25) ont été calquées sur des

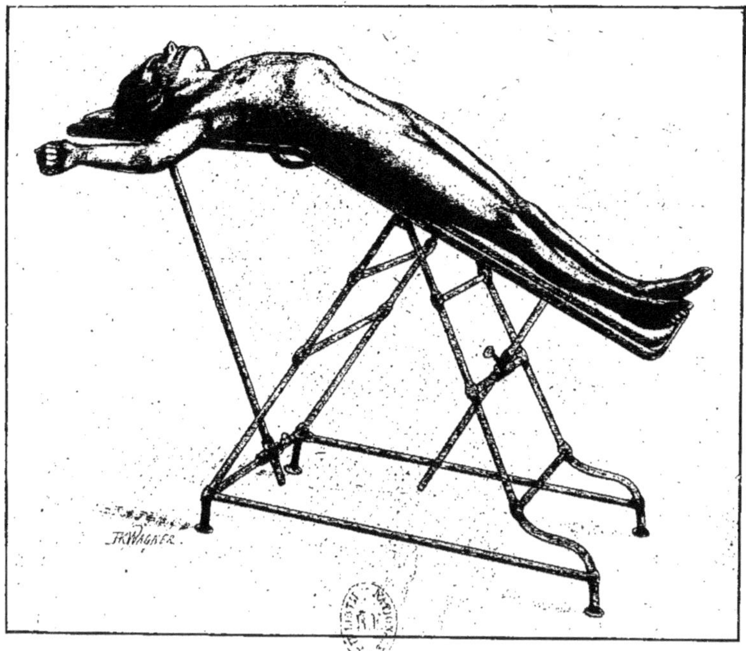

Fig. 19. — Sujet en position dorso-lombaire. — Dans cette situation, la topographie
des organes thoraco-abdominaux se trouve considérablement modifiée. Le diamètre antéro-postérieur de la région est diminué et les organes qui reposent sur la
paroi postérieure sont repoussés en avant. La figure 20 et les suivantes montrent
parfaitement les modifications qui se font dans la topographie des organes.

sujets adultes, préalablement durcis dans une situation voulue, par injection artérielle d'une solution forte de formol. Ces sujets ont été choisis exactement de même taille et de même largeur et les coupes pratiquées exactement à la même distance de la ligne médiane. Cependant les coupes A et A' ne sont pas exactement superposables, la scie ayant un peu dévié en dehors dans la coupe A'. En avant elles portent exactement à 2 centimètres à gauche de la ligne médiane. Les coupes B et B' sont à deux centimètres à droite de la ligne médiane ; les coupes C et C' à huit centimètres à droite de la ligne médiane.

Les coupes A, B et C ont été faites sur un sujet durci en rectitude ; les coupes A' B' et C' sur un sujet durci en position de flexion dorso-lombaire.

En comparant successivement ces diverses coupes, on se rend parfaitement compte des modifications qui se sont produites dans la topographie des organes et du sens dans lequel se sont faites ces modifications.

Comparons d'abord les coupes A et A' en tenant compte du manque de symétrie des deux coupes. Ce qui frappe tout d'abord, c'est l'augmentation d'épaisseur de la région thoraco-abdominale dans la coupe A'. De fait, dans la lordose, le thorax reposant sur un plan résistant, les côtes sont repoussées en avant de même que le sternum : le rebord thoracique est relevé et projeté. Aussi la courbe du diaphragme est-elle notablement modifiée et d'un rayon plus grand.

Remarquez d'autre part que si le foie subit un certain mouvement de bascule qui porte en haut sa face antérieure et en bas sa face postéro-inférieure, il ne se fait cependant pas de « baillement » des viscères sous-jacents. Bien au contraire, le pancréas (5), le duodénum (8) et même l'estomac (4) paraissent notablement remontés et comme tassés sous le foie.

Les coupes B et B' sont bien autrement instructives. Elles sont si parfaitement superposables que, dans l'une et l'autre, la veine cave inférieure (3) a été coupée exactement dans sa longueur. Sur cette coupe B', la bascule du foie dans la position en lordose dorso-lombaire paraît très peu appréciable et la face inférieure a sensiblement la même orientation sur la coupe B et sur la coupe B'. Mais on ne peut pas ne pas être frappé de la forme que prend la glande hépatique en position de lordose : sa face antérieure est en effet fortement applatie.

On peut remarquer encore que la glande a pour ainsi dire pivoté d'arrière en avant et de dehors en dedans autour de l'axe que représente la veine cave inférieure. On peut même remarquer que la veine cave est comme tordue, car la sus-hépatique droite, qui en B s'ouvre dans la partie haute de la moitié droite de la veine, s'ouvre en B' presque dans sa face antérieure. Cherchez-la jusqu'au niveau de la traversée diaphragmatique. En B', il n'y a plus de tissu hépatique en arrière de la veine cave, mais de plus le rein lui-même (5), coiffé de sa surrénale (4), a été reporté en dehors et en avant puisqu'en B' la coupe du rein a disparu et qu'il n'apparaît plus qu'une tranche de la partie interne de la surrénale (4).

L'étude comparée des organes situés en avant de la veine cave confirme ces premières constatations. Sur la coupe B, on voit au-dessous de la face postéro-inférieure du foie le duodénum dans sa portion horizontale (13) coupé au-dessous de la tête du pancréas (12) et en avant (11) la coupe du pylore. Au-dessus du pancréas, on trouve tout le pédicule principal des voies biliaires : le cholédoque (8), l'artère hépatique (7) et la veine porte (6) que l'arrière-cavité des épiploons (9) sépare de la veine cave inférieure.

Or, dans la coupe sur le sujet en lordose, il apparaît nettement que tous ces organes ont été portés en avant et en dedans, suivant en cela le mouvement général de rotation des organes sous-phréniques en avant et en dedans. De fait en B', bien que la coupe passe par la veine cave au niveau de l'embouchure de la veine rénale (5) et de la sus-hépatique, comme dans la coupe B, le pancréas n'existe pas, le duodénum (11) est coupé juste au niveau de l'angle sous-hépatique qui seul reste dans la coupe. Enfin ce n'est plus le pédicule hépatique principal, mais le pédicule accessoire avec la vésicule biliaire (8), qui apparaît. La branche droite de la veine porte 6 a été coupée à son entrée dans le foie au fond du sillon transverse.

Les coupes C et C' nous permettent de constater les mêmes

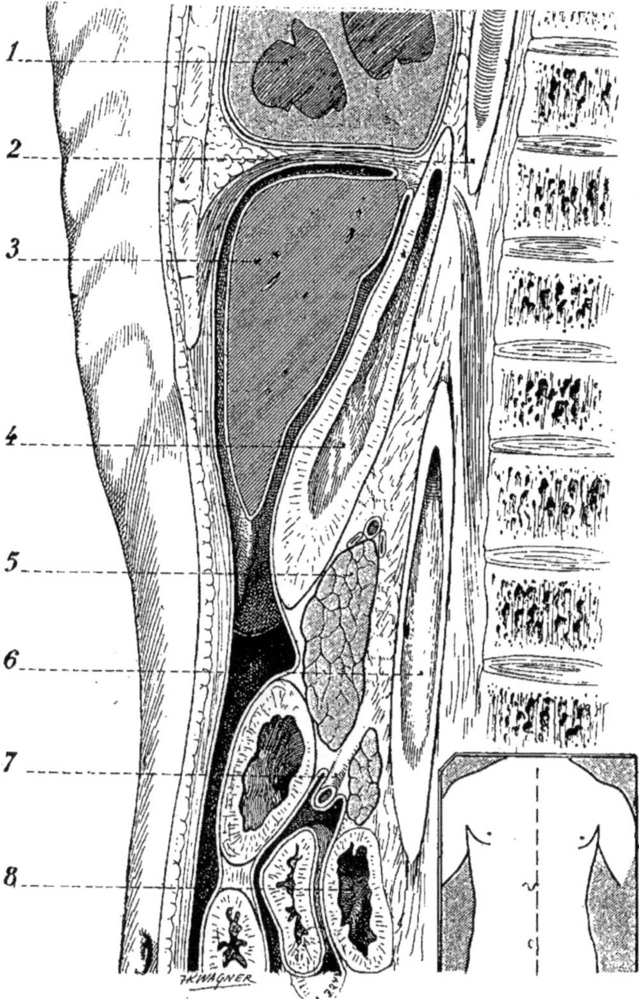

Fig. 20. — Coupe A, passant à deux centimètres à gauche de la ligne médiane antérieure sur un sujet durci en position de rectitude. — 1. Coupe du cœur. — 2. Section de l'aorte thoracique. — 3. Coupe du lobe gauche du foie ; remarquer la direction de la face postéro-inférieure. — 4. Coupe de l'estomac passant par le cardia et la partie verticale de la petite courbure. — 5. Coupe du pancréas au niveau de sa tête et du point de passage de l'artère grande mésentérique (7) au-devant du bec pancréatique. — 6. Coupe de l'aorte abdominale. — 8. Coupe de la portion horizontale du duodénum (d'après nature).

V. — Page 36.

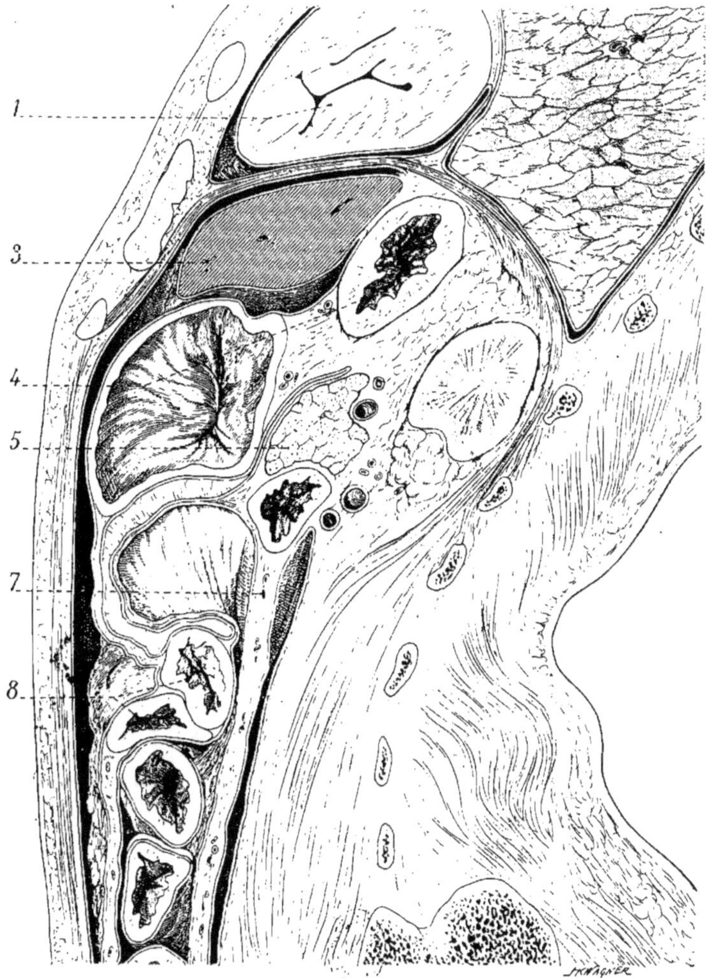

Fig. 21. — Coupe A′, passant à deux centimètres à gauche de la ligne médiane antérieure sur un sujet durci en position dorso-lombaire. (La scie a un peu dévié en
arrière, en sorte qu'elle est sortie un peu en dehors de la colonne vertébrale). —
1. Coupe du cœur. — 3. Coupe du lobe gauche du foie ; remarquer la direction de la
face postéro-inférieure. — 4. Coupe de l'estomac au niveau du cardia et au-dessous,
au niveau du vestibule pylorique. — 5. Coupe du pancréas un peu à gauche du col.
On voit l'artère et la veine splénique sur sa face postérieure et au-dessous la quatrième portion du duodénum. — 7. Le mésentère. — 8. Coupes des anses grêles
(d'après nature).

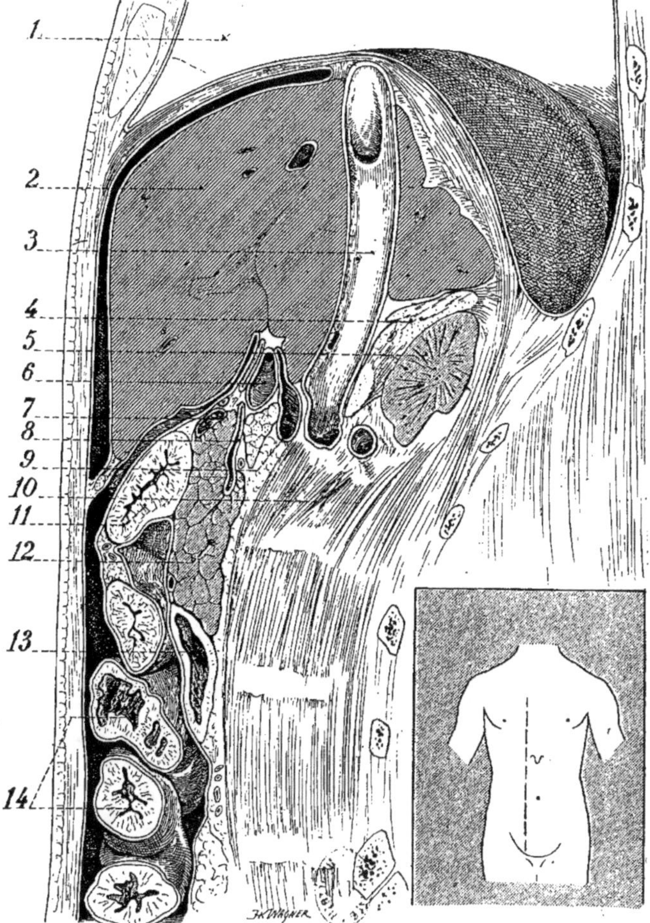

Fig. 22. — Coupe B, passant à deux centimètres à droite de la ligne médiane antérieure, sur un sujet durci en position de rectitude. — 1. La cavité thoracique,
d'où la coupe du poumon a été retirée. — 2. Coupe du foie passant par la veine
cave inférieure (3), presque verticale et un peu concave en avant. On voit en haut
l'embouchure de la veine sus-hépatique droite, en bas l'embouchure de la veine
rénale droite. — 4. Coupe de la capsule surrénale droite. — 5. Coupe du pôle supérieur du rein droit. — 6. Veine-porte. — 7. Coupe de l'artère hépatique au niveau
de la naissance de la gastro-duodénale. — 8. Coupe de l'hépato-cholédoque. —
9. Coupe de l'arrière-cavité des épiploons au niveau de l'hiatus de Winslow. —
10. Coupe de l'artère rénale droite, en arrière de l'embouchure de la veine rénale
dans la veine cave inférieure. — 11. Coupe du duodénum. — 12. Coupe du pancréas.
— 13. Coupe de la troisième portion du duodénum. — 14. Coupe des anses grêles
(d'après nature).

V. — Page 36.

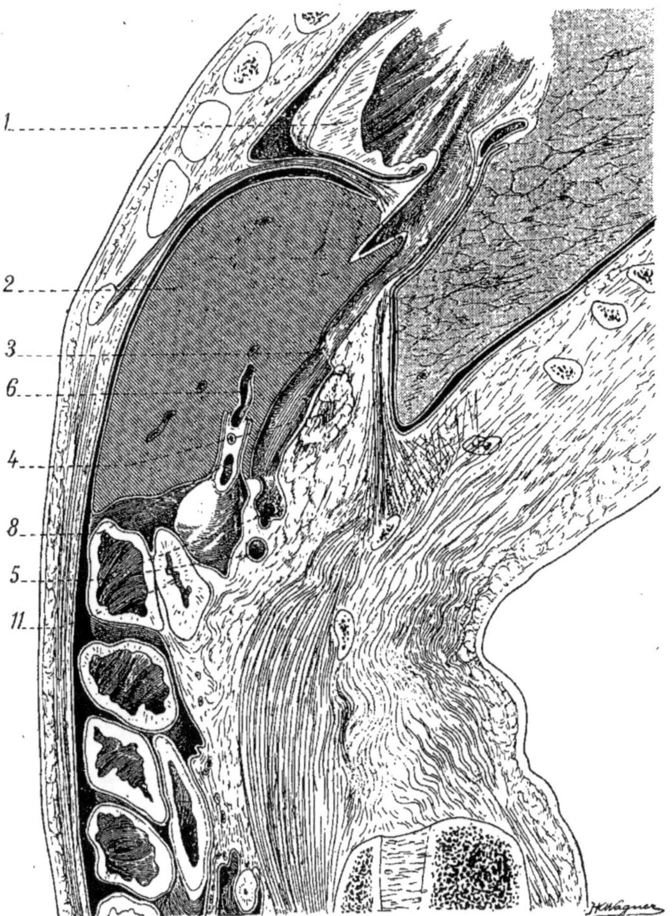

Fig. 23. — Coupe B′, passant à deux centimètres à droite de la ligne médiane antérieure, sur un sujet durci en position dorso-lombaire. — 1. Coupe de la cavité thoracique, passant par le cœur et l'embouchure de la veine cave inférieure. — 2. Coupe du foie passant par la veine cave inférieure (3) rectiligne et oblique en arrière. On voit en haut et en avant l'embouchure de la veine sus-hépatique droite, en bas l'embouchure de la veine rénale droite (5). — 4. Coupe de la capsule surrénale droite en dedans du pôle supérieur du rein qui n'est pas intéressé par la coupe. — 5. Coupe de l'artère et de la veine rénale droite. — 6. Coupe de la branche droite de la veine porte. — 8. Coupe de la vésicule biliaire. — 11. Coupe du duodénum au niveau de l'angle sous-hépatique. Le pancréas, repoussé en dedans par la position dorso-lombaire, n'est pas intéressé par la coupe (d'après nature).

V. — Page 36.

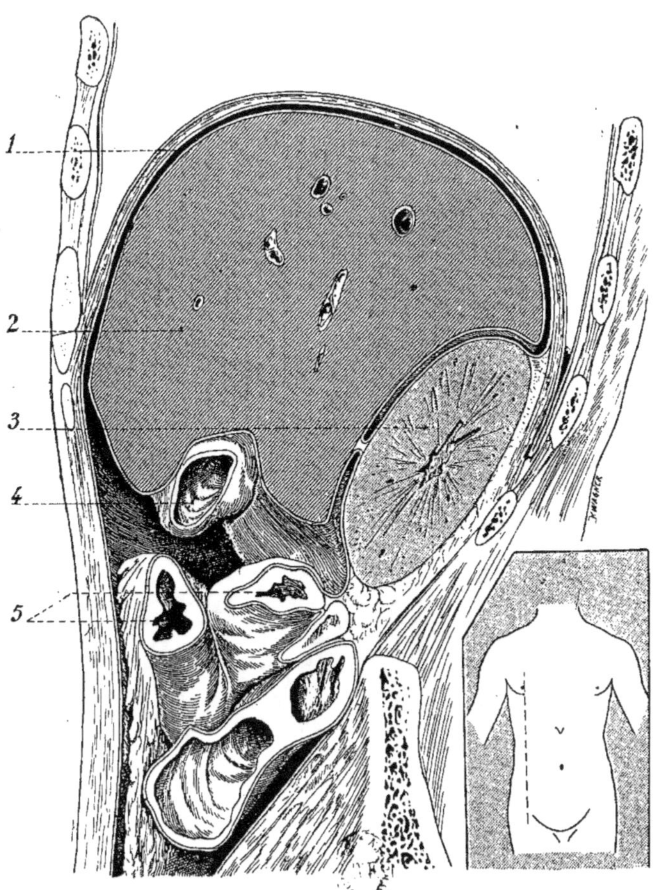

Fig. 24. — Coupe C., passant à huit centimètres à droite de la ligne médiane antérieure, sur un sujet durci en position de rectitude. — 1. Coupe du diaphragme.
— 2. Coupe du foie. — 3. Coupe du rein droit. — 4. Coupe de la vésicule biliaire.
— 5. Coupe du gros intestin à l'union de la portion ascendante et de la portion
transverse (d'après nature).

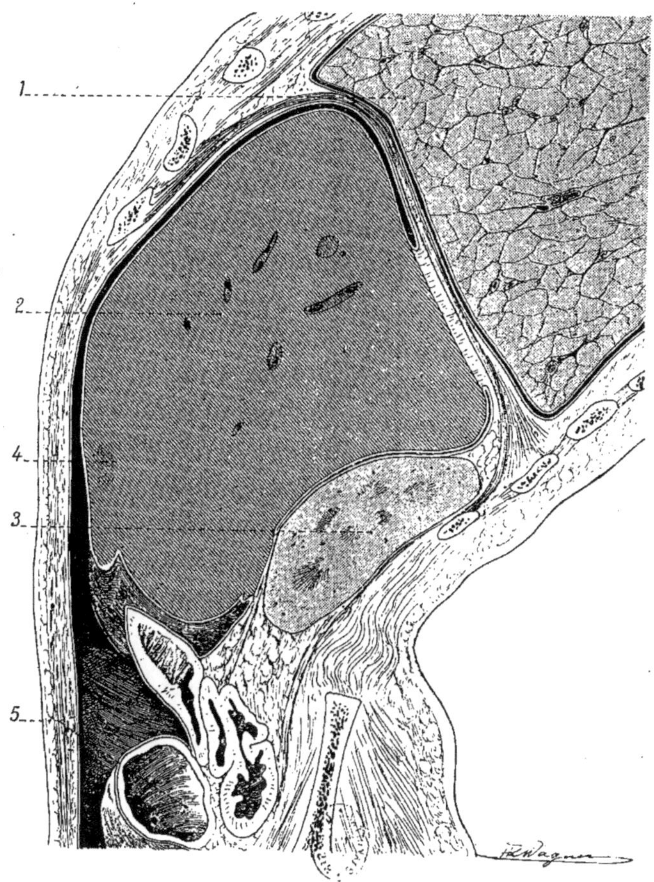

Fig. 25. — Coupe C', passant à huit centimètres à droite de la ligne médiane antérieure, sur un sujet durci en position dorso-lombaire. — 1. Coupe du thorax et du diaphragme. — 2. Coupe du foie : remarquer la déformation de la glande du fait de la position dorso-lombaire. — 3. Coupe du rein. — 4. La vésicule biliaire, repoussée en dedans par la rotation du soie, n'est pas sur la coupe, mais on voit une tache verte répondant au côté droit de la vésicule. — 5. Coupe du côlon au niveau de l'angle sous-hépatique (d'après nature).

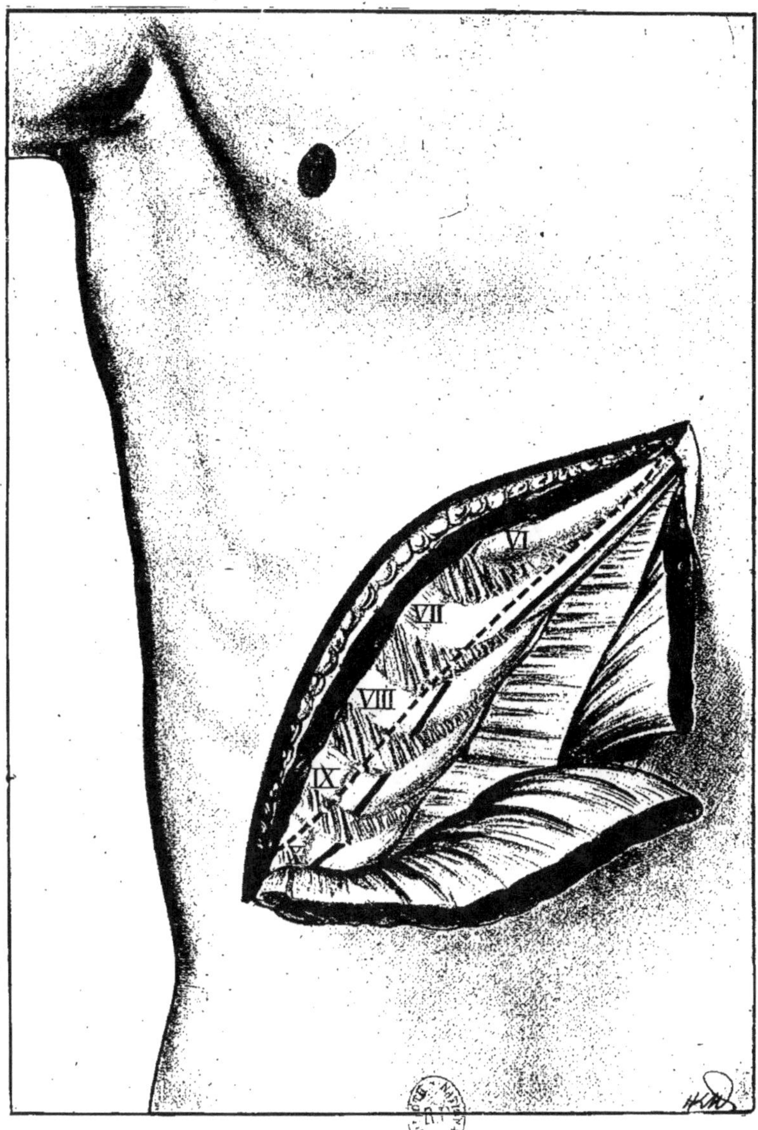

Fig. 25 *bis*. — Tracé de la section du rebord costal suivant Lannelongue pour aborder la région sous-phrénique sans ouvrir le cul-de-sac pleural. La réflexion du cul-de-sac est indiquée en pointillé, la section des cartilages costaux en traits pleins.

V. — Page 36.

transformations des rapports des organes sous-hépatiques par le fait de la position donnée au sujet. Il suffit de constater que la vésicule biliaire (4) se trouve intéressée dans la coupe B, alors que dans la coupe B' on ne constate plus qu'une tache verdâtre (4) qui répond au bord le plus externe de la vésicule.

Je crois, en résumé, pouvoir dire que si, dans la position en lordose dorso-lombaire, les organes viennent plus aisément à portée, ce n'est pas parce que le champ opératoire se dégage par écartement des organes à la façon des plis d'un soufflet .Bien au contraire, dans cette position, tous les viscères sont repoussés en dedans et en avant. Pédicule hépatique et duodéno-pancréas, sur lesquels on intervient généralement, sont montés sur la face antérieure de la colonne vertébrale fortement convexe en avant. Elle les expose, pour ainsi dire, comme sur une console.

Nous sommes loin évidemment de l'anatomie topographique classique, de l'étude des rapports figés du cadavre ou du moulage anatomique. Il me paraît néanmoins nécessaire d'insister sur ces modifications des formes et des rapports que le chirurgien pourra utiliser pour le perfectionnement de sa technique.

II. Manœuvre exécutée sur le gril costal pour diminuer la hauteur de la région. — Quand il s'agit d'atteindre la région sous-phrénique au niveau de la ligne médiane, la voie est simple, car, dans l'angle chondro-xyphoïdien, on ne rencontre que des parties molles. Bien au contraire, sur les parties latérales, la voie directe est barrée par les côtes.

Lorsque le sujet a été placé en lordose dorso-lombaire avec thorax horizontal, les côtes sont assez fortement relevées pour faciliter grandement l'accès de la région sous-phrénique, mais on peut encore gagner du jour.

Les côtes sont souples et flexibles et on peut parachever la bonne exposition de la région en relevant en haut le rebord costal qu'un aide maintiendra au moyen d'une valve ou d'un écarteur .

Malgré ces manœuvres, il se peut que la coupole sous-phrénique reste haut placée et peu accessible, et cela est fréquent sur les individus à thorax long et étroit, comme nous l'avons déjà vu.

Il reste encore un moyen qui est de supprimer le rebord thoracique dans les limites toutefois où les dispositions anatomiques le permettent. Lannelongue mit ce procédé en lumière dans une note à l'Académie des sciences en 1887 et son élève Canniot précisa les limites possibles de cette résection.

Il ne faut pas oublier, en effet, que le cul-de-sac pleural reste à distance du bord thoracique dans la partie antérieure : c'est lui qu'il faut éviter.

La partie enlevée aura une forme triangulaire. La base externe montera de l'extrémité de la 10ᵉ côte à la 8ᵉ. Le bord inférieur suivra le rebord thoracique. Le bord supérieur ira de l'articulation sternale du 7ᵉ cartilage costal à l'extrémité de la 8ᵉ côte en dehors. On supprime ainsi les 10ᵉ, 9ᵉ, 8ᵉ cartilages costaux et la partie correspondante des espaces intercostaux. Le 8ᵉ cartilage sera coupé près de son origine et à son point de réunion avec le cartilage de la 7ᵉ côte. On pourrait avec précaution relever la plèvre au-dessus du 7ᵉ cartilage et sectionner celui-ci. C'est ce qu'à fait Lannelongue dans un cas.

Les limites qu'avaient fixées les auteurs prudents peuvent aisément être reculées. Rien n'empêche de tailler un volet costal et de le mobiliser temporairement sans intéresser la plèvre. Le cul-de-sac pleural costo-diaphragmatique est peu adhérent, on peut le décoller des côtes et du diaphragme sans ouvrir la séreuse, et agrandir ainsi la voie d'accès vers la coupole sous-phrénique.

Ces résections du rebord thoracique ont surtout été utilisées du côté droit, car de ce côté, le grand volume de la glande hépatique laisse peu de facilités pour les manœuvres dans la profondeur. Néanmoins, tout ce qui a été dit des résections chondro-costales du côté droit peut être appliqué au côté gauche. Michaux, Monod et Vanverts, Lejars ont montré les avantages de ces résections extra-pleurales pour faciliter, dans certains cas, la découverte des organes de la région sous-phrénique gauche, et en particulier, de la rate.

L'anatomie topographique nous montre quels sont les moyens par lesquels on peut avoir le maximum de jour dans la région de la face inférieure du diaphragme en agissant sur les côtes. Pour toutes ces manœuvres, il faut d'abord inciser les plans

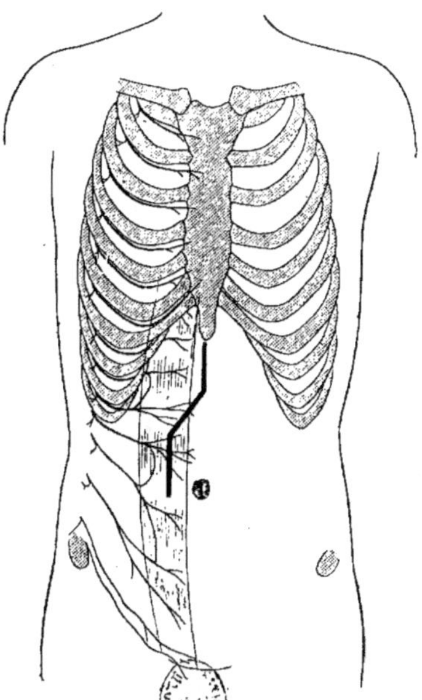

Fig. 26. — L'incision de Kehr. — A voir le tracé de cette incision, on peut aisément
se rendre compte que la section transversale et surtout la section longitudinale
du muscle grand droit antérieur de l'abdomen supprime l'innervation de toute
la portion du muscle qui est en dedans de l'incision. Celle-ci sera forcément para-
lysée et par conséquent incapable de résister, dans la suite, à la pression abdominale.

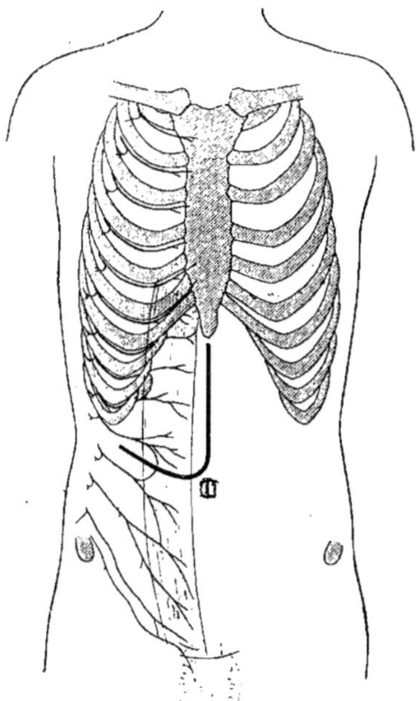

Fig. 27. — L'incision de Czerny, modifiée par Rio Branco. — Cette incision donne un jour considérable, mais, en outre, on peut voir qu'elle ne sectionne pas un seul rameau des terminaisons nerveuses qui se rendent au muscle grand droit antérieur de l'abdomen. Cette incision est excellente au point de vue chirurgical et parfaite au point de vue anatomique.

de la paroi abdominale au voisinage du thorax. Or, les muscles abdominaux deviendraient inactifs si leurs nerfs étaient coupés. L'anatomie, en précisant leur trajet, donne aussi la voie la meilleure pour les éviter. Les incisions rationnelles anatomiquement, et par conséquent chirurgicalement, seront donc celles qui ménageront à coup sûr les rameaux nerveux qui se rendent aux muscles de la paroi.

Les incisisons sur la ligne médiane sont les moins mutilantes à ce point de vue, car elles respectent forcément tout rameau nerveux ; mais pour atteindre la région sous-phrénique, le jour qu'elles donnent est souvent insuffisant. Les incisions horizontales ou légérement obliques ménagent bien les nerfs en passant dans leur intervalle, mais elles donnent un jour insuffisant. Seules les incisions combinées peuvent assez largement ouvrir la paroi abdominale et permettre des manœuvres aisées dans la profondeur. Encore ne faut-il pas perdre de vue la disposition des nerfs qui vont aux muscles abdominaux.

Tout chirurgien instruit de l'anatomie et qui veut d'abord ne pas nuire, comprendra difficilement l'engouement avec lequel on accepta les incisions de Kocher et de Kehr. Sans doute, elles donnent un jour considérable, mais le nombre est considérable d'éventrations souvent incurables auxquelles elles ont donné lieu. On accusa le tamponnement, la suppuration, l'insuffisance d'une cicatrice par réunion secondaire ; il suffit cependant de jeter les yeux sur la figure 26 pour se rendre aisément compte que ce relâchement de la paroi tient à une raison purement anatomique, et que l'ignorance de la disposition des **nerfs** abdominaux a été la vraie cause de ces mutilations .

Seule l'incision de Czerny, modifiée par Rio-Branco, est judicieuse, parce qu'elle tient compte du parcours des nerfs intercostaux et qu'elle donne en même temps un jour considérable sur la région sous-phrénique. Sa branche verticale et médiane n'intéresse aucun nerf, sa branche oblique parallèle aux nerfs doit les ménager et en couperait-elle, elle n'en peut intéresser qu'un seul, ce qui serait sans conséquence (fig. 27).

Voie transthoracique. — Pour atteindre la région sous-phrénique en passant à travers le gril costal et le diaphragme, il n'est plus nécessaire de modifier les rapports des organes par une position spéciale et appropriée donnée au sujet. Mais l'ouverture de la cavité pleurale peut présenter un danger ou un inconvénient auquel il est bon de pallier et que même, dans certains cas, on doit éviter.

Incontestablement cette ouverture de la séreuse ne présente pas les mêmes dangers aujourd'hui que jadis. On pourra donc délibérement en reséquant la huitième côte par exemple, sentir de suite le dôme diaphragmatique dont on n'est séparé que par les deux feuillets costal et phrénique de la plèvre. Si l'on ne peut éviter l'incision de la plèvre, on peut pallier aux conséquences de l'ouverture de la cavité séreuse, en suturant l'un à l'autre les deux feuillets avant de les inciser. On pratique alors un surjet circulaire au milieu duquel on incisera la séreuse et le diaphragme pour arriver dans l'abdomen. Mais on peut aussi éviter le cul-de-sac pleural et le refouler vers en haut, en même temps que le muscle diaphragme. L'anatomie ne nous a-t-elle pas montré déjà que ce refoulement est possible et facile ?

Les deux feuillets du cul-de-sac pleural sont peu adhérents aux côtes et au diaphragme. En outre, le feuillet costal est doublé à sa face externe d'une mince lame aponévrotique qui en augmente la résistance et lui permet de supporter les tractions.

Après avoir reséqué la septième ou même la huitième côte, on repère directement le reflet du cul-de-sac pleural que l'on relève en haut ; le diaphragme est incisé sous ce cul-de-sac et parallèlement à lui. On peut alors remonter la lèvre supérieure de l'incision sur une grande hauteur, entraînant dans l'écarteur la séreuse et le diaphragme. Tartavez a calculé qu'il est possible et même assez facile de pratiquer ce refoulement jusqu'à la hauteur du cinquième espace intercostal, c'est-à-dire jusqu'au niveau du point le plus élevé du dôme pleural. Les chirurgiens pourront tirer un grand bénéfice de ces connaissances d'anatomie topographique appliquée.

CHAPITRE III

CONTENU DE LA RÉGION THORACO-ABDOMINALE

Nous pouvons maintenant aborder l'étude du contenu de la région thoraco-abdominale dont nous avons étudié les parois. Le foie en occupe la plus grande étendue. Il remplit la partie droite et empiète sur la partie gauche, en traversant la région moyenne. La rate et surtout l'estomac remplissent la partie gauche. Ce dernier empiète sur la région moyenne par son extrémité pylorique. Enfin le pancréas dont l'anneau duodénal entoure la tête. se prolonge jusque dans la partie gauche.

Tous ces organes chevauchent donc les uns sur les autres et il est tout-à-fait arbitraire, au point de vue de l'anatomie descriptive, de diviser en loges cette région thoraco-abdominale ; mais si ön l'envisage au travers de la clinique et de la technique chirurgicale, il en est tout à fait autrement.

Les affections du foie, de l'estomac et de la rate donnent lieu à un ensemble de phénomènes qui tous ont leur point de départ et leurs manifestations en des localisations bien spéciales. Aussi diviserons-nous en trois loges péritonéales la région thoraco-abdominale :

une loge sous-phrénique droite ou hépatique ;
une loge sous-phrénique gauche ou gastro-splénique;
une   loge médiane ou cœliaque (1).

I. — LA LOGE SOUS-PHRÉNIQUE DROITE.

Cette loge est limitée en haut par le diaphragme, en bas par le colon transverse, en dedans elle communique largement avec la loge de l'estomac. Elle est entièrement remplie par le foie et ses conduits de nutrition et de fonction.

(1) Sans doute le pôle supérieur des reins et les capsules surrénales se logent dans la partie postérieure sous-péritonéale de ia coupole phrénique. Nous ne les étudierons cependant pas ici, car ils occupent, en fait, la région lombaire, bien distante au point de vue médico-chirurgical de la région thoraco-abdominale.

LE FOIE

C'est de beaucoup la glande la plus volumineuse de l'économie. Elle est même proportionnellement plus grosse encore chez l'enfant, car le foie, primitivement symétrique et médian, subit au cours de son évolution un certain degré d'atrophie de sa moitié gauche.

Voulez-vous mettre en chiffres cette proposition? On estime que le poids relatif du foie, c'est-à-dire son poids rapporté à celui du corps est, en moyenne, chez l'adulte des deux sexes de $\frac{1}{4}$ avec des différences de $\frac{1}{20}$ à $\frac{1}{25}$. Charpy, sur une vingtaine d'observations à la naissance trouve un rapport de $\frac{1}{23}$ avec variations de $\frac{1}{15}$ à $\frac{1}{38}$. Chez l'embryon d'un mois, le foie est tellement volumineux qu'il représente la moitié du poids du corps entier.

Quoiqu'il en soit, il est certain que les proportions du foie sont susceptibles de variations considérables d'un sujet à l'autre, sans qu'on puisse en trouver une raison plausible. Je ne pense pas qu'on n'ait jamais attaché grande valeur à cette opinion de Beneke que cite Charpy dans son excellent article sur le foie. Cet auteur croit pouvoir déduire de ses recherches cliniques et cadavériques « que les sujets qui ont un foie volumineux ont en même temps un long intestin, le cœur bien développé, les poumons petits : ce type hyperplastique est prédisposé à l'obésité, à l'athérome et à la formation de certains néoplasmes. Ceux au contraire qui ont le foie petit, ont l'intestin court, le cœur peu développé, les gros vaisseaux étroits, une certaine faiblesse nerveuse : ce sont des hypoplastiques exposés à la phtisie ».

Il est en tous cas certain que le foie change de dimensions à tout instant. Ne constate-t-on pas tous les jours les excès pathologiques de ces variations chez les cardiaques dont le foie en accordéon gonfle et diminue d'un jour à l'autre, suivant l'état du myocarde ? Normalement l'alimentation, la digestion, l'abstinence sont autant d'autres raisons qui modifient à tout instant son volume.

Poids. — Néanmoins le foie présente un poids moyen que tout clinicien doit connaître. A ce point de vue, il nous faut absolu ment distinguer. Quand il s'agit d'apprécier le poids de cet organe, il y a foie et foie. Il y a le foie d'autopsie, il y a le foie du vivant.

A la salle d'autopsie, le foie est vide de sang ou à peu près ; il pèse en moyenne 1.500 grammes chez l'adulte. En fait, avec l'âge le poids diminue légèrement; le foie subit, lui aussi, la régression sénile et ne pèse plus que 1.250 grammes en moyenne Cette volumineuse glande est susceptible de variations de poids en rapport avec la taille, peut-être aussi en rapport avec le régime alimentaire, et des différences de cinq à six cents grammes ne sont pas suffisantes pour que l'on puisse conclure à une atrophie ou à une hypertrophie du foie.

Le foie du vivant est bien autrement lourd, puisqu'il est gorgé de sang. Il est bien difficile cependant d'en calculer exactement la teneur. Vient-on à remplir d'eau les vaisseaux d'un foie de cadavre, on obtient ainsi une donnée approximative. On ne peut, en effet, savoir à quel moment arrêter l'injection. La pression est-elle faible ou forte, la différence est considérable. Nous avons usé d'un dispositif qui nous a permis de calculer les quantités de liquide que contient le foie dans des conditions aussi voisines que possible de l'état physiologique. Un foie d'autopsie est placé sur le plateau d'une balance et la tare faite. L'injection est poussée par la veine porte avec une pression égale à 10 millimètres de mercure, c'est-à-dire à la tension normale. Immédiatement, la balance baisse du côté du foie. Il suffit de rétablir l'équilibre pour savoir la quantité de liquide que contient l'organe au moment où l'eau commence à couler par les veines sus-hépatiques.

Sitôt que l'injection passe, on voit le foie se gonfler, sa forme change totalement, les faces se dessinent, les méplats apparaissent. Si la veine cave inférieure a été liée préalablement, la tension devient considérable, et le foie peut contenir, gorgé à l'excès, jusqu'à 1.200 grammes d'eau. Ce résultat ne répond pas à la normale. En laissant le liquide traverser le foie et ressortir librement par la veine cave, comme cela doit être, nous avons constaté que la turgescence de l'organe est moindre et l'équilibre s'établit avec 875 grammes en moyenne. Sans doute le poids spécifique du sang est plus élevé que celui de l'eau ; nous pouvons dire cependant qu'en moyenne 800 à 900 grammes de sang sont contenus et circulent dans le foie pendant la vie. Le foie du vivant pèse donc 800 à 900 grammes de plus que celui du cadavre, c'est-à-dire 2300 à 2500 grammes environ.

Ce résultat est un peu différent de celui auquel est arrivé Sappey. Cet auteur remplit le foie d'eau autant que la pesanteur peut faire pénétrer de liquide. Il trouve ainsi 500 grammes en moyenne. Ce procédé d'évaluation est tout à fait arbitraire, en ce sens que l'on ne sait apprécier le degré de pression de l'injection, ni le moment où il faut l'arrêter.

En tout cas, les moyens d'attache du foie supportent un poids de 2 kilogrammes et davantage et l'on devine de suite que les replis péritonéaux que l'on décrit généralement comme ligaments du foie seraient bien incapables de jouer ce rôle, car ils céderaient sous un poids beaucoup moindre. Nous reviendrons plus tard sur ce point.

Jean-Louis Faure a démontré que les attaches du foie peuvent supporter un poids vingt-cinq fois égal à la masse du foie. Aussi conçoit-on que la glande, friable et peu élastique, se déchire plus facilement que ses moyens de fixité par le fait de contusions ou de chutes.

Forme.– Avant d'aborder l'étude des connexions et des moyens d'attache du foie, il est indispensable que nous nous expliquions sur la forme de la glande hépatique. C'est faute de l'avoir bien saisie que la compréhension des rapports reste souvent obscure.

Là encore il existe une différence absolue entre le foie de cadavre et le foie du vivant.

Regardez un foie d'autopsie. C'est une masse aplatie, étalée. Elle est irrégulièrement ovale, quelquefois plutôt circulaire. De ses faces, l'une est régulière et un peu convexe, l'autre fortement irrégulière et un peu concave. Le bord qui sépare et circonscrit les faces est tranchant en avant, arrondi en arrière. C'est le foie tel que le décrivirent longtemps les auteurs classiques.

Mais, en quoi ce foie ressemble-t-il à celui qui a été fixé dans sa forme sitôt après la mort ? Sur celui-ci, on voit nettement trois faces. Une face large et régulièrement convexe ; c'est la face supérieure. Elle a peu changé, elle est seulement plus bombée. La face inférieure, concave et irrégulière, présente un aspect tout différent sur ce foie. Elle est devenue plus étroite, parce qu'aux dépens de sa partie postérieure s'est constituée une face postérieure relevée presque à angle droit sur elle.

Cette face postérieure s'est formée en partie aux dépens du bord postérieur arrondi du foie d'autopsie, en partie aux dépens de la portion de la face inférieure située en arrière du hile du foie. On remarque immédiatement que la veine cave inférieure, placée à la face inférieure sur le foie d'autopsie, est réellement sur le foie, fixée dans sa forme, verticale et postérieure. De même ce que nous appellerons tout à l'heure le lobule de Spiegel, fait partie de la face postérieure et non de la face inférieure où seule se montre son extrémité inférieure.

Ceci bien établi, nous pouvons entreprendre la description de ces faces et en étudier la topographie.

La face supérieure est lisse et convexe dans l'ensemble. Dans le sens antéro-postérieur, elle s'étend de la face postérieure au bord antérieur ; dans le sens transversal, de l'extrémité droite à l'extrémité gauche. Etudiée sur deux coupes, on voit que (fig. 28) cette large face se met en contact plus ou moins immédiat avec la paroi par son versant antérieur et par son versant droit. Ces deux versants peuvent être explorés cliniquement.

La partie supérieure ou faîte de la colline que présente cette face est loin de la paroi, profondément engagée dans le thorax sous le centre phrénique, qu'elle repousse. Cette partie est difficilement explorable, difficilement abordable.

Le *versant antérieur* est caché par la partie antérieure de l'hémithorax droit, l'épigastre et même l'hémithorax gauche. C'est lui que la main peut sentir et explorer au-dessous des côtes.

Au niveau de l'hypocondre droit, ce versant de la face supérieure est dans sa partie inférieure, quelque peu en contact avec la paroi abdominale. Dans la situation debout, ce rapport augmente, car le foie descend d'un centimètre environ, comme l'a constaté J.-L. Faure. Deux travers de doigt de cette face dépassent alors le rebord costal.

Plus haut, le bourrelet chondro-costal le cache et le protège contre les traumatismes. Le foie se trouve donc ici croisé par les digitations du transverse, entremêlées à celles des faisceaux costaux du diaphragme. Tous ces rapports, bien entendu, sont médiats et se font par l'intermédiaire du feuillet pariétal du péritoine, qui monte tapisser la coupole diaphragmatique.

Au-dessus du bourrelet chondro-costal, ce versant antérieur s'écarte de la paroi du tronc en même temps que le diaphragme, et dans l'angle formé entre les côtes et le diaphragme s'insinue la partie antérieure du cul-de-sac costo-diaphragmatique de la plèvre. Dans les fortes inspirations seulement, le bord du poumon descend dans le sinus pleural. La branche thoracique de la mammaire interne suit la limite du cul-de-sac costo-diaphragmatique de la plèvre depuis le septième cartilage costal jusqu'au neuvième ou dixième espace intercostal et la branche diaphragmatique de cette même mammaire interne s'enfonce entre le diaphragme et la plèvre, le long des digitations de ce muscle.

C'est ce versant antérieur que l'on explore le plus souvent, ce sont aussi les productions pathologiques de cette région qui se manifestent le plus nettement à l'inspection et à la palpation. C'est enfin cette portion de la face supérieure que le chirurgien aborde avec le plus de facilité, car il peut se donner du jour et de la lumière en écartant ou en réséquant le rebord thoracique (Voir page 38).

Au niveau de l'épigastre, le versant antérieur de la face convexe du foie se trouve directement en contact avec la musculature de la paroi abdominale. L'appendice xyphoïde descend au-devant d'elle et y marque, chez certains sujets, son empreinte. La quantité de foie qui occupe l'angle chondro-xyphoïdien est un peu variable suivant la conformation même du bord inférieur du thorax. Le thorax est-il large, la région thoraco-abdominale est large et profonde ; le foie y trouve amplement l'espace suffisant pour son développement, son versant antérieur descend à peine derrière la paroi épigastrique. Le thorax est-il étroit, au contraire, la région thoraco-abdominale est étroite et le foie est forcé de s'y accommoder. La partie moyenne de son versant antérieur descend largement dans la région épigastrique (Voir fig. 29).

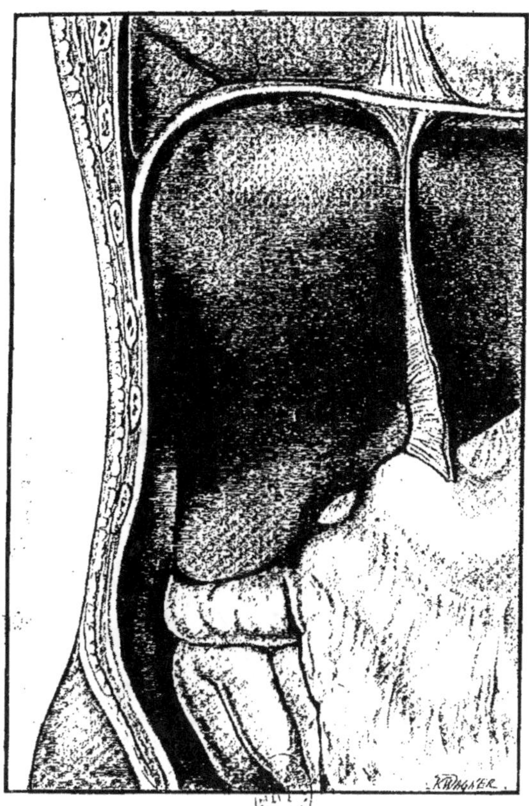

Fig. 28. — Forme réelle du foie. — Le cadavre, d'après lequel ce dessin a été fait, a été fixé au formol avant son ouverture. Ce foie rappelle donc aussi exactement que possible la forme du foie vivant. On distingue les trois parties de la face supérieure du foie : le *versant antérieur* divisé par l'attache du ligament suspenseur. A sa droite, la loge inter-hépato-phrénique droite ; à sa gauche, la loge inter-hépato-phrénique gauche ; — le *versant droit* ; — enfin le *faite*, plus saillant à droite qu'à gauche, soulevant le diaphragme qui le sépare du poumon droit et du cœur.

Ces rapports du foie avec l'épigastre se font suivant une ligne oblique étendue de l'extrémité antérieure de la dixième côte droite à l'extrémité antérieure du septième espace intercostal gauche. Sur un thorax large, le foie ne descend guère qu'à un travers de doigt au-dessous de la pointe de l'appendice xyphoïde. Sur un il est juste recouvert par le rebord cartilagineux du thorax, fordessous de la pointe de l'appendice xyphoïde — c'est-à-dire presque à la moitié de l'espace xypho-ombilical. Malgré cet empiètement considérable, il est rare que l'on soit embarrassé, au cours d'une intervention, par la présence du foie que sa mobilité permet toujours de récliner. Néanmoins, il est possible qu'il gêne au cours d'une gastrostomie lorsqu'on opère sur un sujet à thorax très étroit. Le chirurgien fera bien, dans ces cas, de reporter son incision un peu en bas et au dehors pour éviter cet inconvénient.

Dans l'hypocondre gauche, le versant antérieur de la face supérieure du foie ne s'engage que très peu. Le plus souvent, il est juste recouvert par le rebord cartilagineux du thorax formé à ce niveau par les septième et huitième cartilages costaux et l'étroit espace intermédiaire correspondant. D'autres fois, il pénètre plus profondément vers la gauche. Il peut arriver jusqu'à la ligne mamelonnaire et contracter à gauche les mêmes connexions qu'à droite avec le diaphragme, le transverse, le cul-de-sac pleural et même le poumon.

Le versant droit de la face supérieure est entièrement caché par le gril costal dont le séparent le diaphragme et le cul-de-sac costo-diaphragmatique de la plèvre.

Le gril costal est formé à ce niveau par la 7e côte dont le bord supérieur répond à la pointe de l'omoplate et par les 8e, 9e, 10e et 11e côtes. Il est exceptionnel que la 12e côte soit assez longue pour dépasser la région postérieure. Il n'est pas rare, surtout chez la femme, de voir les dernières côtes imprimer leur empreinte sur le versant droit de la glande (fig. 29). En dehors, le foie ne déborde jamais les côtes ; bien au contraire, il arrive assez souvent que l'exprémité antérieure de la 11e côte descende plus bas que le bord inférieur du versant droit du foie. Aussi cette partie de l'organe est-elle tout particulièrement difficile à explorer cliniquement, et les interventions de ce côté obligent presque forcément à passer à travers le gril costal.

La disposition de celui-ci, comme nous allons le voir, rend plus facile qu'on ne pourrait le croire la recherche du foie. Le cul-de-sac est extrêmement étroit. En effet, les faisceaux costaux inférieurs du diaphragme, avant de s'incurver vers le centre phrénique, montent presque verticalement sur une hauteur de cinq à six centimètres ; pour être plus précis, le faisceau qui se détache de la pointe de la 10ᵉ côte, par exemple, reste presque parallèle au gril costal jusqu'à la hauteur de la 8ᵉ côte et s'incline alors seulement en dedans vers le centre phrénique. C'est dans cet angle très étroit que vient s'insinuer le cul-de-sac pleural. Il en résulte que les deux feuillets, costal et diaphragmatique, de la plèvre sont en contact jusqu'au niveau de la 8ᵉ côte.

La plèvre descend ici jusqu'à l'attache des 9ᵉ et 10ᵉ cartilages à leurs côtes respectives et sur la 11ᵉ à un centimètre environ en arrière de sa pointe. Etant données les variations fréquentes de ces connexions, on peut donc dire que, pratiquement, le cul-de-sac pleural recouvre une grande partie du versant droit de cette face. Une plaie perforante thoraco-abdominale du flanc intéressera très souvent la plèvre, le diaphragme et le péritoine, avant d'atteindre le foie. De même, en intervenant dans cette région, le chirurgien devra ici traverser la séreuse thoracique pour arriver dans la région sous-phrénique. Souvent aussi, les inflammations de cette région ont irrité la plèvre et provoqué la soudure des deux feuillets ; le cul-de-sac n'existe plus.

Le poumon descend à peine à ce niveau. Dans les mouvements normaux de la respiration, il ne dépasse guère le bord inférieur de la 8ᵉ côte sur la ligne axillaire. Il faut une inspiration forcée c'est-à-dire exceptionnelle, pour qu'il atteigne le niveau de la 9ᵉ côte. En pratique, il n'a, pour ainsi dire, pas de rapports avec le versant droit de la face supérieure du foie, il ne recouvre que le faîte.

Le voisinage est donc intime entre le foie et les espaces inter-costaux, le mince diaphragme doublé de ses deux séreuses les sépare seulement. Peut-être trouverons-nous dans ces connexions anatomiques l'explication de ces névralgies rebelles en demi-ceinture qui accompagnent les abcès du foie, par exemple.

Le faîte de la face supérieure n'est pas aussi régulier que les

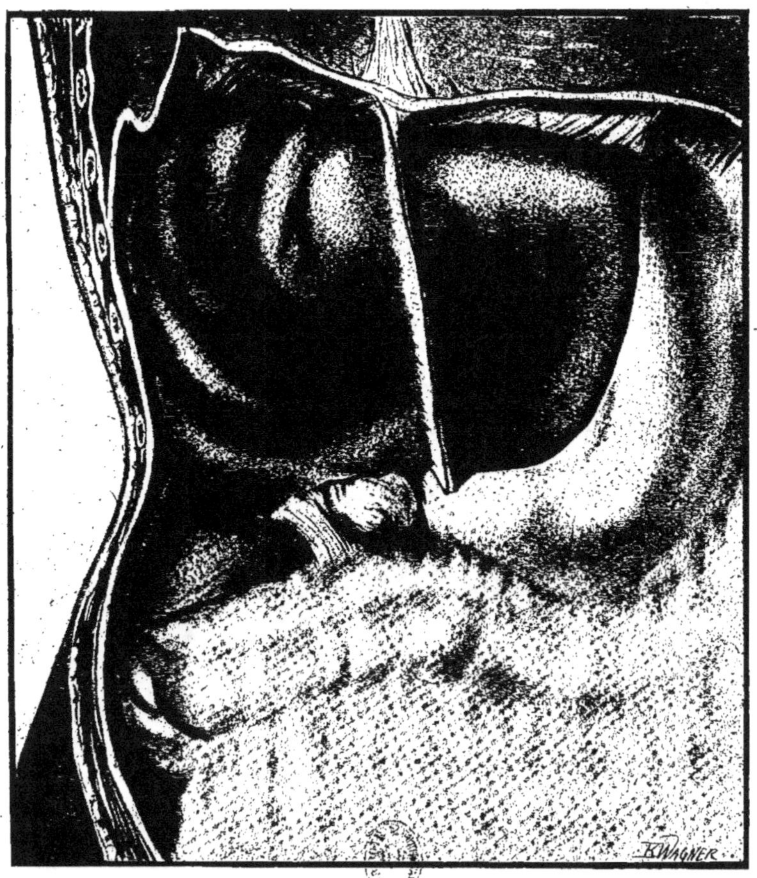

Fig. 29. — Forme du foie chez une femme à thorax long et étroit. Le cadavre, d'après
lequel ce dessin a été fait, a été fixé au formol avant son ouverture. C'est un type
de la déformation dite de corset. On remarque les plis horizontaux d'empreinte
costale et les plis antéro-postérieurs de tassement.

VII. — Page 48.

deux versants. A droite, il forme une voussure ; à gauche, il est aplati. Le diaphragme s'applique exactement sur lui. Le feuillet péritonéal qui tapisse le diaphragme et celui qui enveloppe le foie sont exactement appliqués l'un à l'autre et permettent les glissements de la glande dans la concavité de la coupole phrénique, à tel point que certains anatomistes ont cru y voir une véritable articulation condylienne.

L'attache du ligament suspenseur du foie sépare assez exactement les deux parties de cette face, en sorte qu'au point de vue pathologique elles occupent deux loges bien différentes de la région sous-phrénique. La voussure occupe la loge sous-phrénique droite, le méplat, la loge gauche.

La voussure, par l'intermédiaire du diaphragme, répond à la plèvre droite et à la base du poumon droit. Nous avons déjà vu que le poumon ne descendait que très peu dans le sinus costo-diaphragmatique, si ce n'est au moment de l'inspiration forte.

Le méplat répond, par l'intermédiaire du centre phrénique au péricarde et à la face inférieure du cœur. C'est ainsi que les battements cardiaques se propagent à l'épigastre. Dans quelques rares cas, on peut voir le foie très volumineux se porter fortement à gauche et entrer alors en connexion avec la plèvre et le poumon gauches.

Les abcès sous-phréniques se développent soit à droite, soit à gauche du ligament falciforme qui leur oppose une barrière infranchissable. Les premiers restent profondément enfouis sous le diaphragme et tendent à s'ouvrir dans la plèvre ou le poumon ; les seconds ont tendance à fuser vers l'épigastre et cela se comprend.

Les tumeurs ou les kystes, développés à droite, peuvent repousser le diaphragme et les poumons qui se laisseront déprimer très haut dans le thorax. Le cœur ne se laisse pas aussi facilement déplacer par les tumeurs nées à gauche et c'est vers l'épigastre que celles-ci viennent faire saillie.

. La contiguïté de ces organes nous permet encore de comprendre comment un épanchement de la plèvre droite peut abaisser en masse le foie sur lequel il appuie ; comment enfin, une collection de la plèvre diaphragmatique peut aisément donner le change avec une infection du foie.

La face inférieure est certainement celle sur laquelle on possède en général les notions. les moins exactes, parce qu'on la regarde généralement sur le foie d'autopsie, aplatie, étalée, et dont la forme ne répond que de loin à celle du foie vivant que nous étudions. Regardez-la sur les figures 20, 22, 24. Elle est si oblique qu'elle est bien plutôt postéro-inférieure qu'inférieure et forme un angle obtus avec la face postérieure. Vient-on à lier la veine cave et à injecter un foie par la veine porte, on le voit presque aussitôt changer de forme. La large face inférieure se soulève. Tout ce qui est en arrière du hile est devenu une véritable face postérieure coudée à angle obtus sur le reste. Ce n'est pas encore la forme réelle du foie, mais elle en approche (fig. 30).

La face inférieure est beaucoup plus large dans le sens transversal que dans le sens antéro-postérieur. Elle s'étend d'avant en arrière depuis le bord antérieur convexe de la glande jusqu'au bord postérieur concave.

Cette face, beaucoup plus large à droite et à gauche qu'au milieu, est divisée en trois champs antéro-postérieurs d'étendues différentes. Deux sillons antéro-postérieurs séparent ces trois champs (fig. 30).

Le *sillon antéro-postérieur droit* est large et peu profond, c'est plutôt une gouttière. Il se rétrécit en arrière. Il commence au bord antérieur de la glande qu'il encoche, mais en arrière s'arrête à l'extrémité droite du hile du foie, avant d'avoir atteint le bord postérieur ; c'est dans cette gouttière ou sillon antéro-postérieur droit que se trouve couchée la vésicule biliaire.

Le *sillon antéro-postérieur gauche* est étroit et profond. Il est à six centimètres environ à gauche du précédent. Il commence, en avant, au bord antérieur qu'il entame, arrive à l'extrémité gauche du hile, coupe le bord postérieur du foie et se continue directement avec le sillon gauche de la face postérieure. Dans le fond de ce sillon, se cache profondément le cordon fibreux de la veine ombilicale.

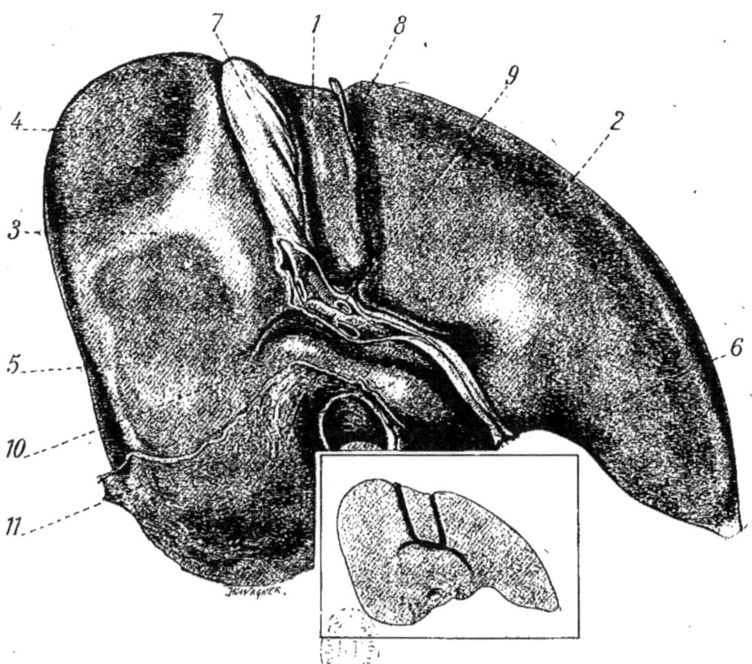

Fig. 30. — La face inférieure du foie fixé dans sa forme. — Cette face est limitée
en arrière par le repli coronaire, sectionné ici à la limite du ligament coronaire,
par le lobule caudé (10) et le lobule papillaire (11), extrémités inférieures du lobule
de Spiegel. — Le sillon transverse (9) est tout près de ce bord postérieur. — Le
sillon de la veine ombilicale (8) et le sillon de la vésicule biliaire (7) forment un U
sur la face inférieure du foie. — Le lobe carré, rectangulaire (1), est limité par ces
sillons. — Le lobe gauche (2) repose sur l'estomac, et l'œsophage encoche souvent
son bord postérieur (6). — Le lobe droit (3) est divisé en deux champs ; l'antérieur (4)
repose sur l'angle sous-hépatique du côlon, le postérieur (5) sur la face antérieure
du rein droit.

Le *champ droit* est le plus étendu. Il mesure de 17 à 20 centimètres dans le sens antéro-postérieur et 8 à 10 centimètres dans le sens transversal. Les deux tiers postérieurs sont excavés en dépression ovalaire et régulière, moule de la face antérieure du rein sur lequel elle s'applique. Son tiers antérieur est généralement plat ou convexe et repose sur l'angle sous-hépatique du colon et l'origine du colon transverse.

Cette partie droite de la face inférieure du foie fait donc couvercle sur une région très profonde, sorte de cul-de-sac péritonéal, dont le fond répond au feuillet inférieur du repli coronaire et au ligament triangulaire qui le prolonge à droite.

Le péritoine qui a recouvert la face postéro-inférieure du foie, descend recouvrir le rein dans ses deux tiers supérieurs, puis l'angle droit du colon.

C'est dans le fond de cette poche ou cul-de-sac que, dans la position de Trendeleburg, s'accumule le sang des hémorragies ou le liquide purulent des péritonites généralisées.

Lorsque le malade est remis dans l'horizontale, le liquide afflue à nouveau si abondant que l'on croit parfois à une nouvelle source d'hémorragie.

Le *champ gauche* est le moins intéressant. Il est plus petit que le précédent, plus vaste que le champ moyen. Il est généralement concave et se moule sur la face antérieure de l'estomac. Il peut être assez étendu quelquefois pour recevoir largement la face gastrique et dans la gastrostomie, gêner la recherche de l'estomac. C'est lui aussi qui, dans certains cas d'ulcus rodens, s'applique sur l'organe et oblitère la perforation.

Le *champ moyen* est de beaucoup le plus petit. Il est plus long que large et mesure 11 à 13 centimètres d'avant en arrière et 6 à 7 dans le sens transversal. Il commence au bord antérieur du foie et finit au bord postérieur. On y trouve, d'avant en arrière, un champ rectangulaire, un sillon transversal, un bourrelet bituberculeux. La partie antérieure est étroite et longue. Elle est limitée latéralement par les deux sillons antéro-postérieurs et en arrière par le sillon transversal ou par le hile du foie. On lui donne généralement le nom de *lobe carré* bien qu'il soit en réalité rectangulaire.

La *partie postérieure* n'est autre chose que le bord postérieur du foie, qui se trouve isolé en une sorte de bourrelet bi-tuberculeux par le sillon transverse. Ce bourrelet est coupé par le sillon antéro-postérieur gauche qui se continue à la face postérieure du foie par le sillon gauche de cette face.

L'extrémité gauche de ce bourrelet est relevée en une saillie arrondie, en forme de tubercule, c'est ce qu'on appelle le *tubercule papillaire*. A droite de ce tubercule, le bourrelet en présente un autre moins saillant ; celui-ci se prolonge en une sorte de queue qui suit le bord postérieur du champ droit de la face inférieure. En fait, le sillon antéro-postérieur droit ne se prolonge pas comme le gauche sur la face postérieure de la glande. La dépression de la vésicule biliaire est séparée de la dépression de la veine cave inférieure par une sorte de crête ou queue du tubercule dont nous parlons, aussi lui a-t-on donné le nom de *tubercule caudé*. Tubercule papillaire et tubercule caudé font partie du lobule de Spiegel dont ils représentent la portion inférieure visible à la face inférieure du foie. Ils sont séparés du lobe carré par un profond sillon dont ils forment la berge postérieure ; c'est le sillon transverse ou encore hile du foie.

Le *sillon transverse*, large et profond, s'étend du sillon antéro-postérieur gauche au sillon antéro-postérieur droit ; il mesure de 6 à 7 centimètres de long. Il est presque à la limite postérieure du champ moyen de la face inférieure, il n'en occupe le milieu, comme le figurent les classiques, que sur l'informe foie d'autopsie. Souvent les tubercules, papillaire et coudé, sont tellement saillants que le sillon transverse a des rives de hauteur très inégales.

C'est dans sa profondeur que viennent se loger les volumineuses branches de la veine porte, de l'artère hépatique et les deux conduits biliaires. Nous les retrouverons plus tard.

Ce champ moyen de la face postéro-inférieure du foie répond à deux loges du ventre, bien différentes à tous points de vue. La partie antérieure préhilaire retombe comme un couvercle sur le petit épiploon, le vestibule pylorique et la première partie du duodénum. Le côlon transverse commence à ce niveau à se détacher de la paroi postérieure ; le méso-colon transverse est encore court et le gros intestin, rectiligne à droite, va décrire sa courbure paragastrique concave en haut. Cette partie antérieure du champ moyen fait partie de la grande cavité péritonéale.

La partie postérieure, au contraire, en est séparée par le petit épiploon et les éléments du pédicule hépatique. Elle fait partie de l'arrière-cavité des épiploons, forme le plafond de la petite bourse orientale. La queue du tubercule coudé limite le pourtour supérieur de l'orifice que complètent la veine cave inférieure en arrière et la veine porte en avant. C'est dans cet espace que s'est engagé le diverticule péritonéal rétro-épiploïque ou arrière-cavité des épiploons. Le voisinage du lobule de Spiegel avec la région du plexus solaire explique les douleurs et les accidents graves qui accompagnent les tumeurs ou les suppurations de cette partie du foie.

La face postérieure du foie est de beaucoup la plus petite des trois; elle est fortement concave dans le sens transversal et se moule sur la convexité de la colonne vertébrale, doublée à ce niveau par les piliers diaphragmatiques et les gros vaisseaux. Elle est haute en son milieu et s'effile à ses deux extrémités droite et gauche où elle rejoint les deux extrémités du bord antérieur du foie. Elle mesure 15 à 17 centimètres dans sa largeur et 5 à 7 centimètres dans sa plus grande hauteur.

Il est aisé de lui décrire, comme à la face postéro-inférieure, trois champs orientés verticalement et d'étendues différentes. Deux sillons verticaux séparent ces trois champs (fig. 31).

Le *sillon vertical droit* est large et profond. C'est plutôt une gouttière. Il loge le tronc de la veine cave inférieure et les émergences des volumineuses veines sus-hépatiques. Les deux bords du sillon tendent à se rapprocher l'un de l'autre, en arrière de la veine cave qui parfois se trouve prise dans un véritable tunnel, par accolement de ses deux bords.

Le *sillon vertical gauche*, curviligne, est étroit et profond ; il est à 6 ou 8 centimètres en dedans du précédent. Dans le fond se cache le canal veineux d'Arantius.

Son extrémité inférieure coupe le bord postérieur du foie et se continue avec le sillon antéro-postérieur gauche de la face inférieure. Son extrémité supérieure se courbe en haut vers la droite jusqu'à angle droit et se termine dans le sillon droit. De fait, le canal d'Arantius qui s'y loge va aboutir dans la veine cave inférieure au bord supérieur du foie.

Ces deux sillons délimitent trois champs.

Le *champ droit* est fortement convexe dans tous les sens et se moule dans la gouttière costo-vertébrale, tapissée ici par le diaphragme. Les connexions entre le foie et ce muscle sont d'ailleurs immédiates à ce niveau, car le champ droit de la face postérieure n'est pas recouvert de péritoine puisqu'il est entre les deux feuillets du ligament coronaire.

Le *champ gauche* est très réduit ; on y voit parfois l'empreinte en gouttière qu'y a tracée la portion abdominale de l'œsophage. Il repose sur la partie toute supérieure du petit épiploon et se trouve par conséquent dans la grande cavité péritonéale.

Le *champ moyen* est le plus intéressant. C'est le lobule de Spiegel. Il est limité de chaque côté par les deux sillons verticaux. En haut, il est séparé de la face convexe du foie par la continuation du sillon du canal d'Arantius qui l'enjambe pour atteindre la veine cave. En bas, il est libre et forme à la face inférieure du foie les deux tubercules, papillaire et caudé, que nous avons décrits plus haut. Ce lobule de Spiegel répond au flanc droit de l'aorte qui y marque souvent la gouttière de son passage. Il est au contact du tronc cœliaque et du plexus cœliaque dont le sépare le feuillet postérieur de l'arrière-cavité des épiploons. Ce contact explique, avons-nous dit, les troubles qui accompagnent les inflammations ou les tumeurs de ce lobe.

Encore une fois, la forme que nous venons de donner au foie est la forme du foie vivant. Sans doute cette description va à l'encontre de celle de la plupart des anatomistes classiques qui n'ont en vue que le foie du cadavre. Dans ces notions d'anatomie clinique, le point de vue est tout autre. Que devient alors le soit-disant sillon en H de la face inférieure ? Nous ne pouvons l'admettre, c'est un schéma commode peut-être, mais un schéma qui n'est pas la vérité simplifiée. Faut-il perpétuer une erreur parce qu'elle est facile à comprendre ?

Plus exactement, il existe à la face postéro-inférieure un sillon

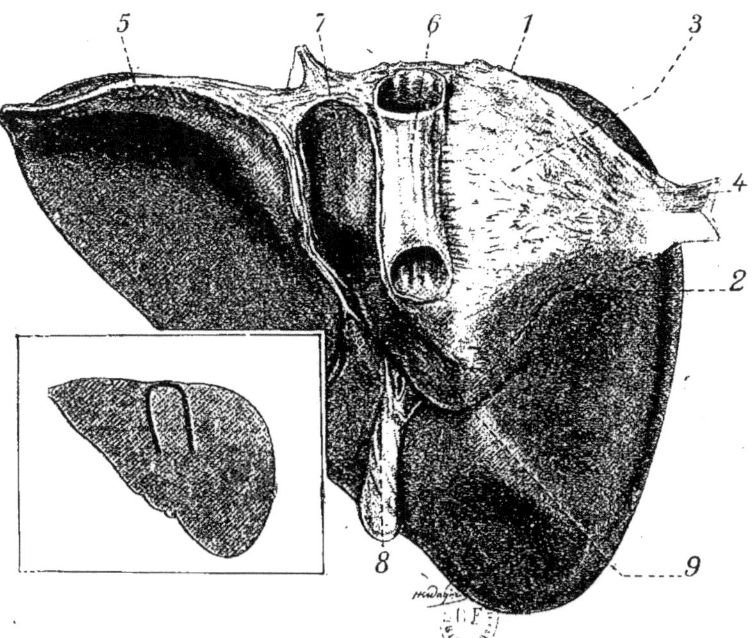

Fig. 31. — La face postérieure du foie fixé dans sa forme. — Cette face est limitée
en haut par le reflet du pli coronaire supérieur (1), en bas par le repli coronaire
inférieur (2) et l'extrémité inférieure du lobule de Spiegel (9). Son extrémité gauche
(5) est réduite à un véritable bord. — Le sillon vertical droit loge la veine cave
inférieure (6). — Le sillon vertical gauche loge le canal d'Arantius. — Le champ
droit (3) est adhérent au diaphragme par le ligament coronaire. — Le champ
gauche (5) présente parfois la gouttière de l'œsophage. — Le champ moyen (7)
constitue le lobule de Spiegel, qui est par conséquent postérieur. Son extrémité inférieure fait saillie à la face inférieure par ses deux lobules : caudé (9) et papillaire (8).
— Les replis triangulaires, droit (4) et gauche (5), se trouvent aux deux extrémités
de cette face. — Le sillon de la veine cave inférieure et celui du canal d'Arantius
décrivent sur cette face un U renversé.

en U renversé (∩) formé par le sillon de la veine ombilicale, le sillon transverse et la gouttière de la vésicule. A la face postérieure, on retrouve un autre sillon en U renversé (∩) formé par le sillon du canal d'Arantius courbe et le sillon de la veine cave inférieure. La queue du tubercule caudé sépare incomplètement ces deux U. Ils s'unissent par leur jambe gauche.

Les bords du foie. — Il reste maintenant peu de choses à dire des bords du foie. Ils séparent les faces. Le bord antérieur anguleux se prolonge au-delà des extrémités droite et gauche jusqu'aux extrémités de la face postérieure. Il se divise à ce niveau pour former les bords supérieurs et inférieurs comme l'anneau d'une bague s'écarte au niveau du chaton.

Le bord supérieur arrondi est vague à droite, limite la gouttière du canal d'Arantius au milieu, après avoir contourné la gouttière de la veine cave et s'épuise à gauche après avoir contourné l'encoche de l'œsophage.

Le bord inférieur est épais à droite (au bord externe du sillon de la veine cave inférieure, on voit une petite dépression de la capsule surrénale droite). Il se continue vers la gauche par la queue du tubercule caudé et le tubercule papillaire. Le sillon de la veine ombilicale le coupe. A gauche enfin, il rejoint le bord supérieur et se continue avec le bord antérieur.

Les formes et les rapports du foie donnés par les procédés de la clinique

Le foie est assez facilement accessible à l'exploration clinique.

Les moyens que la clinique met en usage, la percussion et la palpation, très différents de l'anatomie descriptive, fournissent un certain nombre de renseignements indispensables à connaître, mais très relatifs sur la forme des rapports du foie.

Le bord supérieur du foie ne peut être recherché, bien évidemment, que par la percussion. Encore les notions qu'elle fournit seront-elles différentes suivant que l'on pratiquera la percussion rorte ou la percussion faible. La première délimite la partie supérieure du foie à un niveau plus élevé et, cependant, ce niveau ne répond nullement au plan passant par le bord supérieur du foie.

Ainsi délimitée, la partie supérieure de la matité hépatique dessine une courbe régulière commençant à la base de l'appendice xyphoïde en avant pour arriver, en arrière, à la 11ᵉ vertèbre dorsale. Elle part de la base de l'appendice xyphoïde, passe dans le 5ᵉ espace au niveau de la ligne mamelonnaire, dans le 7ᵉ espace ou sur la 7ᵉ côte au niveau de la ligne axillaire droite, et s'abaisse de là graduellement pour atteindre en arrière la 10ᵉ et 11ᵉ vertèbre dorsale.

A gauche de la ligne médiane, la matité du foie se confond avec celle du cœur. Le bord supérieur du foie, quel que soit le volume de l'organe, occupe un niveau relativement fixe. C'est surtout le bord inférieur qui cliniquement s'abaisse quand l'organe augmente de volume. Le diaphragme imprime au foie des mouvements d'abaissement à chaque inspiration, mais ceux-ci encore ne peuvent être appréciés en clinique qu'au niveau du bord inférieur.

Le bord inférieur du foie peut être étudié par la percussion, mais aussi par la palpation.

La *percussion* donne souvent des mécomptes. Elle doit être très superficielle dans la crainte de faire résonner les organes creux placés au-dessus de lui. Encore, même parfaitement bien pratiquée, donne-t-elle des renseignements erronés, car des anses intestinales peuvent s'engager entre le foie et la paroi abdominale.

La *palpation* enseigne que ce bord est mince et souple ; il ne paraît dur et tranchant que si quelque lésion pathologique en a modifié la consistance. Aussi ne sent-on jamais en temps normal les deux encoches qui logent le ligament falciforme et la vésicule biliaire.

Ce bord commence en arrière entre la 11ᵉ et 12ᵉ côte, mais à ce niveau, la matité du foie se confond avec celle du rein droit qui se trouve immédiatement en contact avec lui. Sur la ligne mamelonnaire, le bord inférieur du foie déborde le thorax, croise la ligne médiane plus près de l'appendice xyphoïde que de l'om-

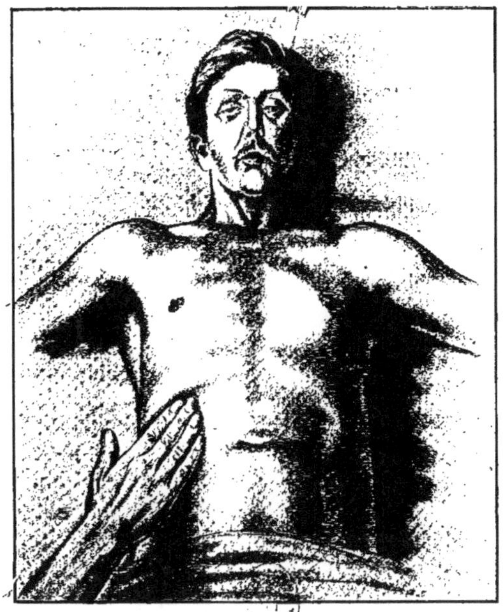

Fig. 32. — Recherche en clinique des rapports du foie avec la paroi antérieure de
l'abdomen par la palpation, main à plat (d'après Letulle).

bilic, rejoint à peu près le point d'union des 7ᵉ et 8ᵉ cartilages costaux du côté gauche et se termine un peu en dedans de la pointe du cœur. La distance qui sépare les deux limites supérieure et inférieure du foie forme ce qu'en anatomie clinique on appelle la face antérieure du foie. Cette dénomination est toute relative et la zone de matité hépatique projetée sur le thorax ne répond qu'incomplètement à la face convexe de la glande. Cette zone de matité mesure en général de 10 à 12 centimètres de hauteur sur la ligne mamelonnaire droite et 9 à 10 sur la ligne axillaire. Chauffard fait en outre remarquer que la station debout abaisse d'environ un centimètre la limite inférieure de la matité hépatique.

Une partie de la face antérieure du foie dépasse donc le rebord costal au niveau du triangle épigastrique. La hauteur en est variable d'ailleurs avec la forme du thorax et l'ouverture de l'angle chondral. Lorque l'angle est aigu, le foie, comme à l'étroit dans la région thoraco-abdominale droite, déborde largement le thorax.

Il résulte de ce qui précède qu'une partie de la face convexe du foie peut être directement étudiée au niveau du creux épigastrique. Normalement elle est régulière, lisse, souple, et son étendue au niveau de la ligne médiane ne dépasse guère 3 à 4 centimètres.

Plusieurs méthodes sont indiquées pour étudier la forme, le volume, la consistance et même les rapports du foie au lit du malade. La palpation *main à plat* se fait de la main droite, en se plaçant à droite du sujet. Letulle recommande de contrôler les résultats obtenus par une nouvelle exploration faite de la main gauche, en se plaçant à gauche du sujet. Bien souvent, en effet, ce qu'une main n'a pu percevoir, l'autre main, de l'autre côté, le trouvera sans peine. Donc la main bien à plat, les doigts allongés et parallèles, recommander au sujet de respirer largement, le foie abaissé à chaque mouvement respiratoire passe et repasse sous les doigts en attente et leur pulpe sent le ressort régulier et souple du bord inférieur (fig. 32).

La palpation *doigts en crochet* ne donnera, disons-le de suite, que de bien faibles renseignements si le foie est normal, mais s'il s'agit de reconnaître le bord inférieur du foie pathologique, la main droite placée sur le bord du thorax et les doigts, dirigés en bas et recourbés en crochet, vont déprimer l'épigastre et accrocher le bord inférieur du foie malade que l'on sent dur et résistant (fig. 33).

Le procédé de Glénard, dit *méthode du pouce*, a donné entre les mains de son auteur des résultats fort remarquables. Il se pratique de la main gauche. Celle-ci empaume le flanc ; les quatre doigts en arrière, le pouce en avant. Ce doigt, pendant l'expiration, parcourt la face antéro-supérieure et le bord inférieur du foie. Il en reconnaît la forme et la consistance. Ce procédé réclame certainement une habitude plus grande ; la plupart des médecins sont peu exercés à ce mode d'exploration (fig. 34).

La forme et les rapports du foie donnés par les procédés radiologiques.

La percussion, la palpation ne permettent qu'un examen incomplet du foie en clinique. De la face supérieure, le pourtour en contact avec la paroi thoracique ou abdominale est seul susceptible d'être exploré, encore qu'incomplètement. La face inférieure échappe à l'examen et seul son bord inférieur peut être délimité et senti par la percussion et la palpation.

La radiologie apporte un nouveau moyen d'étude dont les renseignements sont précieux et augmentent de jour en jour. Il est donc indispensable au clinicien de savoir comment se présente le foie normal sur l'écran (fig. 35).

Et d'abord le foie ne peut être étudié dans sa totalité sans une préparation préalable du sujet. Tandis que la face supérieure se détache nettement sur la clarté pulmonaire, la face inférieure se trouve plus ou moins voilé par les anses intestinales et l'estomac. Aussi est-il nécessaire d'éclairer cette face en vidant l'intestin et en distendant les côlons et l'estomac par insufflation d'air ou de gaz. Dès lors, le foie en totalité se projette sur l'écran en une ombre grise qui tranche sur la clarté qui l'entoure. Le foie donne ainsi une image triangulaire aux angles très arrondis, dont la base regarde en haut et le sommet en bas et à droite.

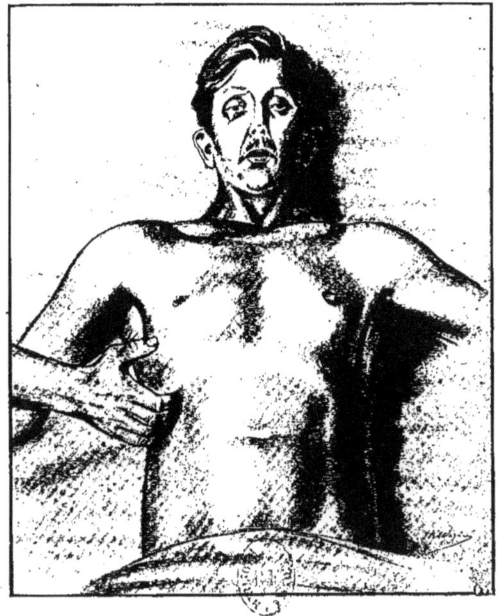

FIG. 33. — Recherche en clinique des rapports du foie avec la paroi antérieure de l'abdomen par la palpation, doigts en crochets (d'après Letulle).

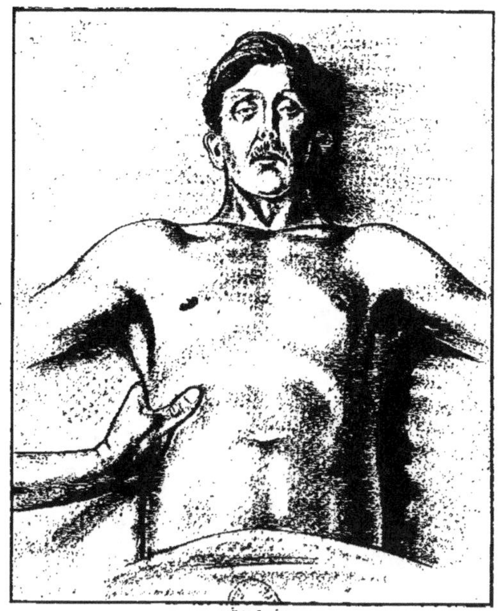

Fig. 34. — Recherche en clinique des rapports du foie avec la paroi postérieure de l'abdomen par la méthode du pouce ou procédé de Glénard (d'après Letulle).

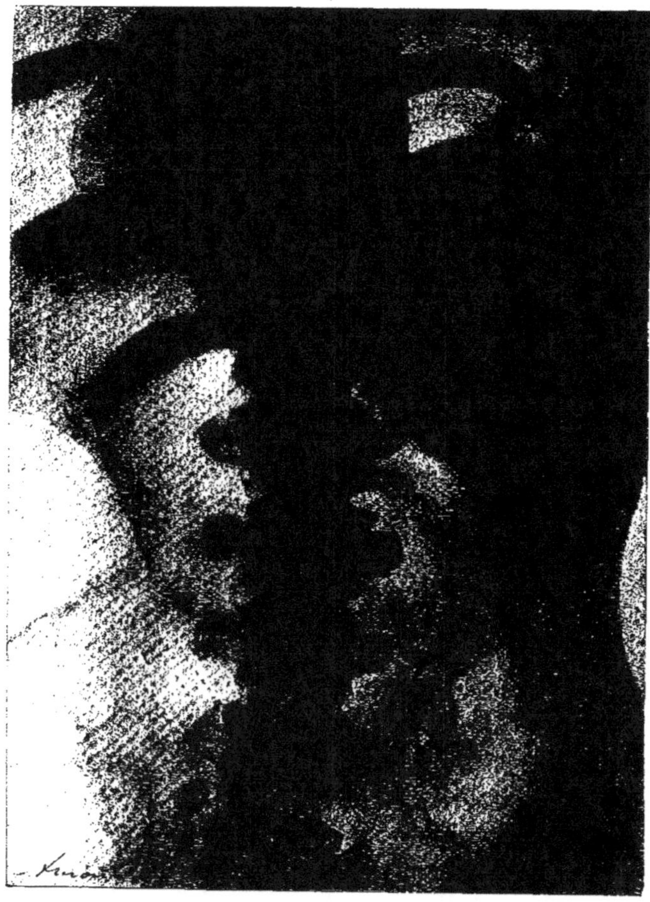

Fig. 35. — Forme et rapports du foie vus sur l'écran radiologique (cliché dû à l'amabilité du Dr Maingot).

La base se dessine en une ligne nette qui se confond absolument avec le diaphragme dont il est impossible à distinguer. Cette base répond au sommet de la face supérieure bombée du foie ; les deux versants antérieurs et postérieurs se confondant.

La ligne arrondie du faîte est plus élevée à droite qu'à gauche. Elle est régulière dans son ensemble, mais sa moitié gauche est moins nettement visible, masquée en partie par l'ombre cardiaque. Il est cependant possible de la rendre plus évidente par les mouvements d'inspiration forcée qui isolent assez complètement l'ombre du cœur de celle de la face supérieure du foie.

La ligne supérieure du foie est en effet mobile comme le diaphragme avec les mouvements respiratoires. Normalement, le déplacement de cette ligne est de un à deux centimètres dans le sens de la hauteur entre l'inspiration et l'expiration. Elle se modifie peu, quand on fait passer le sujet de l'horizontale dans la verticale, mais dans certains cas de relâchement des moyens de fixité du foie (maladie de Glénard), le dénivellement est considérable et l'on peut voir un abaissement anormal de 5 centimètres en faisant passer le sujet de la position horizontale à la verticale.

Le bord inférieur du triangle sombre hépatique trace une ligne tantôt ondulée, tantôt courbe à concavité supérieure, qui s'étend du bord inférieur du gril costal droit vers la 6° côte à trois travers de doigts à gauche de l'ombre sternale. Cette ligne, fortement ascendante vers la gauche, est nettement visible dans son ensemble. Or, on peut y déceler les deux échancrures que décrivent les anatomistes. Cela tient à ce que l'échancrure vésiculaire est à peine marquée sur le bord du foie vivant, comme nous l'avons démontré, et n'apparaît bien que sur le foie du cadavre aplati et affaissé. Quant à l'échancrure de la veine ombilicale, comme elle se présente obliquement à l'incidence des rayons antéropostérieurs, elle ne peut apparaître sur l'écran.

Le bord externe du triangle d'ombre hépatique suit le profil thoracique. Il est également curviligne à concavité interne et assez fortement oblique en bas et en dedans. Généralement régulier, ce bord est parfois coupé d'échancrures plus ou moins profondes par le fait de la compression qu'exercent les côtes sur le parenchyme hépatique. C'est surtout chez la femme que l'on constate cette déformation très visible à l'écran sur certains foies. « Le véritable foie de corset, dit Carl Bech, cité par Henri Béclére, se distingue à la radiographie par sa forme caractéristique. La pression des côtes inférieures sur le foie conduit, par l'étranglement progressif, à la formation sur la face antérieure du lobe droit d'un sillon transversal qui le divise en deux parties réunies par un pont à la manière de certains boutons de manchettes. »

Il faut connaître cette déformation qui n'a rien de pathologique.

Les angles qui réunissent ces bords du triangle sont très arrondis. Deux sont en rapport avec le profil costal droit, le troisième est un peu à gauche de l'ombre sternale, en dessous et un peu en dehors de l'ombre cardiaque. Il recouvre en partie la plage claire que fait la bulle d'air de la projection stomacale.

L'ensemble de la surface d'ombre hépatique ne présente pas partout la même capacité. Examinée sous des rayons suffisamment pénétrants, on distingue au niveau du tiers supérieur de la surface, une opacité notablement plus grande que dans les deux tiers inférieurs. Cette opacité répond à la projection de la face postérieure du foie, l'épaisseur de la glande étant beaucoup plus grande à ce niveau. Il faut éviter de prendre pour une lésion pathologique l'ombre plus marquée, provoquée par la densité plus grande de parenchyme dans ce tiers supérieur.

La radiologie permet encore de suivre les déplacements normaux du foie, suivant les changements de position du sujet examiné.

Lorsque le sujet est couché sur le côté gauche, on constate un léger degré de chute ou de déplacement du foie vers la ligne médiane. Il ne paraît pas au contraire que la position couchée sur le côté droit modifie la situation du foie. De fait, celui-ci, appuyé contre le gril costal, ne peut guère se déplacer.

Aucune partie des voies d'excrétion de la bile n'est visible sur l'écran radioscopique; ni la vésicule, ni le cholédoque ne peuvent être perçus. Mais quand une production calcaire, par exemple, s'est développée dans leur intérieur, il est possible de les découvrir et de préciser par la connaissance des repères anatomiques le siège qu'occupent ces concrétions.

Le péritoine et les moyens de fixité du foie.

L'étude des moyens d'attache et des replis péritonéaux qui relient le foie à la paroi de sa loge est intimement unie à celle du cloisonnement de la région sous-phrénique.

Par abus de langage et acceptation facile de l'à peu près, on décrit généralement les replis du péritoine gagnant le foie comme les moyens de suspension de cette glande. Or, pas plus ici qu'ailleurs, le péritoine ne peut jouer le rôle de ligament suspenseur.

Le foie est fixé au fond de la région thoraco-abdominale droite par un puissant ligament formé comme tout ligament de tissus fibreux, c'est le ligament coronaire.

Le péritoine, qui vient des parois de la loge et va recouvrir le foie, dessine des replis ou méso, soit autour des débris embryonnaires comme la veine ombilicale, soit autour du ligament d'attache. Ces replis sont : le repli falciforme, les replis coronaires, les replis triangulaires.

Cette façon de décrire les attaches et les replis péritonéaux du foie peut paraître révolutionnaire. Elle n'est cependant que l'exacte vérité que la plupart des anatomistes reconnaissent d'ailleurs implicitement dans leurs descriptions. Au reste, nous n'inventons rien et ne faisons que rendre à chaque organe la place et le rôle qu'il doit occuper.

Ligament coronaire.— Le ligament d'attache et de fixité du foie est indépendant du péritoine qui cependant le recouvre. C'est le ligament coronaire.

Ce ligament d'attache se fixe sur une grande étendue de la face postérieure du foie. Depuis une région voisine de l'extrémité droite de la glande juqu'au sillon de la veine cave inférieure, on voit se détacher de la capsule de Glisson un tissu conjonctif dense, à fibres si courtes qu'elles n'ont pour ainsi dire pas de longueur. Celles-ci forment une sorte de feutrage qui accole si intimement le foie au diaphragme que, dans les autopsies, celui-ci vient généralement avec la glande, ou que la glande laisse quelques débris adhérents au muscle.

En hauteur, la surface d'accolement est assez variable suivant les sujets. Elle mesure de 5 à 12 centimètres, rarement plus, rarement moins.

A gauche du sillon de la veine cave inférieure, il n'existe plus de ligament d'attache ; le foie n'adhère pas au diaphragme ; il lui est uni par un méso : le repli triangulaire gauche.

Replis coronaires. — Ce ligament d'attache est recouvert en haut et en bas par des replis péritonéaux qui, des parois de l'abdomen, vont gagner le foie, ce sont les replis coronaires. Ils sont au nombre de deux : le repli coronaire supérieur, le repli coronaire inférieur.

Le *repli coronaire supérieur*, venu de la face inférieure du diaphragme, est formé de deux moitiés, l'une droite, l'autre gauche, car le ligament falciforme le divise, ou plutôt ses deux feuillets s'écartent pour le constituer.

La moitié droite recouvre le ligament fibreux ou ligament coronaire proprement dit. En effet, ce feuillet, arrivé au bord supérieur de la face postérieure du foie, rencontre le ligament d'attache et se réfléchit du diaphragme sur le foie. Il se trouve ici à grande distance du repli inférieur, dont il est séparé par toute l'épaisseur du ligament fibreux.

La moitié gauche se réfléchit du diaphragme sur le bord supérieur du sillon du canal d'Arantius comme le feuillet inférieur, se réfléchit au bord inférieur du même sillon. Plus à gauche, il s'accole au repli inférieur et forme ainsi le ligament triangulaire gauche.

Le *repli coronaire inférieur* a un trajet beaucoup plus compliqué. Nous étudierons sa réflexion en trois points : au niveau du lobe droit, au niveau du lobule de Spiegel, au niveau du lobe gauche.

1° Au niveau du lobe droit du foie, le repli coronaire inférieur vient du péritoine postérieur prérénal. Arrivé au bord inférieur de la face postérieure du foie, il rencontre la surface d'adhérence et le ligament d'attache. Il se réfléchit d'arrière en avant sur la face postéro-inférieure du foie.

2° Au niveau du lobule de Spiegel, le péritoine pariétal postérieur qui a recouvert la veine cave inférieure (nous sommes ici au niveau de l'hiatus de Winslow et de l'arrière-cavité des épiploons) remonte jusqu'à l'entrée de la gouttière que le foie offre à la veine cave et, à ce niveau, se porte en avant sur le foie, formé ici par le prolongement caudal du lobule de Spiegel. Plus à gauche, en dedans de la veine cave inférieure, le feuillet pariétal postérieur, représenté ici par le feuillet postérieur de la petite bourse de l'arrière-cavité des épiploons, remonte jusqu'au bord supérieur du foie et redescend sur la face postérieure du lobule de Spiegel, après s'être réfléchi sur la partie horizontale du canal d'Arantius.

3° Au niveau du lobe gauche, le repli coronaire inférieur (nous sommes à nouveau dans la grande cavité péritonéale), vient du petit épiploon, feuillet antérieur ; il se réfléchit sur la face inférieure du lobe gauche du foie, au niveau du sillon du cordon fibreux du canal d'Arantius et de la veine ombilicale. Au delà, le feuillet pariétal postérieur venu du diaphragme s'accole au repli coronaire supérieur pour former le ligament triangulaire gauche.

Repli triangulaire gauche. — Il est très étendu puisqu'il va du bord gauche de la veine cave inférieure à l'extrémité gauche du foie et au delà. Il est, comme son nom le dit, triangulaire. Son sommet répond à la veine cave, son bord antérieur adhère au foie, le postérieur au diaphragme. Sa base libre, mesure deux, trois, quelquefois quatre centimètres et forme un bord tranchant et légèrement concave, en arrière et au-dessous duquel l'œsophage émerge du diaphragme.

Repli triangulaire droit.— Il est tout autre. Il est insignifiant, quelquefois même absent. Les deux replis coronaires supérieur et inférieur débordent un peu à droite le ligament d'attache sur lequel ils se réfléchissent. Ils viennent ainsi au contact l'un de l'autre sur une très faible longueur et constituent le ligament triangulaire droit.

Repli falciforme. — On l'appelle souvent à tort ligament suspenseur du foie. C'est un repli péritonal dans lequel, au point de vue descriptif, on peut étudier deux parties distinctes. L'une, antérieure, contient dans son bord inférieur le cordon fibreux, reliquat de la veine ombilicale ; l'autre postérieure, semble suspendre le foie sur lequel il s'attache. Au point de vue médicochirurgical, c'est un méso, une cloison péritonéale à peu près antéro-postérieure qui cloisonne sagittalement la région sousphrénique.

Il naît des parois de la région thoraco-abdominale, c'est-à-dire de la paroi épigastrique et du diaphragme.

Il se détache de la paroi épigastrique un peu à droite de la face postérieure de la ligne blanche depuis l'ombilic jusqu'au côté droit de l'appendice xyphoïde. A partir de ce point, il se fixe à la face inférieure du diaphragme et du centre phrénique, un peu à droite de la ligne médiane, puis, tout à fait en arrière, rencontre le repli coronaire avec lequel il se fusionne.

Il est très fortement incliné à droite et en bas, au point que sa face gauche se couche sur le foie et sa face droite regarde la paroi abdominale et le diaphragme. Le cordon de la veine ombilicale occupe son bord inférieur jusqu'à l'échancrure gauche du foie. Ce cordon entraîne avec lui, au-dessous du foie, un repli sans hauteur, prolongement inférieur de cette grande faux du péritoine. La terminaison de ce méso se fait avec le cordon de la veine ombilicale dans le sillon gauche, au-devant de la branche correspondante de la veine porte, sur la face antérieure du petit épiploon. Au-delà et au-dessus de l'échancrure hépatique, le repli falciforme se fixe à la face supérieure du foie où ses deux feuillets divergent pour tapisser la glande. Cette ligne de réflexion s'étend depuis le bord antérieur du foie jusqu'au côté gauche de l'échancrure de la veine cave inférieure. Elle est légèrement courbe, à concavité regardant à gauche. Ce repli est mince, transparent. Les deux feuillets péritonéaux qui s'accolent pour le former ne contiennent dans leur intervalle que peu de graisse généralement, quelques veinules dites veines portes accessoires et des lymphatiques qui vont, à travers le diaphragme, gagner la chaîne des ganglions de la mammaire interne. Enfin, quelques filets du phrénique droit se rendent à l'enveloppe séreuse du foie par l'intermédiaire du ligament suspenseur.

La raison d'être de ce ligament est la veine ombilicale. Celle-ci, en se portant vers la branche gauche de la veine porte, a soulevé la séreuse et s'est entourée d'un méso tout comme la coronaire stomachique ou les artères ombilicales. Le rôle de ligament suspenseur qu'on a voulu lui faire jouer est tout à fait accessoire et secondaire. Sans doute, sa direction couchée indique bien qu'il ne peut soutenir le foie en temps normal, à peine limite-t-il jusqu'à un certain point sa bascule vers la droite.

Accidentellement il s'oppose aux déplacements de l'organe. Jean-Louis Faure a constaté que lorsqu'on suspend au foie des poids de 25, 30, 40 kilogrammes, certains ligaments commencent à se déchirer. Souvent la rupture porte sur le ligament suspenseur qui travaille beaucoup au niveau de la portion qui s'étend du foie au diaphragme. Il faut en somme un poids considérable pour rompre cette mince cloison du péritoine. De fait, dans les précipitations d'un lieu élevé, le foie de toute sa masse va tirer sur ses attaches, mais sa résistance propre est moindre que celle des replis et ligaments et c'est lui qui cède. L'arrachement du tissu glandulaire se fait au pied du ligament tout comme les os se rompent au voisinage des ligaments articulaires.

Les replis péritonéaux du foie constituent, dit Charpy, un seul et même système disposé en croix. La branche verticale est représentée par le *repli falciforme* et son prolongement sur la face inférieure du foie ; la branche horizontale par les *replis coronaires* et les *replis triangulaires*. A l'intersection des branches se trouve la veine cave inférieure.

Les deux replis, falciforme et coronaire supérieur, prolongés par les triangulaires, vont délimiter au-dessous du diaphragme et au-dessus du foie deux loges, l'une à droite, l'autre à gauche du repli falciforme.

I. Loge Inter-Hépato-Phrénique Droite. — Introduisez la main au-dessous du diaphragme, à droite du ligament falciforme, vous êtes dans la loge sous-phrénique droite. Vous sentez le diaphragme en haut et vous pouvez le suivre depuis le bord inférieur du thorax jusqu'au niveau de la réflexion du repli coronaire supérieur contre lequel butte le bout de vos doigts. En bas, vous avez dû abaisser le colon transverse et son feston épiploïque, vous contournez la face antéro-supérieure convexe du foie, depuis son bord antérieur jusqu'au repli coronaire contre lequel vos doigts buttent à nouveau.

A gauche, vous sentez la face droite du ligament falciforme, si fortement couché que cette face droite est réellement supérieure. Suivez ce ligament, vous voyez le cordon de la veine ombilicale, puis l'échancrure du foie à laquelle elle aboutit, puis la face supérieure du foie. Dans le fond, le feuillet droit du falciforme se continue avec la moitié droite du repli coronaire, au-devant de la veine cave inférieure qu'il cache.

A droite, votre main contourne le versant droit du foie ; vous allez peut-être accrocher le petit et inconstant repli triangulaire droit ; puis vous contournez l'extrémité droite du foie, vous voilà dans la gouttière latéro-colique ascendante. Vous avez suivi, en somme, le trajet de beaucoup des abcès qui se forment dans cette loge.

II. Loge Inter-Hépato-Phrénique Gauche. — Introduisez maintenant votre main du côté gauche de ce ligament falciforme. Vous êtes dans la loge inter-hépato-phrénique gauche. Celle-ci a des limites beaucoup moins nettes, au moins vers la gauche.

Votre main doit suivre d'abord la face profonde de la paroi épigastrique jusqu'à l'appendice xyphoïde, puis, elle pénètre au-dessous du rebord inférieur de l'hémithorax gauche et s'enfonce alors sous le diaphragme au-dessous du cœur. Vous avez sous votre paume le colon transverse et son épiploon, le vestibule du pylore, vos doigts reposent sur la face antéro-supérieure à peine convexe du lobe gauche du foie et dans le fond, vous êtes arrêté par la face supérieure du ligament triangulaire gauche qui vous empêche de sentir l'œsophage placé au-dessous et en arrière de lui.

Le feuillet gauche du repli falciforme forme la limite droite de la loge et dans le fond, ce feuillet se continue avec le feuillet supérieur du ligament triangulaire gauche.

Mais à gauche, cette loge n'a pas de limite nette. La main, en se portant dans cette direction, arrive à l'extrémité gauche du foie et tombe sur le fond et la face antérieure de l'estomac. Venez-vous à suivre cet organe vers le pylore, vous passez au-dessous du foie. Allez-vous vers la gauche, vous arrivez sur la rate et l'angle gauche du colon. Vous êtes en un mot dans la région gastro-splénique.

Cette loge inter-hépato-phrénique gauche est, de même que la droite, le siège de très importantes collections suppurées. Il est exceptionnel que le ligament falciforme se laisse détruire et permette à un abcès du côté droit de passer du côté gauche. Les infections parties de la région de la petite courbure de l'estomac ou du pylore, après avoir envahi l'espace sous-hépatique, ont une certaine tendance à venir se collecter entre le foie et le diaphragme, à gauche du ligament falciforme, et cela se conçoit assez bien, étant donnés les rapports de ces organes avec la loge inter-hépato-phrénique gauche.

Tandis que les collections de la loge inter-hépato-phrénique droite restent longtemps cachées par le rebord costal avant de descendre dans le flanc, celles de la loge inter-hépato-phrénique gauche ont rapidement tendance à manifester leur présence au niveau du creux épigastrique.

De fait, l'angle chondral fait comme une large encoche au pourtour thoracique et à ce niveau la région inter-hépato-phrénique gauche est limitée par la paroi musculo-aponévrotique souple de l'épigastre. Les abcès de la loge viendront donc tout naturellement pointer dans cette région et cela se conçoit aisément.

Le foie, dit J.-L. Faure, est encore soutenu et de la manière la plus énergique par un organe qui n'a, lui, rien de commun avec un ligament. Nous voulons parler de la veine cave inférieure. Jonnesco avait entrevu cette importance, mais c'est surtout Landau et, après lui, J.-L. Faure qui ont le mieux fait connaître ce moyen de fixité du foie.

Le tissu hépatique, par l'intermédiaire de son stroma conjonctif, adhère intimement à la face externe de la paroi veineuse qu'il entoure souvent presque en totalité. En outre, les veines sus-hépatiques, venues du parenchyme du foie, se jettent dans la veine cave inférieure. Le foie est donc aussi étroitement appendu à la veine cave que le cœur à ses gros vaisseaux.

De fait, lorsque tous les ligaments du foie ont été sectionnés, celui-ci tient encore solidement en place, rien que par les connexions du tronc veineux avec le diaphragme et le péricarde. Il faut encore une traction de 27 à 28 kilogrammes pour arracher l'organe.

Lorsque les ligaments sont devenus insuffisants ou trop lâches, la veine tiraillée s'allonge et s'incurve. C'est ce que l'on constate dans les cas d'hépatose (J.-L. Faure).

Il faut encore considérer que le foie, dans la cavité du ventre, repose sur les organes qui s'y trouvent contenus.

Le tout est solidement bridé par la sangle des muscles abdominaux qui maintiennent la masse intestinale. Cette *pression intra-abdominale* existe évidemment, mais il ne faudrait peut-être pas lui faire jouer le rôle capital dans la fixité du foie. De fait, J.-L. Faure a constaté que l'on pouvait ouvrir largement l'abdomen, supprimer en totalité la masse intestinale, sans que le foie s'abaissât. Il subit seulement un mouvement de bascule, le bord tranchant descend un peu, mais la zone d'adhérence au diaphragme ne cède pas d'un millimètre.

LE PÉDICULE HÉPATIQUE

A sa face postéro-inférieure, le foie reçoit son artère nourricière principale, l'artère hépatique et une veine de gros calibre, la veine porte qui amène à la glande le sang de la rate, du pancréas et du tube digestif presque entier. De cette même face, émergent les voies d'excrétion de la bile, c'est-à-dire les conduits biliaires. Artère hépatique, veine porte, conduits biliaires forment le pédicule du foie. Celui-ci pénètre dans la glande au niveau du sillon transverse ou hile du foie.

Ce pédicule supporte une sorte d'appendice formé par les voies biliaires accessoires, c'est-à-dire la vésicule biliaire, son canal excréteur, et ses vaisseaux nourriciers.

Contrairement à ce qui a lieu pour la plupart des organes, remarquons de suite qu'artère hépatique et veine porte amènent l'une et l'autre du sang au foie. Il n'y a pas dans ce pédicule de veine afférente. C'est qu'en effet, les veines afférentes du foie sortent de la glande en un autre point. On leur donne le nom de veines sus-hépatiques. Presque aussitôt sorties du foie, au fond du sillon de la veine cave, elles s'ouvrent dans ce vaisseau.

L'artère hépatique et la veine porte sont donc toutes deux des vaisseaux afférents. La veine n'est pas la collatérale de l'artère au sens habituel du mot. La veine apporte au foie les produits nécessaires à son fonctionnement que lui fournissent l'intestin, le pancréas, la rate : c'est le vaisseau de *fonction*. L'artère lui donne les éléments communs à l'accroissement et à l'entretien de tout tissu : c'est le *vaisseau de nutrition*.

En dehors de son hile, le foie reçoit encore d'autres vaisseaux afférents, artériels et veineux ; mais ceux-ci sont d'un calibre beaucoup moins considérable. Pour si minimes qu'ils soient, ils ne sont pas à négliger, car c'est grâce à eux que la vie peut continuer en cas d'oblitération de l'un ou de l'autre de ces deux vaisseaux afférents principaux. Ce sont les *veines portes accessoires* que nous verrons disposées sur toute la longueur des mésos du foie, ce sont celles qui se dilatent dans les cas de cirrhose veineuse, par exemple. Ce sont aussi des artères que nous appellerons par similitude *artères hépatiques accessoires*. Elles abordent la glande au niveau des ligaments du foie, mais elles ne constituent que des voies bien précaires de la circulation, lorsque l'artère hépatique a été liée ou comprimée.

A. — *Etude des organes pris isolément*

1° L'artère hépatique. — L'expansion qu'a prise dans ces dernières années la chirurgie du foie, de l'estomac et du duodénum, a donné lieu à des recherches très étendues sur la disposition et les rapports du tronc cœliaque et de ses branches. Il apparut alors que les dispositions, acceptées et reproduites par presque tous les auteurs classiques, devaient être complétées et modifiées, et, d'autre part, les dispositions anormales se montrèrent si fréquentes, qu'on ne peut aujourd'hui les ignorer sans danger.

Nous décrirons donc d'abord le type le plus fréquent. Nous verrons ensuite les types plus rares ou exceptionnels.

L'artère hépatique naît du tronc cœliaque. Celui-ci se bifurque généralement en deux branches : la splénique et l'hépatique, la coronaire stomachique naissant comme une collatérale du tronc lui-même (fig. 36).

Cette division se fait au-devant du disque qui sépare la XIIe vertèbre dorsale de la 1re lombaire et un peu à droite de la ligne médiane, au niveau du bord supérieur du pancréas.

L'hépatique mesure de 4 à 5 centimètres de longueur. Dans ses 2 ou 3 premiers centimètres, l'artère est dirigée en dehors et un peu en avant. Puis, arrivée devant la veine porte, elle se porte vers le hile du foie et ses derniers 15 ou 20 millimètres montent obliquement en haut et à droite. Elle décrit donc dans son ensemble une courbe à concavité supéro-interne, placée dans un plan oblique de gauche à droite et d'arrière en avant.

Elle se termine par bifurcation avant d'avoir atteint le hile du foie. Cette bifurcation se fait au-devant de la veine porte et un peu au-dessous de la réunion des deux canaux biliaires.

En ce point, l'hépatique donne ses deux branches terminales : branche droite et branche gauche.

Auparavant l'artère a donné deux branches d'inégale importance, la gastro-duodénale et la pylorique.

La *gastro-duodénale* se détache du sommet de la courbe que décrit l'artère hépatique, c'est-à-dire à l'union de la portion horizontale et de la portion ascendante. Elle présente un tel calibre que certains la considèrent comme une branche de bifurcation et appellent hépatique commune le tronçon *ad montem*, et hépatique vraie ce qui reste de l'artère après cette émergence. Nous retrouverons plus tard cette importante collatérale dans sa distribution.

La *pylorique* est un très mince vaisseau qui naît en aval de la précédente et va gagner le bord supérieur du pylore.

Les connexions de ces deux branches artérielles avec les éléments du pédicule hépatique leur donnent une importance toute spéciale dans les interventions ou explorations sur cette région.

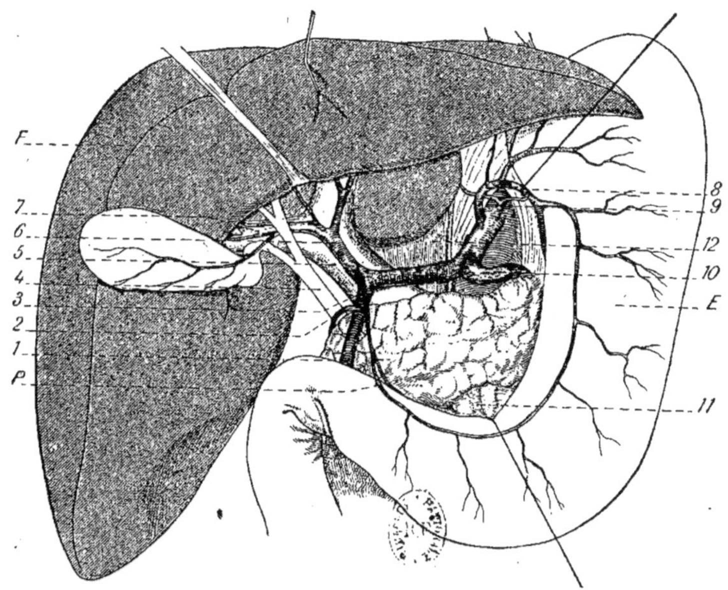

FIG. 36. — L'artère hépatique type. — F, le foie ; E, l'estomac ; P, le pancréas ; — 1, la gastro-duodénale ; — 2, la pancréatico-duodénale droite supérieure ; — 3, l'artère pylorique ; — 4, le cholédoque ; — 5, la veine porte ; — 6, l'artère hépatique ; — 7, sa branche droite ; — 8, l'artère coronaire stomachique ; — 9, les artères diaphragmatiques inférieures ; — 10, l'artère splénique ; — 11, l'artère mésentérique supérieure.

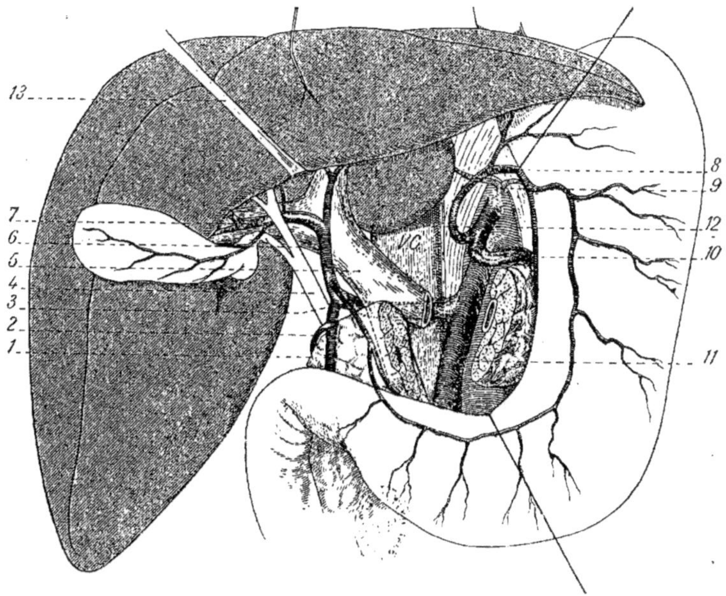

Fig. 37. — L'artère hépatique. — Variations d'origine : l'artère hépatique prend naissance au niveau de la mésentérique supérieure.

1, l'artère gastro-duodénale ; — 2, l'artère pancréatico-duodénale droite supérieure ; — 3, l'artère pylorique ; — 4, le cholédoque ; — 5, la veine porte ; — 6, l'artère hépatique ; — 7, sa branche droite ; — 8, l'artère coronaire stomachique ; — 9, les artères diaphragmatiques inférieures ; — 11, l'artère mésentérique supérieure.

Ce sont là les deux collatérales principales de l'hépatique. Néanmoins, on ne peut passer sous silence deux ordres de rameaux qui, malgré leur faible calibre habituel, peuvent dans certains cas acquérir un volume suffisant pour provoquer de réelles hémorragies. — Cependant un grand nombre d'auteurs omettent de les signaler. Ce sont les *branches pancréatiques* dont la *pancréatica magna* de Haller est la plus importante, et les *artères ganglionnaires*. Ces dernières sont extrêmement courtes, très petites normalement, elles s'hypertrophient en même temps que les ganglions pancréatiques auxquels elles se rendent. Or si, ignorant leur existence, on tente d'enlever ces ganglions, le bistouri ou les ciseaux, en sectionnant ces courts rameaux dilatés, feront une véritable plaie latérale au tronc de l'hépatique. Il ne sera pas facile alors d'arrêter l'hémorragie, car l'artère hépatique est sacrée et ne peut être liée sans danger de mort.

Ceci, c'est l'artère hépatique type.

C'est la disposition que décrivent les classiques et que l'on pourrait croire constante. Il n'en est cependant pas ainsi. P. Descomps, dans le travail très remarquable qu'il a publié sur les artères du tronc cœliaque, estime que cette disposition représente 86 pour 100 des cas. Suivant Rio Branco, elle n'existerait que dans 55 pour 100 des cas. On ne peut donc ignorer les autres dispositions.

L'artère hépatique peut varier dans son mode d'origine, dans son mode de terminaison, ou dans les deux à la fois.

A. VARIATIONS D'ORIGINE. — Dans un très petit nombre de cas (4 pour 100, d'après Rio Branco), l'artère hépatique prend naissance au niveau du tronc de la mésentérique supérieure. Cette disposition, quand elle existe, est importante, en raison des rapports tout à fait différents du vaisseau. L'artère après sa naissance s'engage en effet entre la veine cave inférieure en arrière et le tronc porte, en avant, puis elle atteint le côté droit de la veine porte et gagne sa face antérieure en passant dans l'angle portocholédocien, c'est-à-dire entre la veine et les voies biliaires. On conçoit tout l'intérêt qu'il y a à connaître cette anomalie lorsqu'on va à la recherche du canal hépato-cholédoque, par exemple (fig. 37).

B. Variations de terminaison. — Beaucoup plus souvent ce sont les branches terminales qui varient. La division du tronc de l'hépatique en ses branches terminales peut se faire plus bas que d'habitude devant la veine porte. Il se peut même que le segment ascendant de l'artère manque, toutes les branches gastro-duodénale, pylorique, branche droite et branche gauche naissent du même point *en bouquet*. On trouve alors deux artères hépatiques montant dans le pédicule du foie (fig. 38).

C. Anomalies d'origine et de terminaison a la fois. — Ces cas sont loin d'être exceptionnels ; on les rencontre environ dans un cinquième des sujets examinés. Il y a réellement alors dédoublement de l'artère du foie. L'anomalie porte soit sur la branche droite, soit sur la branche gauche. La droite naît généralement de l'artère mésentérique supérieure, passe derrière la veine porte et monte ensuite vers le foie, en suivant l'interstice de la veine porte et l'hépato-cholédoque. La branche gauche représente seule le trajet normal du tronc de l'artère hépatique (fig. 39).

Lorsque l'anomalie porte sur la branche gauche, celle-ci naît ordinairement de la coronaire stomachique, se porte horizontalement en dehors, en suivant la partie supérieure du petit épiploon pour arriver à l'extrémité gauche du sillon transverse. La branche droite représente seule le trajet de l'artère hépatique normale.

Que l'anomalie porte sur la branche droite ou la branche gauche, c'est toujours de la branche qui a conservé le trajet normal que naissent l'artère gastro-duodénale et l'artère pylorique. Regardez plutôt les figures. Elles vous en diront plus long qu'une longue description.

2· La veine porte. — Ce gros tronc mesure 15 à 18 millimètres de diamètre et 8 à 10 centimètres de longueur. Il est formé par la réunion des troncs veineux venus de l'intestin, du pancréas et de la rate, c'est-à-dire par la réunion de la grande mésentérique et de la splénique qui, elle-même, a reçu la petite mésentérique.

La confluence de ces troncs veineux d'origine ne se fait pas

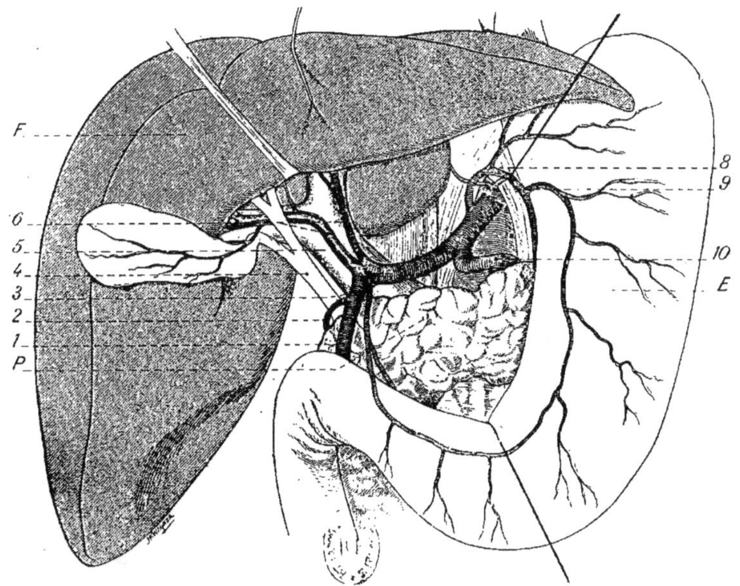

Fig. 38. — L'artère hépatique. — Variations de terminaison : type en bouquet. —
F, le foie ; E, l'estomac ; P, le pancréas.

1, l'artère gastro-duodénale ; — 2, l'artère pancréatico-duodénale droite supérieure ; — 3, l'artère pylorique ; — 4, le cholédoque ; — 5, la veine porte ; — 6. les
deux branches de l'artère hépatique naissant en bouquet avec la gastro-duodénale
et la pylorique ; — 8, l'artère coronaire stomachique ; — 9, les artères diaphragmatiques inférieures ; — 10, l'artère splénique.

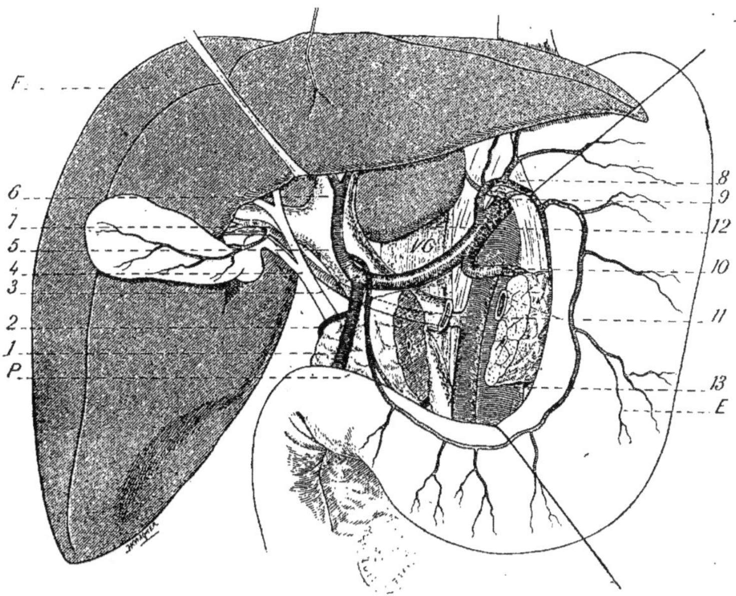

Fig. 39. — L'artère hépatique. Variations d'origine et de terminaison à la fois : la branche droite naît de l'artère mésentérique supérieure, la branche gauche naît de l'artère hépatique vraie. — F, le foie ; E., l'estomac ; P, le pancréas.

1, l'artère gastro-duodénale ; — 2, l'artère pancréatico-duodénale droite supérieure ; — 3 l'artère pylorique ; — 4, le cholédoque ; — 5, la veine porte ; — 6, la branche gauche de l'artère hépatique ; — 7, sa branche droite ; — 8, la coronaire stomachique ; — 9, les artères diaphragmatiques inférieures ; — 10, l'artère splénique ; — 11, l'artère mésentérique supérieure ; — 12, la veine cave inférieure ; — 13, la veine mésentérique supérieure.

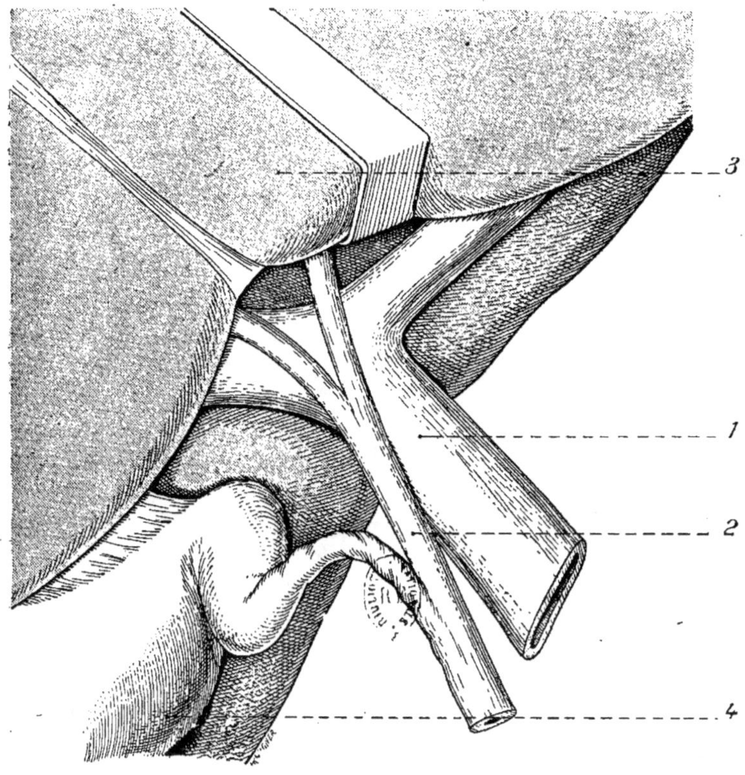

Fig. 40. — La bifurcation de la veine porte et ses rapports avec les conduits biliaires.
1. Veine porte. — 2. Voies biliaires. — 3. Le foie. — 4. La vésicule biliaire.

toujours au même niveau, ce qui explique les variations de longueur du tronc_porte. Le plus souvent, le point de convergence répond au milieu de la face postérieure de la tête pancréatique et, par rapport au squelette, au bord supérieur de la 2° vertèbre lombaire. D'autres fois, la veine splénique s'unit à la grande mésentérique derrière le bec pancréatiquc, ou mieux au bord inférieur de la tête du pancréas ; ou bien encore, c'est près du bord supérieur de la glande que se fait cette réunion. On le conçoit facilement, la longueur du tronc porte sera de ce fait augmentée ou diminuée et son origine pourra répondre soit à la première vertèbre lombaire, soit au bord supérieur de la troisième.

De son origine, située constamment à droite de la ligne médiane, la veine monte vers le hile du foie. Elle se dirige en haut, en dehors et très légèrement en avant. Cette légère inclinaison en avant n'est pas indiquée par la plupart des classiques qui la placent dans le plan frontal. Or si, sur le cadavre, il peut en paraître ainsi, sur le vivant cela ne peut faire de doute. Qu'on se souvienne d'ailleurs qu'en bas, la veine porte repose sur la veine cave, alors qu'en haut, le processus caudatus du lobule de Spiegel les écarte de toute son épaisseur. Dans la position en lordose lombaire que l'on fait prendre au sujet, au cours des opérations sur le pédicule du foie, cette direction s'accentue encore et le mouvement de bascule que l'on fait exécuter au foie amène davantage en avant l'extrémité supérieure de la veine porte.

A sa partie supérieure, la veine porte se divise en deux branches, droite et gauche, lesquelles vont s'enfoncer dans le foie (fig. 40).

Cette division se fait le plus généralement au fond du sinus transverse du foie, en sorte que les deux divisions portes se branchent en T sur le tronc. En raison de l'obliquité en dehors du tronc porte, la branche droite se trouve presque dans le prolongement du tronc ou, plutôt, fait un angle obtus avec lui, alors que la branche gauche fait un angle très aigu : ce qui n'est pas sans importance dans la répartition du sang porté au foie. Les deux parties de la barre horizontale du T n'ont ni la même longueur, ni le même volume. La branche droite est plus courte et plus grosse presque du double, car le tronc porte atteint le sillon transverse non dans sa partie moyenne, mais près de son extrémité droite. La branche gauche mesure 8 à 10 centimètres de long, c'est-à-dire deux fois environ la longueur de la branche droite. Elle est quelquefois rectiligne, plus souvent en zig-zag. Le cordon de la veine ombilicale qui s'attache sur sa face antérieure la tire en avant et la coude ; de même, le cordon du canal d'Arantius, qui s'attache à sa face postérieure, la tire en arrière et provoque un autre coude. Nous avons vu souvent une sorte de cul-de-sac ou de soufflure correspondant à l'attache de ces deux cordons fibreux.

La veine porte reçoit trois branches collatérales : la coronaire stomachique, la pylorique, le tronc commun cholédoco-pancréatico-duodénal.

La *veine coronaire stomachique* née de la confluence des deux rameaux qui accompagnent sur la petite courbure de l'estomac les deux branches artérielles du même nom, parcourt le ligament pancréatico-gastrique en suivant l'artère et vient se jeter dans le pied de la veine porte, en passant dans l'angle que font l'artère hépatique et la splénique à leur origine. Dans quelques cas, elle passe en arrière de l'hépatique pour arriver à la veine porte. Jamais nous ne l'avons vue, comme le disent certains auteurs, arriver au foie en suivant la *pars condensa* du petit épiploon.

La *veine pylorique* vient du bord supérieur du pylore, se porte en dehors sur la première portion du duodénum, puis devient ascendante, passe en avant et au-dessus de l'artère hépatique et vient enfin un peu au-dessus d'elle se jeter dans la face antérieure du tronc porte.

Le *tronc commun cholédoco-pancréatico-duodénal* est la réunion des veines du cholédoque et de la veine pancréatico-duodénale droite supérieure. La veine cholédocienne descend sur la face antérieure du conduit biliaire et vient se jeter dans la veine pancréatico-duodénale droite supérieure, au moment où elle vient de croiser la face postérieure du conduit biliaire.

La *veine cystique* aboutit quelquefois au tronc porte, le plus souvent à la branche porte droite.

Les voies biliaires. — Les canaux excréteurs de la bile naissent à la limite du lobule, au niveau des passages de Héring. Les conduits confluent et augmentent de calibre. Finalement, au niveau du hile du foie, ils se résument en deux conduits. C'est là le commencement des voies biliaires extra-hépatiques, les seules que nous étudierons ici.

A peine sortis du foie, les deux conduits biliaires, droit et gauche, se portent l'un vers l'autre et se réunissent en constituant le canal hépato-cholédoque. Introduisez une sonde dans sa cavité ; elle vient déboucher dans la deuxième portion du duodénum. *C'est la voie biliaire principale.* Elle doit rester perméable sous peine de mort.

Sur son côté droit, se branche un cul-de-sac renflé en ampoule ou vésicule biliaire, et ouvert dans la voie principale par un conduit étroit : le canal cystique. Ceci est la *voie biliaire accessoire.* Elle n'est qu'un diverticule, un trop plein de la voie principale. Elle peut être oblitérée sans compromettre l'intégrité du foie, on peut la supprimer sans dommage, elle manque du reste dans certaines espèces animales.

Voie principale, voie accessoire ; cette notion est d'une importance capitale et domine aujourd'hui toute la pathologie des canaux excréteurs de la bile (fig. 40).

LA VOIE BILIAIRE PRINCIPALE. — Les deux conduits biliaires extra-hépatiques émergent du parenchyme du foie au fond du sillon transverse ou hile. C'est généralement dans la moitié droite du sillon que se fait cette émergence. Les deux canaux sont alors séparés l'un de l'autre par une distance de 15 à 20 millimètres environ. Le canal gauche émerge du foie au niveau de la bifurcation du tronc de la veine porte en ses deux branches ; le canal droit devant la branche droite de la division de la veine porte.

Ils mesurent ordinairement deux centimètres de longueur et se réunissent alors en formant le canal hépato-cholédoque. Ces deux canaux biliaires et le fond du sillon transverse forment un petit triangle isocèle dont l'aire correspond à la face antérieure de la branche droite de la veine porte.

Le canal hépato-cholédoque est un long conduit, de 4 à 5 millimètres de diamètre, qui se termine en s'ouvrant dans la deuxième portion du duodénum. Le cystique, qui se branche sur lui, le divise en une partie proximale ou canal hépatique commun, et une partie distale ou canal cholédoque. Cette division, rigoureusement exacte, au point de vue de l'anatomie descriptive, n'est d'aucune utilité au point de vue médico-chirurgical, aussi l'appellerons-nous de préférence : l'hépato-cholédoque.

Ce conduit mesure de 7 à 8 centimètres de longueur. Les 4 à 5 centimètres supérieurs seulement sont facilement explorables et visibles sans préparation spéciale. Le reste du conduit se trouve profondément situé et caché par le pancréas, dans ou derrière lequel il s'engage pour gagner l'intestin. Il est donc bien préférable, au point de vue pratique, de diviser la voie biliaire principale en partie *sus-pancréatique* ou *libre* et *partie pancréatique* ou *cachée*.

La première peut être aisément vue, palpée, explorée entre les doigts ; elle se laisse facilement distendre si un obstacle gêne le cours de la bile ; c'est sur elle que l'on intervient le plus aisément.

La deuxième portion, au contraire, échappe à la vue ; elle est difficile, sinon impossible, à explorer sous les doigts sans préparation spéciale. Le tissu pancréatique qui l'entoure empêche sa distension, parfois même, s'il est altéré, comprime ses parois. Tous les chirurgiens savent bien les difficultés qu'ils rencontrent quand il leur faut aborder cette partie, car le décollement du duodénum et de la tête du pancréas qui rend cette recherche plus aisée ne mène pas toujours au succès.

L'hépato-cholédoque ne fait partie du pédicule hépatique que par sa portion sus-pancréatique.

Nous n'avons pas besoin d'exposer plus longuement les avantages qui nous font préférer cette façon de comprendre la voie biliaire principale. Ils paraissent d'ailleurs si évidents que la plupart des chirurgiens se servent couramment de ces désignations. Néanmoins, nous ne pouvons passer sous silence les descriptions encore aujourd'hui classiques.

Certains auteurs ont divisé la voie biliaire principale en sus-duodénale, rétro-duodénale et rétro-pancréatique. Regardez la coupe (fig. 22), calquée sur le sujet durci au formol. Le duodé-num vient au contact du foie, y marque même son empreinte ; comment, dès lors, une portion sus-duodénale pourrait-elle exis-ter ? Sans doute le chirurgien provoque artificiellement cette portion sus-duodénale lorsqu'il abaisse le pylore et le duodénum au cours de l'intervention, ce qui met largement à nu le pé-dicule hépatique. Mais cela est artificiel.

On a longuement discuté sur la longueur respective de la por-tion cholédoque et sur la portion hépatique de l'hépato-cholédo-que. Charpy résume assez nettement la question. Presque tous les auteurs, dit-il, assignent au cholédoque une longueur de 6 à 7 centimètres. Sappey et Quénu donnent les chiffres de 60 à 80 millimètres. Wiart croit, au contraire, que ces chiffres sont l'ex-ception ; il n'a trouvé sur 11 sujets qu'une longueur moyenne de 43 millimètres (de 35 à 58). C'est ce chiffre, d'après ce que nous avons vu, qui répond à la vérité. Ce qui a trompé les auteurs précédents, c'est qu'ils ont compté à partir de l'embouchure ap-parente et non de l'embouchure réelle du canal cystique. Il y a, en effet, une certaine différence de niveau entre ces deux points. Avant de déboucher dans la voie principale, le canal cystique s'accole à elle sur une longueur un peu variable, mais qui mesure en moyenne un centimètre et demi à deux centimètres. Le cholé-doque ne commence donc qu'au-dessous du long éperon formé par cet accolement. C'est une raison de plus pour refuser toute existence à la portion sus-duodénale du cholédoque proprement dit. Mais, en outre, au point de vue opératoire, il faut connaître cet accolement en canon de fusil, car on risquerait, en voulant drainer le cholédoque, de placer le drain dans un cystique dis-tendu, ce que nous avons vu faire.

Calibre. — L'hépato-cholédoque est cylindrique dans son en-semble. Cependant, P. Poirier, après Hyrtl, affirme que l'hépato-cholédoque est fusiforme et présente un rétrécissement à son origine et un autre à sa terminaison. C'est du moins ce que donnent les moules de conduit traités par corrosion. Ceci est une nouvelle preuve de la différence qui existe entre l'anatomie fac-tice du cadavre, où les conduits prendront les dimensions les plus variables suivant la pression qui aura servi à les injecter, et l'anatomie du vivant avec ses variations vivantes et non plus artificielles, qui sont celles qu'il faudrait le mieux connaître.

Or, sur le *vivant*, l'hépato-cholédoque présente un calibre régulier dans toute sa portion abordable et facilement visible, et on ne voit pas de rétrécissement au niveau de son origine, c'est-à-dire à l'union des deux conduits biliaires. Quand on explore l'intérieur de l'hépato-cholédoque, on se rend facilement compte que le calibre est modifiable dans la partie sus-pancréatique ou libre. On peut y faire glisser des explorateurs à boule olivaire de dimensions croissantes jusqu'au 14 de la filière Charrière.

Dans sa partie pancréatique ou cachée, le calibre est beaucoup moins extensible et une boule olivaire n° 12 y est déjà serrée. Le point le plus étroit répond à l'ampoule de Vater.

Les connexions différentes de ces deux portions du canal expliquent facilement ces particularités. On peut ainsi comprendre pourquoi un calcul cheminera aisément dans la partie libre et sera le plus ordinairement arrêté à l'union de celle-ci et de la portion cachée ou pancréatique.

Direction. — L'hépato-cholédoque paraît descendre verticalement, ou à peu près, du foie au pancréas. Sa direction est en tout cas différente de celle de la veine porte et de l'artère hépatique qui sont nettement obliques en bas et en dedans.

Si l'on repère exactement sur le cadavre ses deux extrémités, on constate que son origine est à 30 millimètres de la ligne médiane, alors que sa terminaison dans le duodénum est à 40 millimètres de la ligne médiane. Il est donc un peu oblique en bas et à droite.

Or, ceci va diamétralement à l'encontre de ce qu'ont affirmé certains auteurs aussi autorisés que M. Quénu, par exemple. Le cholédoque, dit-il, est oblique en bas et à gauche.

En réalité, l'hépato-cholédoque décrit une courbe dont la concavité regarde à droite. La première partie de son trajet est donc bien oblique en bas et à gauche, la terminaison est oblique en bas et à droite. D'ailleurs, on se rend parfaitement compte de cette courbure quand on cathétérise les voies biliaires principales. La sonde cannelée passe difficilement au niveau du pancréas, à moins qu'elle ne soit courbée, aussi a-t-on imaginé des explorateurs souples et malléables, qui épousent les courbures du canal en s'y engageant.

Sur le vivant, la coloration de l'hépato-cholédoque est légèrement jaunâtre, sa surface et en somme son calibre, sa direction, sa coloration le rendent assez facilement reconnaissable au milieu des éléments du pédicule hépatique. Il n'en est cependant pas toujours ainsi. Son calibre peut devenir énorme et, dans certains cas de rétention, égaler et dépasser même celui de la veine porte ; l'épaississement de sa paroi fait disparaître sa coloration habituelle. Sans doute, sa direction ne subit guère de variation, mais les organes qui l'accompagnent modifient souvent leur situation par rapport à lui. Aussi n'est-il pas toujours aisé de retrouver et de reconnaître l'hépato-cholédoque dans certains pédicules hépatiques. Nous reviendrons d'ailleurs sur ce point dans un moment.

La voie biliaire accessoire. — La vésicule biliaire et son conduit excréteur, le canal cystique, forment cette voie biliaire accessoire. Ils représentent une sorte de diverticule en cæcum de la voie principale dans laquelle ils débouchent.

La vésicule biliaire est une petite poche piriforme de 7 à 8 centimètres de longueur sur 3 de large dans son plus grand diamètre. Elle est de coloration verte sur le cadavre, bleuâtre sur le vivant. Sur le vivant, à l'état normal, elle est modérément remplie, quelquefois flasque, exceptionnellement tendue. Elle occupe le sillon antéro-postérieur droit de la face postéro-inférieure du foie. Au reste, comme nous l'avons déjà dit, ce sillon est si large qu'on lui donne souvent le nom de fossette cystique.

A l'état normal, *sur le vivant*, le fond de la vésicule vide est un peu en retrait du bord antérieur du foie. Lorsqu'elle se distend, son fond arrive au niveau ou même dépasse très légèrement le bord de la glande. Dans l'un comme dans l'autre cas, la vésicule ne peut être sentie à la palpation à travers la paroi abdominale. Il faut une augmentation anormale de son volume pour qu'elle devienne perceptible.

Lorsque le foie du cadavre est extrait de la cavité abdominale, il s'affaisse comme nous l'avons vu, se déforme et la vésicule déborde alors la glande. Cette déformation du foie du cadavre explique cette affirmation de Siraud et de Charpy qui disent que la vésicule dépasse normalement le bord antérieur du foie de 1 à 4 centimètres, suivant son degré de réplétion. Ceci est vrai sur le cadavre, ce ne l'est plus lorsqu'au cours d'une laparotomie, on examine le foie vivant.

La vésicule est plus longue que la distance qui sépare le bord antérieur du foie du sillon transverse, aussi l'extrémité profonde et pointue, ou col de la vésicule, est-elle obligée de s'infléchir comme une cornemuse d'highlander, avant de se continuer avec son canal excréteur ou cystique.

Le col se coude donc à angle aigu sur le corps et vient s'appliquer sur le côté interne ou gauche de celui-ci, ce qui provoque un premier coude, angle ou sillon. Le corps de la vésicule se dirige en arrière et à gauche, le col en avant directement, le canal excréteur ou cystique gagne le pédicule du foie en se dirigeant en bas et à gauche. Il fait donc un nouveau coude sur le col, marqué par un second angle ou sillon. Ainsi, le col se trouve délimité par deux angles ou sillons et paraît constituer une petite poche relativement bien délimitée, à laquelle Broca donnait le nom de bassinet de la vésicule.

La vésicule adhère au foie auquel elle est intimement unie. Mais cette adhérence n'existe qu'au *niveau du corps*. Le fond et le col ne sont pas adhérents au foie.

Au niveau du corps, la paroi supérieure de la poche biliaire est reliée à la capsule de Glisson qui revêt le fond du sillon antéro-postérieur droit du foie par un tissu cellulo-fibreux très serré qui ne lui laisse aucune mobilité. Cette surface d'adhérence mesure 15 à 20 millimètres de largeur et 50 à 60 de longueur. L'adhérence est tellement intime qu'au cours d'une cystectomie, il arrive de pénétrer dans le tissu hépatique ou d'arracher avec la vésicule quelques débris de tissu du foie.

Ce décollement saigne peu en général, bien que plusieurs petites veines vésiculaires gagnent directement la circulation du foie à travers le tissu d'adhérence, formant une des voies portes accessoires. Il est rare que l'hémorragie produite par ces veines soit de grande importance, mais elle n'est pas toujours à dédaigner.

Les anatomistes signalent des faits où la vésicule n'est nullement adhérente au fond de la fossette cystique, mais simplement reliée à la face inférieure de la glande par un méso péritonéal, comme cela existe normalement pour le col. Ces cas doivent être très rares. Nous n'en avons jamais rencontré d'exemple.

Le col n'est pas adhérent au foie, il en est constamment éloigné de 5 à 10 millimètres ; il conserve donc une certaine mobilité que rendent nécessaire les alternatives de réplétion et de vacuité de l'organe. Tandis que le corps reste fixé dans la réplétion, le fond et le col se portent en sens inverse en se distendant et augmentent ainsi la capacité de la poche.

Le col est relié au foie par un prolongement du bord libre du petit épiploon. Les deux feuillets, après avoir entouré le bord inférieur du bassinet, s'accolent au-dessus de lui avant d'arriver au foie et forment ainsi une sorte de court méso qui suspend pour ainsi dire le col de la vésicule. C'est dans ce méso qu'il faut, comme nous le verrons, chercher, pincer et lier la petite artère cystique au cours de la cystectomie. C'est là encore que nous trouverons la veine cystique et les formations lymphatiques qui viennent de la vésicule.

Le canal excréteur de la vésicule biliaire ou canal cystique ne mesure guère que 3 centimètres et demi à 4 centimètres. Il est notablement plus étroit que le canal hépato-cholédoque, ce qui permet déjà de l'en distinguer. A l'état normal, il est très difficile d'ouvrir sa cavité tant elle est étroite. J.-L. Faure lui donne seulement 2 millimètres de large à son origine.

Il se dirige obliquement en bas, à gauche et un peu en arrière pour aller s'unir au canal hépatique. Cependant cette direction n'est pas immuable : dans certains cas, il se porte légèrement en avant et à gauche et toujours en bas.

La plupart des auteurs disent que le cystique forme avec la voie biliaire principale un angle ouvert en haut. Ceci n'est vrai que lorsque la dissection a anormalement modifié les rapports de ces organes. Il ne faut pas penser trouver cette disposition au cours d'une opération sur les voies biliaires.

Le cystique, à son origine, décrit une courbe à concavité inféro-externe et presque tout de suite, il vient s'accoler à la voie biliaire principale à laquelle il se trouve même uni par un tissu cellulo-fibreux assez serré. Généralement il suit le côté droit de l'hépato-cholédoque, cependant il arrive qu'il se trouve placé sur sa face postérieure, exceptionnellement sur sa face antérieure, comme s'il cherchait à s'enrouler autour de lui. Cystique et hépato-cholédoque font ensemble un angle tellement aigu qu'ils sont pour ainsi dire parallèles ; c'est un point qu'il faut connaître quand on recherche l'hépato-cholédoque dans le pédicule du foie.

Il importe au premier chef pour le chirurgien de connaître les rapports réciproques du pédicule hépatique et du pédicule cystique, autrement dit des voies biliaires principales et des voies accessoires. C'est un point de topographie anatomique que nous étudierons tout au long dans un instant.

B. — Etude des Organes groupés.

Nous verrons d'abord les pédicules en eux-mêmes, puis la façon dont se placent, les uns par rapport aux autres, les éléments de chaque pédicule. Nous verrons enfin comment le pédicule vésiculaire ou accessoire se dispose par rapport au pédicule hépatique ou principal.

LE PÉDICULE HÉPATIQUE. — Le pédicule du foie, constitué par la réunion des conduits qui gagnent la glande ou en émergent, comprend deux parties : une partie inférieure, contenue dans le repli hépato-duodénal du péritoine, ou portion duodéno-hépatique, et une partie supérieure, cachée dans le sillon transverse du foie, ou portion hilaire.

Au-dessous du duodénum, les éléments du pédicule hépatique ne sont plus groupés, mais divergent les uns par rapport aux autres. — Nous les retrouverons en étudiant la région de la tête du pancréas

A. Portion duodéno-hépatique. — La disposition des éléments du pédicule du foie est susceptible de grandes variations. Il existe cependant un type plus fréquent et que l'on décrit comme classique. Ne connaître que cette disposition, pratique sans doute pour la description, mais insuffisante pour le chirurgien, serait s'exposer aux plus grands déboires dans le cours d'une intervention sur les voies biliaires.

Il nous faut donc étudier d'abord la disposition habituelle et voir ensuite les variations les plus fréquemment rencontrées.

Disposition habituelle. — Le pédicule du foie forme une tige courte et trapue. Elle mesure 45 à 50 millimètres de long environ. Mais tous les organes qui le constituent étant élastiques, le chirurgien peut en augmenter la longueur, en le tendant par abaissement du duodénum ou de la tête du pancréas, ou en le soulevant sur le doigt introduit en arrière de lui, dans l'hiatus de Winslow. Ces manœuvres facilitent grandement les explorations.

L'ensemble du pédicule se dirige en haut, en dehors et légèrement en avant. Nous avons déjà signalé qu'au cours d'une intervention sur cette région, la position cambrée que l'on donne au sujet et la bascule que l'on fait exécuter au foie augmentent d'une façon excessive mais utile cette obliquité en avant du pédicule hépatique.

Il occupe le bord libre du petit épiploon gastro-hépatique. Il le soulève en une saillie allongée, du volume du pouce environ, et qui tranche très nettement sur la partie interne du ligament, qui est mince et transparente.

Lorsque l'index, introduit dans l'hiatus de Winslow et le pouce placé en avant du petit épiploon explorent le pédicule, ils sentent nettement glisser et échapper les cordons souples et mobiles qui forment le pédicule. Sur le vivant, la veine se réduit par expression du sang qu'elle contient, l'artère communique au doigt ses battements et le canal biliaire se présente sous forme d'un cordonnet plus résistant et dépressible (fig. 41).

La *veine porte*, qui forme l'axe du pédicule, donne souvent à l'ensemble vu sur le vivant au travers du péritoine, une coloration légèrement bleuâtre. Sur le cadavre, au contraire, la bile, en s'infiltrant, le colore souvent en jaune verdâtre. Normalement, même sur les sujets très obèses, la quantité de graisse qui infiltre le pédicule est toujours très réduite.

La veine porte est le plus gros vaisseau du pédicule hépatique. Lorsqu'elle est remplie par le sang, son diamètre atteint 18 à 20 millimètres. La veine n'est pas dans la totalité de sa longueur comprise dans le pédicule du foie. En effet, l'union de la grande mésaraïque et de la splénique se fait en arrière de la tête du pancréas, en sorte que le pied de la veine porte se trouve caché lui aussi par la glande. La portion de la veine porte qui répond au pédicule hépatique représente seulement les deux tiers supérieurs du vaisseau. Dans quelques cas, cependant, la tête du pancréas est peu saillante par en haut, le tubercule épiploïque peu développé et la portion de la veine porte cachée par la glande se trouve réduite à quelques millimètres seulement. Elle est alors, presque en totalité, comprise dans le pédicule hépatique.

La voie *biliaire principale* ou canal hépato-cholédoque occupe le côté droit du pédicule et, par conséquent, de la veine porte qui en est l'axe. Ces rapports sont assez fixes ou, du moins, les variations que l'on peut constater ne sont que de détail. Il importe donc de les préciser exactement et de fixer ensuite dans quelles proportions les deux parties : hépatique et cholédoque des voies biliaires principales, entrent dans la constitution du pédicule hépatique.

L'hépato-cholédoque occupe le bord libre du ligament hépato-duodénal. Chez quelques sujets maigres, le péritoine l'enveloppe de si près qu'il semblerait presque lui constituer un petit méso.

La voie biliaire principale, formée au devant de la branche droite de la veine porte par la réunion des deux conduits biliaires, va suivre le versant droit de la face antérieure de cette veine. Sur le cadavre, il en est autrement ; la veine est le plus souvent vide et considérablement réduite de volume, la voie biliaire semble nettement placée à sa droite. Si, au contraire, on étudie ces rapports comme on le doit, soit sur le vivant, au cours d'une laparotomie, soit sur le sujet injecté, la vérité de ce que nous disions plus haut apparaît nettement.

Il existe entre la veine et le conduit un tissu cellulaire lâche

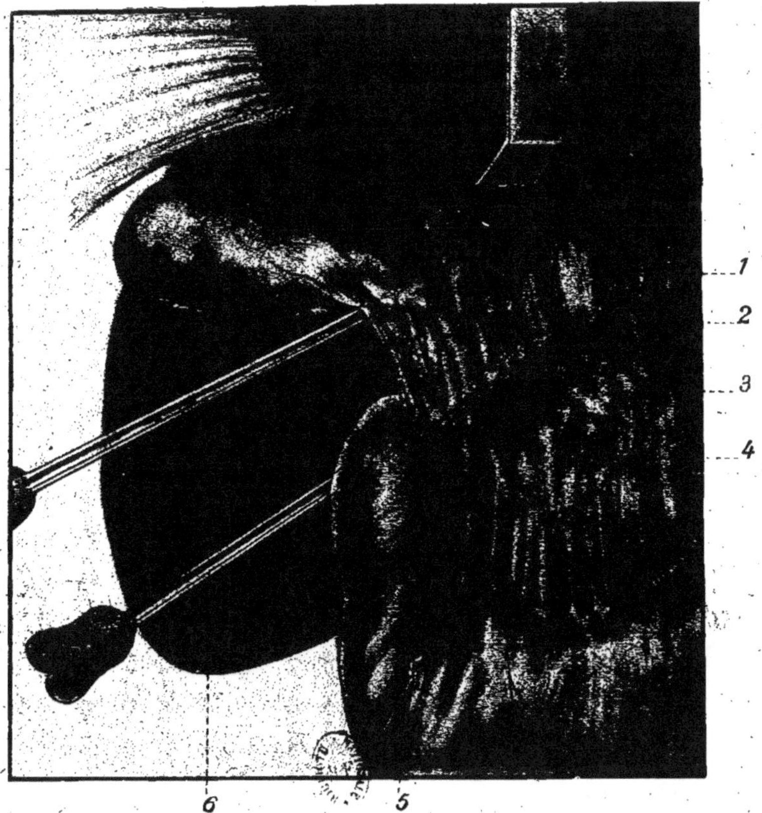

Fig. 41. — Le pédicule hépatique. Voies biliaires principales et voies biliaires accessoires. — 1, La veine porte ; — 2, l'artère hépatique ; — 3, le canal hépatocholé-
doque ; — 4, la tête du pancréas, vue par transparence à travers le petit épiploon
tendu ; — 5, la première portion du duodénum fortement attirée en bas ; — 6, le
foie.

Les sondes cannelées soulèvent le petit épiploon. — La sonde inférieure, engagée
dans l'hiatus de Winslow, fait saillie dans l'arrière-cavité des épiploons. La sonde supérieure soulève l'auvent péritonéal tendu par le pédicule vésiculaire au-devant de
l'hiatus de Winslow.

qui permet une grande mobilité des deux organes l'un sur l'autre. Cette mobilité, d'ailleurs, disparaît souvent par infiltration du tissu cellulaire en cas de lésions inflammatoires des voies biliaires.

Lorsque le chirurgien introduit le doigt dans l'hiatus de Winslow et soulève le pédicule hépatique pour l'explorer, la veine, repoussée en avant, se déplace et tend à se mettre sur le même plan que la voie biliaire. Celle-ci se trouve ainsi nettement à droite de la veine. Mais ce déplacement ne peut se faire que grâce à la mobilité des deux organes l'un sur l'autre. Si l'inflammation péribiliaire diminue cette mobilité, dans cette même manœuvre, la veine s'étale sans se déplacer derrière la voie biliaire et la déborde cette fois à droite. Il est inutile d'insister sur l'importance de ces constatations.

Le canal hépato-cholédoque mesure dans son ensemble une longueur de 75 à 80 millimètres or, 40 à 45 millimètres de sa longueur, ou, si l'on aime mieux, sa moitié supérieure seulement fait partie du pédicule hépatique, la moitié inférieure occupe la région de la tête du pancréas.

Cette moitié supérieure de la voie biliaire principale est constituée par le canal hépatique dans sa totalité et par une petite portion du canal cholédoque. La délimitation de ces deux canaux répond au point où le cystique, ou voie biliaire accessoire, s'ouvre dans la voie biliaire principale. Le canal cystique rejoint l'hépatique à 10 ou 15 millimètres au-dessous de l'origine de ce dernier. Mais l'abouchement se fait beaucoup plus bas. Le cystique et l'hépatique s'accolent d'abord, puis se fusionnent, enfin s'ouvrent l'un dans l'autre.

Sur une longueur de 1 à 2 centimètres, le canal cystique s'accole à l'hépatique comme les deux canons d'un fusil double. Puis sur 1 à 2 centimètres, ils se fusionnent avant de s'ouvrir l'un dans l'autre. Le cystique débouche, en somme , dans l'hépatique sous une incidence tellement aiguë que certains les disent parallèles.

L'abouchement réel se fait à un centimètre environ au-dessus de la tête du pancréas. C'est en ce point que commence le cholédoque. Ainsi, à peu près un centimètre seulement du cholédoque fait partie du pédicule hépatique.

De cette notion se déduit tout naturellement cette conséquence que, pour faire une cholédocotomie au niveau du pédicule du foie, c'est tout à fait à la partie basse qu'il faut inciser la voie biliaire principale. J'ai vu faire cette incision trop haut, sur le cystique dans sa partie accolée et y placer le tube qui aurait dû drainer la voie principale.

C'est, sans doute, pour ne pas tenir compte de cet accolement des deux conduits cystique et hépatique que l'on voit la plupart des anatomistes faire monter le cholédoque dans le pédicule hépatique, alors que, comme nous venons de le voir, c'est tout juste si un centimètre de sa longueur en fait partie (fig. 42).

L'artère hépatique forme avec la voie biliaire et la veine porte le troisième organe essentiel du pédicule du foie ; c'est aussi celui qui présente le plus grand nombre de variations.

Elle naît du tronc cœliaque dont elle représente la branche de bifurcation droite, la splénique étant la branche gauche. Le plus ordinairement, la coronaire stomachique se présente comme une branche collatérale du tronc cœliaque.

Elle se dirige transversalement de gauche à droite et un peu d'arrière en avant, puis, arrivée sur la face antérieure de la veine porte, elle change de direction pour devenir ascendante et parallèle au tronc porte. Dans son ensemble, elle forme donc une courbe à concavité dirigée en dedans et un peu en arrière. Au sommet de cette courbe, se détache sa branche gastro-duodénale. Elle mesure 4 à 5 centimètres de long, dont 3 avant la naissance de la gastro-duodénale et 1 ou 2 au-delà. Elle se bifurque alors en ses deux branches : hépatique droite et hépatique gauche, à un travers de doigt du hile du foie et un peu au-dessus de la moitié du pédicule hépatique.

Descomps lui donne un calibre de 3 à 5 millimètres. De fait, elle a à peu près le calibre de la radiale dans la gouttière du pouls ; elle a donc un trajet et un volume assez semblables à la voie biliaire principale, et cela, dans certains cas, rend la distinction assez difficile, car on ne peut toujours se fier absolument aux rapports réciproques de ces deux organes. Avant d'entrer dans le pédicule du foie, l'artère hépatique repose sur le pilier droit du diaphragme, juste au-dessus de la veine rénale gauche qui traverse, comme elle, un espace angulaire cavo-aortique.

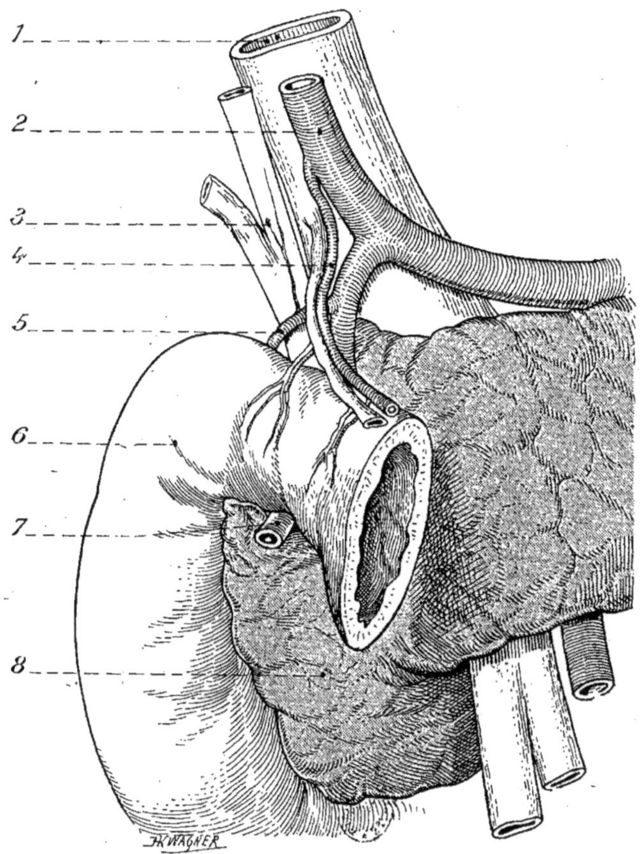

Fig. 42. — Le pied du pédicule hépatique. 1, veine porte ; — 2, l'artère hépatique ;
— 3, le canal hépato-cholédoque, recevant à droite le cystique. Sur sa face antérieure monte la petite artère venant de la pancréatico-duodénale droite supérieure ;
— 4, l'artère polyrique ; — 5, l'artère pancréatico-duodénale droite supérieure ;
— 6, l'angle duodénal ; — 7, l'artère gastro-duodénale ; — 8, le pancréas.

Le feutrage fibro-nerveux du plexus solaire qui l'entoure cache cette première partie de l'artère et rend très difficile son isolement. Elle soulève, néanmoins, le feuillet péritonéal de l'arrière-cavité des épiploons, puis le feuillet postérieur du petit épiploon, et c'est au moment où elle s'engage au-dessous de lui, qu'elle fait partie du pédicule hépatique pendant les 3 ou 4 derniers centimètres de sa longueur.

Elle cotoie d'abord le flanc gauche de la veine porte, en la contournant, puis se place sur sa face antérieure et monte ainsi vers le foie. Ce n'est que sur le cadavre dont la veine porte est vide et réduite de volume, que l'artère paraît placée, comme le disent certains auteurs, sur son côté interne.

Dans le pédicule hépatique, la veine porte est donc tout à fait postérieure, tandis que l'artère est en avant et la voie biliaire principale en avant et sur le versant droit de la veine.

Les branches de l'artère hépatique vont compliquer ces rapports.

La gastro-duodénale naît de l'hépatique au sommet de sa courbe, juste au-devant de la veine porte, à un centimètre au-dessus du bord supérieur du pancréas. Elle se porte en bas, en dehors et en avant, pour gagner l'angle duodénal et, dans ce trajet, elle croise le bord droit de la veine porte et la face antérieure de l'origine du cholédoque. Elle n'est cependant pas en contact immédiat avec ce conduit dont le tubercule duodénal du pancréas la sépare généralement ; aussi court-elle peu de risques d'être lésée au cours de la cholédocotomie.

Entre le tronc de l'hépatique, dans sa portion horizontale, le bord supérieur du pancréas et l'artère gastro-duodénale, se trouve délimité un triangle dont le fond est occupé par la face antérieure de la veine porte et, plus en dedans et plus profondément aussi, le flanc gauche de la veine cave inférieure. L'aire du triangle est souvent occupée par un ou deux petits ganglions lymphatiques. C'est encore dans la partie la plus interne de ce triangle que la veine coronaire stomachique, passant dans la bifurcation du tronc cœliaque, vient gagner le pied de la veine porte ou quelquefois la terminaison de la splénique.

La gastro-duodénale, au moment où elle abandonne le pied du

pédicule hépatique pour gagner l'angle duodénal, abandonne une petite artère, la pancréatico-duodénale droite supérieure. Cette artériole croise la partie la plus basse du pédicule. Elle se porte en dehors, en suivant le bord supérieur de la tête pancréatique, contourne le cholédoque au moment où il disparaît derrière le pancréas et va irriguer la face postérieure de la glande et du duodénum. Elle donne une artériole ascendante qui monte sur la face antérieure du cholédoque et l'irrigue.

La veine satellite, pancréatico-duodénale droite supérieure, passe généralement en arrière du cholédoque et va se jeter dans le flanc droit de la veine porte. Ainsi le cholédoque, dans le pied du pédicule du foie, se trouve pris dans une sorte d'anneau vasculaire dont la moitié antérieure est formée par l'artère pancréatico-duodénale droite supérieure, et la moitié postérieure par la veine du même nom. Parfois, la veine passe avec l'artère en avant du conduit biliaire.

Il est rare que ces vaisseaux deviennent une gêne dans les interventions sur le cholédoque, mais, néanmoins, leur blessure peut amener un saignement qui rendra difficile les manœuvres.

La *pylorique* naît du tronc de l'hépatique dans sa portion ascendante. Elle est grêle et difficile à voir sur le sujet non injecté. La première partie de ce vaisseau est contenue dans le pédicule hépatique. Dès sa naissance, en effet, elle se porte en bas, parallèlement au tronc de l'artère hépatique à laquelle elle est accolée. Elle descend ainsi jusqu'à la partie inférieure du pédicule. A ce moment, elle se porte un peu en avant et à gauche pour s'engager sous le péritoine du petit épiploon et gagner le bord supérieur du pylore, après avoir croisé l'origine de l'artère gastroduodénale, ou, suivant les cas, la portion horizontale de l'artère hépatique.

L'artère est accompagnée d'une veinule, la veine pylorique, qui remonte le long de l'artère et va se jeter dans le tronc de la veine porte, vers sa partie moyenne. Elle fait partie, par conséquent, du pédicule hépatique.

Toutes ces artères sont entourées d'un réseau nerveux serré qui, jusqu'à un certain point, leur sert de moyen de protection. Ces rameaux nerveux émanent du plexus solaire et suivent dans leur distribution le trajet et la destinée des artères.

Le pédicule hépatique contient encore des *vaisseaux lympha-tiques* et des ganglions. Ceux-ci se disposent en deux chaînes, l'une à droite, l'autre à gauche de la veine porte. La chaîne droite, accompagne le canal hépato-cholédoque. Elle est formée de quatre à cinq ganglions généralement de petit volume. Dans certains cas, cependant, ils peuvent s'hypertrophier et donner l'illusion d'un calcul contenu dans l'intérieur des voies biliaires (Quénu).

La chaîne gauche accompagne l'artère hépatique. Elle est beaucoup moins importante que la précédente et ne compte guère dans le pédicule hépatique, que deux ou trois ganglions. Ils montent le long du bord gauche de la veine porte, généralement en arrière et à gauche de l'artère hépatique.

Variations dues au péritoine. Le pédicule hépatique n'appa-raît pas toujours au travers du bord libre du petit épiploon. Assez souvent, en effet, celui-ci se prolonge vers la droite, sur une longueur de 5 à 6 centimètres et même davantage. Le pédi-cule du foie est alors placé au milieu d'une double lame périto-néale dont la partie gauche est le petit épiploon ou ligament hépato-gastrique, la partie droite : le ligament hépato ou cystico-colique, qui n'est en somme qu'un prolongement du petit épi-ploon vers la droite.

Cette formation serait très fréquente au dire d'Ancel et Sen-cert, puisqu'on la rencontrerait dans 48 pour cent des cas. C'est une lame à peu près quadrilatère dont le côté interne répond au pédicule. Le côté externe ou droit est libre et assez tranchant. Il descend du fond de la vésicule biliaire sur le colon transverse. Le côté supérieur se fixe au col, au corps, puis au fond de la vési-cule biliaire. Enfin son côté inférieur s'attache à la face supérieure du colon transverse, dans sa partie fixe, jusqu'au niveau de l'angle sous-hépatique.

L'existence de ce repli péritonéal ne gênera nullement, en pra-tique, le chirurgien prévenu. Souvent on voit le pédicule plus ou moins saillant à la limite des deux portions du petit épiploon anormalement développé. Si, pour une raison quelconque, le pédicule n'apparaît pas, on pourra toujours le sentir lorsqu'après avoir insinué un ou deux doigts dans l'hiatus de Winslow, on palpe méthodiquement entre le pouce et l'index.

Comme il n'existe aucun organe important entre les deux lames péritonéales qui constituent ce ligament, rien n'est plus aisé de s'en débarrasser, en l'incisant transversalement jusqu'au voisinage des éléments du pédicule du foie. On arrivera toujours sur le bord droit des voies biliaires.

Variations dûes aux voies biliaires. — Si nombreuses que puissent être les variations de situation des divers organes du pédicule, il y a une disposition qui ne varie jamais, c'est celle des voies biliaires. De fait, elles sont toujours à la droite des éléments du pédicule. Dans cetains cas, même, la voie biliaire principale semble jusqu'à un certain point s'écarter des autres éléments formant alors ce que l'on appelle le triangle *porto-cholédocien*.

Le cholédoque, normalement, reste parallèle à la veine porte. Dans un certain nombre de cas, il s'en écarte en bas en formant ainsi avec elle et le bord supérieur du pancréas l'espace triangulaire porto-cholédocien. Il nous a semblé que cet espace existait dans un tiers des cas environ, du moins sur les sujets dont la veine porte a été injectée.

La surface de ce triangle n'est pas absolument constante. Elle est tantôt large, tantôt étroite. Le cholédoque s'écarte en bas de la veine porte de 8, 10, quelquefois 15 millimètres. Il paraît alors soulever le péritoine pour s'en faire un véritable petit méso (fig. 43).

La base de ce triangle, se trouve normalement croisée par l'artère gastro-duodénale. Cette artère, en effet, émanée de l'hépatique à l'union de sa portion horizontale et de sa portion ascendante, se porte en dehors et un peu en avant, presque horizontalement, pour gagner l'angle que dessinent les deux premières portions du duodénum. Dans ce trajet, l'artère gastro-duodénale croise donc la partie la plus basse du triangle porto-cholédocien.

Cette artère donne elle-même la petite pancréatico-duodénale droite supérieure au niveau du point où elle va s'engager sous le duodénum. Cette petite artère suit le bord supérieur du pancréas,

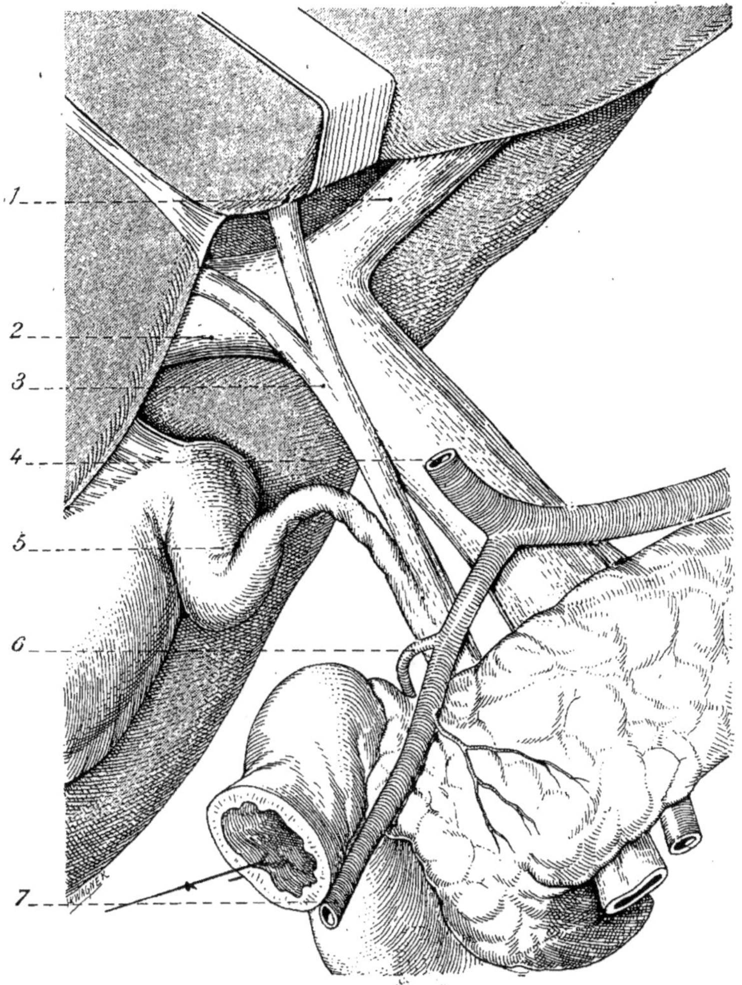

Fig. 43. — Le triangle porte-cholédocien, dont l'aire est croisée par l'origine de l'artère gastro-duodénale. — 1, branche gauche de la veine porte ; — 2, branche droite de la veine porte ; — 3, voies biliaires ; — 4, l'artère hépatique ; — 5, la vésicule biliaire ; — 6, l'artère pancréatico-duodénale droite supérieure ; — 7, l'artère gastro-duodénale.

croise la face antérieure du cholédoque, puis contourne son bord droit pour descendre ensuite sur la face postérieure de la glande. Son origine occupe aussi la face du triangle porto-cholédocien.

Enfin, dans quelques cas d'origine anormale de la branche droite de l'hépatique, celle-ci suit de bas en haut toute la hauteur du triangle et s'insinue, pour ainsi dire, entre la veine porte et les voies biliaires (fig. 37).

Normalement, un ou deux ganglions lymphatiques rétro-cholédociens occupent cet espace.

Les rapports immédiats du pédicule hépatique avec l'hiatus de Winslow avaient suggéré à Jeanbreau et Riche l'idée de passer entre la veine porte et les voies biliaires pour débrider la hernie étranglée dans cet hiatus.

Le voisinage de la veine porte, l'existence des nombreuses artères dont nous venons de parler suffisent à démontrer les risques d'une telle voie d'abord.

Variations dues à l'artère hépatique. — L'artère hépatique, par la fréquence et la diversité de ses anomalies, contribue grandement à augmenter les variations que l'on peut constater dans les rapports réciproques des éléments du pédicule du foie.

On peut ramener ces variations à deux types :

1er *Type*. — L'artère hépatique possède son segment horizontal seul. Il n'y a pas de segment ascendant. Au niveau du point où l'artère va se redresser pour monter devant la veine porte vers le foie, elle s'épanouit en un véritable bouquet de quatre branches : la gastro-duodénale et la pylorique qui se portent en bas, les deux branches droite et gauche qui montent vers le hile. Généralement, la branche droite est sensiblement plus volumineuse que la gauche, son territoire glandulaire est d'ailleurs notablement plus étendu.

Les deux branches hépatiques montent sur la face antérieure de la veine porte, à peu près accolées l'une à l'autre dans la première partie de leur trajet. Elles s'écartent en haut pour gagner leur territoire respectif.

En somme, ce dédoublement ou bifurcation prématurée de l'hépatique ne peut guère provoquer de surprises désagréables

au chirurgien. La branche droite et la branche gauche occupent
sensiblement la place que devrait avoir la portion ascendante de
l'hépatique propre.

2° *Type*. — L'artère hépatique est totalement dédoublée et
généralement alors l'origine de la branche aberrante se fait à
des niveaux très différents.

Lorsque la branche aberrante est la branche gauche, elle prend
généralement son origine du tronc de l'artère coronaire stomachique. Elle se porte alors en haut et en dehors, entre les deux
feuillets du petit épiploon, et pénètre dans le foie à l'extrémité
interne du sillon transverse, en avant de la veine porte.

La branche droite continue, dans ce cas, le trajet ordinaire de
la portion ascendante de l'hépatique qu'elle représente seule.

Lorsque la branche aberrante est la branche droite, elle naît
toujours de l'artère mésentérique.

L'origine se fait dans la portion rétro-pancréatique de l'artère
mésentérique. La branche hépatique se porte en haut et en dehors,
croise la face postérieure de la veine porte, atteint son bord
externe, et se redresse alors pour devenir ascendante.

Si l'hépato-cholédoque est accolé à la veine porte, l'artère,
après avoir suivi plus ou moins longtemps l'angle d'accolement
de ces deux organes, s'insinue entre eux en se portant en avant.
pour venir se placer devant la veine porte.

Si l'hépato-cholédoque est écarté de la veine porte, l'artère
occupe l'espace porto-cholédocien dans toute sa hauteur. C'est
dans ce cas qu'elle risque le plus d'être blessée au cours des
interventions sur le pédicule hépatique et les voies biliaires.
L'existence possible de cette anomalie rend particulièrement
dangereuse la voie inter-porto-cholédocienne pour atteindre
l'hiatus de Winslow.

B. Portion Hilaire. —Au niveau du hile du foie, tous les
organes du pédicule sont divisés : la veine porte a donné ses deux
branches, droite et gauche ; l'artère hépatique a fourni aussi ses
deux branches, droite et gauche ; enfin, les voies biliaires sont
représentées par les deux canaux biliaires, droit et gauche, qui
sortent du fond du sillon transverse (fig. 44).

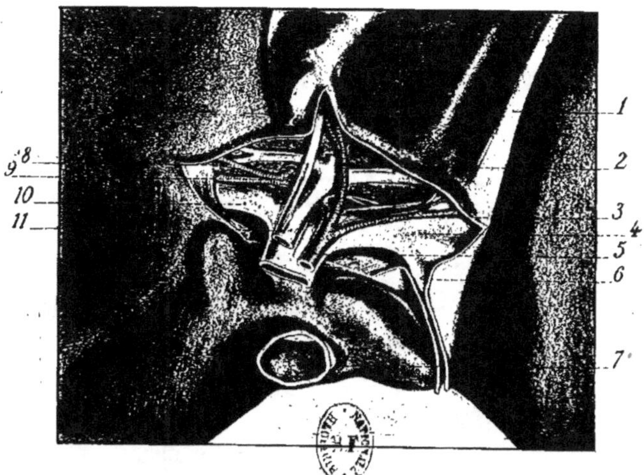

Fig. 44. — Pédicule hépatique, portion hilaire. — 1. Cordon de la veine ombilicale dans son repli péritonéal ; 2, — feuillet antérieur du petit épiploon ; — 3, branche gauche de l'artère hépatique ; — 4, branche gauche de la veine porte, tirée en arrière par (6) le canal d'Arantius et en avant par (1) le cordon de la veine ombilicale ; — 5, l'artère hépatique ; — 7, la veine cave inférieure ; — 8, branches droites de l'artère hépatique ; — 9, canal cystique ; — 10, la branche droite de la veine porte ; — 11, le canal hépato-cholédoque.

Les branches veineuses portes, placées dans le prolongement l'une de l'autre, occupent un plan sensiblement horizontal et se dirigent transversalement. Or, comme le tronc porte, d'où elles sont nées, se dirige en haut et en dehors, la branche droite fait avec lui un angle obtus, la branche gauche, au contraire, un angle aigu.

La branche droite est courte et volumineuse ; son calibre est presque égal à celui du tronc porte. La branche gauche est longue et de dimensions moindres.

Toutes deux sont couchées dans le fond du sillon transverse qu'elles remplissent presque totalement.

C'est au devant d'elles que vont venir se placer les branches artérielles et les canaux biliaires.

L'artère hépatique droite croise de bas en haut et de dedans en dehors la face antérieure de la branche porte droite. Parfois, elle arrive ainsi à l'extrémité du sillon où elle pénètre dans la glande. Généralement, elle se bifurque en deux branches : l'une suit la face antérieure de la veine, tandis que l'autre gagne son bord supérieur et vient se placer au fond du sillon entre la glande et la veine.

L'artère hépatique gauche, après avoir atteint la face antérieure de la branche veineuse gauche, lui devient parallèle et gagne ainsi l'extrémité du sillon hilaire. Parfois aussi, elle se bifurque auparavant, mais cette disposition nous a paru moins fréquente que la précédente. Comme les branches veineuses portes, l'artère droite est plus volumineuse que la gauche.

Les voies biliaires émergent du foie sur un plan antérieur à la veine et aux artères ; les deux conduits qui les constituent, à ce niveau, sortent du fond du sillon transverse du foie, à une distance de 3 à 5 centimètres l'un de l'autre. Le conduit droit descend en avant de l'artère hépatique droite qu'il croise. Il coupe la branche droite de la veine porte tout près de son origine. Il descend ensuite en bas et en dedans et croise très obliquement la face antérieure du tronc porte. Le conduit gauche, un peu moins volumineux que le droit, suit une direction oblique en sens inverse et croise l'origine de la branche gauche de la veine porte et souvent la bifurcation même du tronc porte. L'artère hépatique gauche passe en arrière de lui. Il rencontre le conduit biliaire droit sur la face antérieure du tronc porte, soit en son milieu, soit plus souvent un peu à droite. Ces deux conduits forment par conséquent entre eux un angle ouvert en haut, dans l'ouverture duquel se trouve l'origine de la branche porte droite et la terminaison du tronc lui-même.

Cependant, dans un certain nombre de cas, la réunion des deux conduits biliaires se fait sous un angle fortement obtus. Dans ce cas, l'origine du canal hépatique a lieu au fond du sillon transverse, et le conduit descend, en croisant soit la branche droite de la veine porte, soit la bifurcation même du tronc porte.

LE PÉDICULE VÉSICULAIRE

L'importance qu'a prise aujourd'hui la chirurgie de la vésicule biliaire oblige à connaître sous un jour plus pratique les connexions que cette poche affecte avec le pédicule du foie, auquel elle est reliée par son canal excréteur et ses vaisseaux nourriciers, autrement dit par un véritable pédicule secondaire.

Des éléments de ce pédicule, nous connaissons déjà le canal cystique ou conduit excréteur de la vésicule biliaire. Une artère et une veine s'y adjoignent : l'artère et la veine vésiculaires ou cystiques.

L'artère cystique. — Elle est de petit calibre et cependant sa ligature constitue l'un des temps principaux de la cholécystectomie. La plupart des chirurgiens ont d'ailleurs pu remarquer que son calibre variait avec le degré d'inflammation, d'épaississement de la vésicule. Elle peut, dans certains cas, atteindre les dimensions d'une pédieuse, par exemple.

Elle naît le plus ordinairement de la branche droite de l'artère hépatique, en dehors du point où le canal biliaire droit croise cette dernière. Exceptionnellement, elle naît en dedans de la voie biliaire, soit du tronc de l'hépatique, soit de l'origine de sa branche droite. Dans ce cas, elle gagne la vésicule en passant tantôt en avant, tantôt en arrière du canal hépatique.

L'artère sera courte ou longue suivant, bien entendu, qu'elle naîtra à droite ou à gauche des voies biliaires et, comme le font remarquer Gosset et Desmarest, cela n'est pas sans intérêt au point de vue opératoire.

Tandis que le canal cystique se dirige fortement en bas et un peu en dedans, l'artère cystique gagne presque horizontalement le col de la vésicule biliaire. A ce niveau, elle se bifurque en deux rameaux : droit et gauche. Les cystiques doubles ne sont autre chose qu'une bifurcation prématurée de l'artère.

L'artère cystique, le canal cystique, et la voie biliaire principale forment ensemble un triangle. L'artère cystique presque horizontale occupe le bord supérieur ; un segment plus ou moins long de l'artère hépatique droite complète ce bord supérieur. La longueur de ce segment sera variable avec le point d'émergence de l'artère cystique. Si l'artère est longue, elle passe généralement en avant de la voie biliaire principale et la branche droite de l'hépatique n'a aucune part à la constitution du triangle que nous décrivons.

Le côté gauche est formé par le conduit biliaire droit et l'origine du canal hépatique.

Le côté droit est représenté par le canal cystique.

Mais ce *triangle bilio-cystique* ne présente une surface notable qu'après dissection de la région. Avant toute préparation, le canal cystique, avons-nous dit, est accolé au canal hépatique et uni à lui par un tissu cellulaire assez serré.

L'aire du triangle est alors réduit à une sorte de fente qui croise en haut l'artère cystique. Au cours de la cholécystectomie le triangle bilio-cystique reprend toute son importance, comme nous le verrons plus loin.

Au voisinage du col de la vésicule, l'artère cystique se divise en ses deux branches terminales. L'une de ces branches passe sur le col, puis sur la face supérieure du corps, dans le tissu cellulaire dense qui unit la vésicule à la capsule de Glisson : c'est la branche supérieure. La branche inférieure contourne le côté antérieur et gauche du col de la vésicule, gagne la face inférieure du corps et court entre le feuillet péritonéal et la paroi vésiculaire.

C'est en général au niveau du point où l'artère cystique aborde la vésicule que se fait sa bifurcation. Or, ce point est à

peu près toujours le sillon qui sépare le col du corps de la vésicule, autrement dit le point où la vésicule cesse d'adhérer au
foie, puisque, comme nous l'avons vu, le col est libre de toute
adhérence avec la face inférieure de la glande.

Ainsi donc, au cours de la cholécystectomie, c'est aussitôt que
cesse l'adhérence vésiculaire qu'il faut chercher la terminaison
du petit tronc de l'artère cystique sur le bord supérieur du col
de la vésicule.

La *veine cystique* accompagne l'artère à laquelle elle s'accole ;
elle suit son trajet jusqu'à la branche droite de l'hépatique et,
à partir de ce point, la quitte pour aller se terminer dans le flanc
antérieur de la branche droite de la veine porte.

C'est un vaisseau de petit calibre qui ne présente qu'un
maigre intérêt pour le chirurgien. Elle se trouve généralement
liée dans le même fil qui a serré l'artère. Les vaisseaux lymphatiques et les ganglions qui siègent à ce niveau prennent parfois
une certaine importance. Normalement, on trouve au niveau du
coude que fait le cystique avec le bec de la vésicule un ganglion,
dit ganglion de Broca ; l'augmentation de sa consistance ou de
son volume a fait croire, dans certains cas, à la présence de
calculs dans le col de la vésicule.

Rapports du pédicule principal et du pédicule secondaire.

Dans son ensemble, le pédicule vésiculaire se trouve placé à
la droite du pédicule principal sur lequel il est pour ainsi dire
branché. Mais la veine porte et sa branche droite présentent une
largeur considérable, et ces veines s'étalent sur la face postérieure vésiculaire qui semble couché sur elles. Pour cette raison,
tout le fond du triangle bilio-cystique, que nous avons décrit,
est occupé par la face antérieure de la veine porte et l'origine
de sa branche droite. Ainsi, toutes les manœuvres chirurgicales
que l'on devra faire sur le pédicule vésiculaire s'exécuteront-
elles au-devant du plan essentiellement fragile et vulnérable
qu'est la paroi veineuse.

C'est encore à ce niveau que vient s'aboucher la petite

veine cystique. Or, une dissection trop brutale risquerait d'arracher le point de confluence et de faire, par conséquent, un véritable trou latéral à la veine.

Lorsqu'au cours de la ligature de l'artère cystique, on pratique une traction trop considérable sur le vaisseau, la branche
droite de l'artère hépatique d'où elle émane se trouve attirée et
l'on risque de la pincer dans la ligature. Il est donc prudent de
ne pas tirer sur l'artère et, d'un autre côté, de toujours faire
porter la ligature le plus près possible du col de la vésicule.

Les connexions intimes du cystique et du canal hépatique
exposent au même danger les voies biliaires. Il peut arriver
qu'une dénudation insuffisante fasse qu'en liant le canal
cystique, on attire la face latérale du canal hépatique. La ligature peut alors intéresser, non seulement la voie biliaire accessoire, mais en même temps la voie principale. Aussi est-il indispensable d'isoler au mieux le canal cystique avant de lier, et
c'est pour cette raison que la ligature simultanée de l'artère et
du canal cystique doit être tout à fait interdite, car on risque à
la fois d'oblitérer l'artère hépatique droite et le canal hépatique.

Rapports de voisinage du pédicule hépatique

L'importance de l'exploration clinique du pédicule hépatique
et, en particulier, du cholédoque, a poussé médecins et chirurgiens à préciser le siège de la projection de cet organe sur la paroi
abdominale. Desjardins a montré que l'abouchement du cholédoque et du canal de Wirsung dans le duodénum, autrement dit
l'ampoule de Vater, répondrait à un point situé à six centimètres
de l'ombilic, sur une ligne allant de cet ombilic au sommet de
l'aisselle.

Une précision aussi grande ne répond peut-être pas à la totalité
des cas. Chauffard et Rivet décrivent, non pas un point, mais une
zône de projection répondant à la fois au cholédoque et à la tête
du pancréas : on fait partir de l'ombilic une ligne verticale et
une ligne horizontale ; on mène la bissectrice de cet angle droit.
La région pancréatico-cholédocienne répond à la zône comprise

entre la verticale et la bissectrice sur une hauteur de cinq centimètres à partir de l'ombilic.

Anatomiquement, le pédicule se projette sur la peau suivant une ligne verticale tracée à trois centimètres à droite de la ligne médiane, depuis le rebord costal jusqu'à trois travers de doigts d'une horizontale passant par l'ombilic (fig. 45 et 46).

Le pédicule hépatique occupe la région latéro-vertébrale droite, entre la première lombaire et la troisième lombaire. Il est compris dans une zone étroite, limitée en avant par le duodénum et la face postéro-inférieure du foie, en arrière par le plan postérieur de la cavité abdominale, en bas par la face supérieure du méso-colon transverse.

Le foie, dans sa position normale, retombe en avant du pédicule hépatique et le sépare de la paroi abdominale antérieure. La palpation profonde du pédicule hépatique est de ce fait rendue impossible. C'est tout au plus si la pression appuyée sur la paroi abdominale permet de révéler la douleur du pédicule inflammé.

Le puits, au fond duquel apparaît, dans une opération, le pédicule hépatique, est une disposition tout artificielle. Il faut, pour cela, fortement relever le volet hépatique et le maintenir au moyen d'une valve. Nous avons déjà vu comment la manœuvre dite de bascule du foie facilite grandement cette mise à nu. Le pédicule répond au lobe carré.

Le plan profond est formé par la paroi postérieure de l'abdomen. Le pédicule hépatique répond, en effet, à la face latérale droite de la colonne lombaire, recouverte à ce niveau par le pilier droit du diaphragme. Mais ce rapport n'est pas immédiat. La veine cave inférieure, en montant vers le foie, s'interpose entre la paroi postérieure et le pédicule hépatique. Plus à droite, se trouve le rein dont le bord interne confine à la veine cave. La région lombaire est profondément creusée et le pédicule hépatique se trouve à six ou même sept centimètres du carré des lombes. Aussi conçoit-on que la recherche du cholédoque par la voie postérieure inter-réno-cave (Tuffier) soit restée une voie d'exception.

En bas, la région du pédicule hépatique est limitée par la face

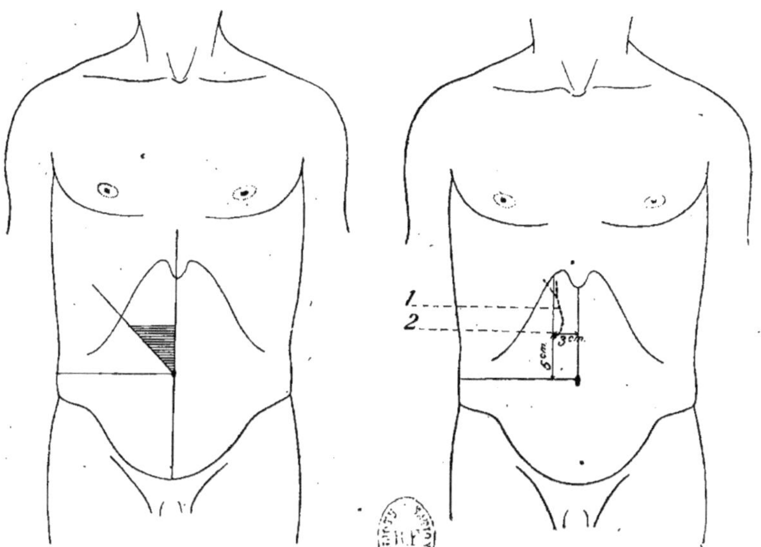

Fig. 45. — Projection du pédicule hépatique sur la paroi abdominale antérieure. La zone pancréatico-cholédocienne décrite par Chauffard et Rivet est indiquée par un triangle ombré.

Fig. 46. — Projection du pédicule hépatique sur la paroi abdominale antérieure. — D'après nos mensurations, les voies biliaires se projettent à 3 centimètres à droite de la ligne médiane, depuis le rebord costal jusqu'à 5 centimètres environ de l'horizontale passant par l'ombilic.

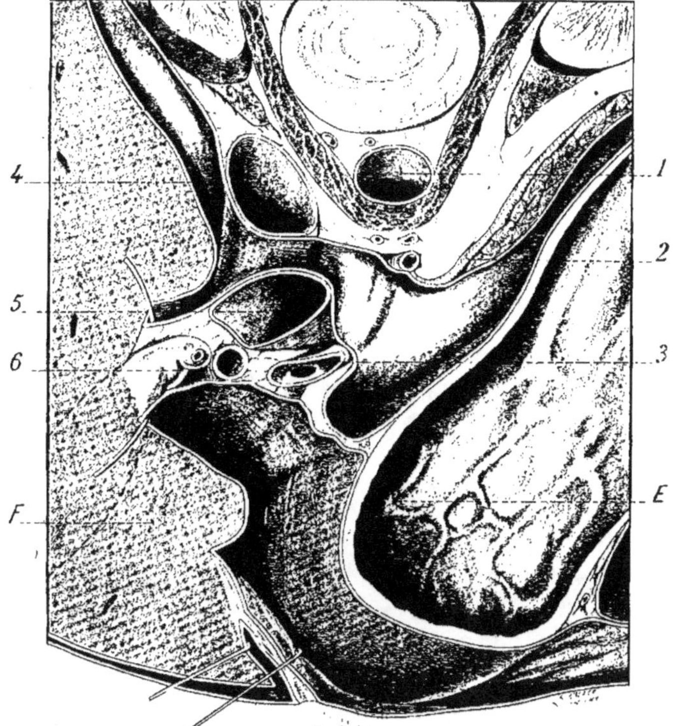

Fig. 47. — D'après L.-H. Farabeuf. — Coupe horizontale passant à travers le pédicule hépatique pour montrer ses rapports. — 1, l'aorte avant la traversée diaphragmatique ; — 2, l'artère splénique émanée du tronc cœliaque et courant sur la face
postérieure du pancréas ; — 3, l'artère hépatique coupée à l'union de sa partie horizontale et de sa partie ascendante, au niveau de l'émergence de l'artère gastro-
duodénale : — 4, la veine cave inférieure, séparée de (5) la veine porte par l'hiatus
de Winslow ; — 6, le cholédoque ; — F, le foie ; — E, l'estomac. — En haut, section
d'un corps vertébral et, de chaque côté, des reins et des capsules surrénales.

s ıpérieure du méso-colon transverse et la première portion du duodénum.

Cette portion du duodénum croise transversalement le pédicule du foie et le recouvre totalement sur le sujet vivant, puisque le duodénum marque sa trace sur la face inférieure du foie. Nous avons vu que c'est tout à fait artificiellement que l'on a pu décrire une portion sus-duodénale au pédicule hépatique.

Le méso-colon transverse, dans sa moitié droite, est extrêmement court ; souvent même, le colon est directement appliqué sur le duodénum et la tête du pancréas ; le méso n'existe pas.

Le grand épiploon, détaché de la grande courbure de l'estomac, descend dans l'abdomen ; c'est son extrémité droite qui se trouve à ce niveau en connexion avec la face supérieure du méso-côlon transverse.

Au cours des lésions inflammatoires de la région, on peut voir le grand épiploon se pelotonner au-devant du pédicule hépatique et de la vésicule biliaire et limiter, pour ainsi dire, la propagation de l'inflammation vers l'abdomen. La chirurgie utilise parfois l'existence du côlon et du grand épiploon à ce niveau pour localiser artificiellement l'infection qui pourrait résulter d'une intervention sur cette région, et c'est par imitation de la nature que l'on peut limiter la région en suturant le côlon et le grand épiploon au péritoine pariétal antérieur. On forme ainsi une barrière de protection qui isole la région du pédicule hépatique du reste de la cavité du ventre.

Le pédicule du foie monte dans le fond de cette loge, enveloppé dans un méso péritonéal que lui forme le bord libre du petit épiploon (fig. 41 et 47).

Le feuillet antérieur de ce petit épiploon, en haut, passe sur la lèvre antérieure du sillon transverse, puis recouvre la face profonde du lobe carré et du lobe gauche. En bas, il contourne la première portion du duodénum et le pylore et va se confondre avec le feuillet supérieur du méso-colon transverse.

Le feuillet postérieur, en haut, passe sur la lèvre postérieure du sillon transverse en recouvrant les deux tubercules du lobule de Spiegel et descend ensuite sur la veine cave inférieure. En bas, il rencontre la veine cave inférieure et remonte sur elle.

Ainsi se trouve formée entre la veine cave et le pédicule hépatique une sorte de fente angulaire tapissée de péritoine : c'est ce qu'on nomme l'hiatus ou canal de Winslow. Cette fente ne devient l'orifice arrondi décrit parfois que par un artifice de préparation, ou lorsque le doigt s'est engagé dans son intérieur.

L'hiatus de Winslow n'est pas absolument constant ; une ou deux fois sur cent, il peut faire défaut ou se trouver oblitéré par des adhérences inflammatoires.

Il mesure deux centimètres dans le sens transversal sur un de hauteur. C'est plutôt un canal qu'un orifice. Il présente trois faces : supérieure, antérieure et postérieure.

La face supérieure est formée par la face inférieure du lobule de Spiegel représenté à ce niveau par ses deux tubercules : coudé et papillaire. Ce sont ces deux tubercules qui séparent en haut la veine cave inférieure du pédicule hépatique et de la veine porte en particulier.

La face antérieure est formée par la face postérieure du pédicule du foie et en particulier par la face postérieure du tronc de la veine porte. Le repli péritonéal qui entoure le pédicule biliaire accessoire, c'est-à-dire le canal cystique et les vaisseaux et nerfs de la vésicule biliaire, forme un prolongement qui fait comme un auvent au-dessus de l'entrée du canal de Winslow.

Cet auvent, de forme à peu près triangulaire, a un bord externe libre dans lequel se trouve le canal cystique. Le bord interne répond au pédicule hépatique principal et au canal hépatique. Le bord supérieur est formé par la réflexion des deux feuillets péritonéaux sur la face inférieure du foie.

Dans quelques cas, le petit épiploon semble se prolonger très en dehors et à droite des éléments du pédicule hépatique et forme le ligament hépato-cystico-colique. Dans ce cas, l'auvent disparaît, confondu dans le ligament hépato-cystico-colique dont il forme une partie. L'entrée du canal de Winslow ne présente plus seulement alors un auvent, mais un couloir au fond duquel il s'ouvre.

La face postérieure du canal de Winslow est formée par un tronc de la veine cave inférieure.

II. — LA LOGE SOUS-PHÉNIQUE GAUCHE

Cette loge est limitée en haut par le diaphragme. Son dôme, comme nous l'avons vu, remonte un peu moins haut que du côté droit. Néanmoins, la hauteur est encore telle que les interventions au-dessous du diaphragme gauche sont bien difficiles si l'on n'a recours à des voies d'abords particulières.

La limite inférieure de la région est fournie par le très oblique côlon transverse et son méso.

En dedans la loge communique largement avec la loge médiane.

L'estomac occupe la plus grande partie de cette loge et avec lui, la rate, et la queue du pancréas.

L'ESTOMAC

L'estomac, vaste poche musculeuse, reçoit les aliments, les modifie, en les faisant passer à l'état de chyme, enfin les pousse dans le duodénum. Outre flasque sur le cadavre, l'estomac mort présente une forme si difficile à saisir que les opinions les plus contraires ont été données par les meilleurs anatomistes.

Au reste, l'estomac du cadavre importe peu au chirurgien et au médecin. Ce qu'il faut connaître, ce sont les différentes formes de l'estomac vivant et agissant, ses rapports et leurs variations suivant l'état des organes qui l'environnent. La radiologie permet aujourd'hui de connaître ces détails et l'on peut dire que l'anatomie des formes de l'estomac est l'étude de l'organe vu sur l'écran aux divers moments de son fonctionnement.

Il ne faut pas croire néanmoins que toutes les constatations et les descriptions des anatomistes soient lettre morte et bonnes à mettre de côté. La radiologie a confirmé un grand nombre de points, elle en a ajouté d'autres beaucoup plus importants. Elle a permis d'étudier l'estomac en place et sous l'action de la pression abdominale, ce que détruit l'ouverture de la paroi, aussi bien sur le cadavre que sur le vivant anesthésié et laparotomisé.

Estomac du cadavre. — On le compare généralement à une cornemuse, à un sac piriforme ; Jonnesco lui donne la forme d'un cône vertical. Les parois sont molles, généralement écartées par des gaz qui les distendent plus ou moins. L'estomac tombe dans le fond de la région sous-phrénique gauche, seuls le vestibule pylorique et le pylore restent sur la ligne médiane au devant de la colonne vertébrale qui les soulève.

Vu sur le cadavre couché, il est à peu près horizontal et l'on conçoit l'opinion, longtemps classique, des anatomistes qui disaient : l'estomac est transversal ou très légèrement oblique de haut en bas, de gauche à droite et d'avant en arrière. Le fond est à gauche, le pylore à droite, la petite courbure en haut, la grande en bas, les faces sont antéro-postérieure et postéro-inté-rieure (Jonnesco) (fig. 48).

Luschka, le premier, remarque que l'estomac présente deux portions orientées différemment. La plus grande partie de l'organe est située dans l'hypocondre gauche, dans lequel elle descend verticalement. La seconde portion, prévertébrale, est horizontale et très légèrement ascendante et fait avec le premier un angle qui se rapproche de l'angle droit.

Lorsque l'on remplit l'estomac du cadavre couché sur le dos, il semble bien réellement, comme le disent Sappey et la plupart des anatomistes, que l'estomac pivote sur son axe, en sorte que sa grande courbure devient antérieure et sa face antérieure tend à devenir supérieure. Cette illusion ne se produit pas, quand on fait la même épreuve sur le cadavre placé verticalement. L'esto-mac se distend sans modification dans l'orientation de ses faces. Il se remplit comme un sac de caoutchouc. La paroi molle, flasque et sans tonicité, se laisse distendre en masse. Il se tire dans tous les sens, mais surtout dans le sens de la hauteur (fig. 49).

Ce que le cadavre nous enseigne sur la direction et la forme de l'estomac à l'état de vacuité ou de distension, ne rappelle que de loin ce que sont la direction et les formes successives de l'es-tomac vivant. Cette étude ne peut guère être pratiquée au cours des laparotomies, car l'organe est en partie caché à l'examen et l'anesthésie le met dans un état de résolution et de relâchement qui le fait ressembler à l'estomac du cadavre. Seule l'étude aux rayons X nous donne quelques précisions.

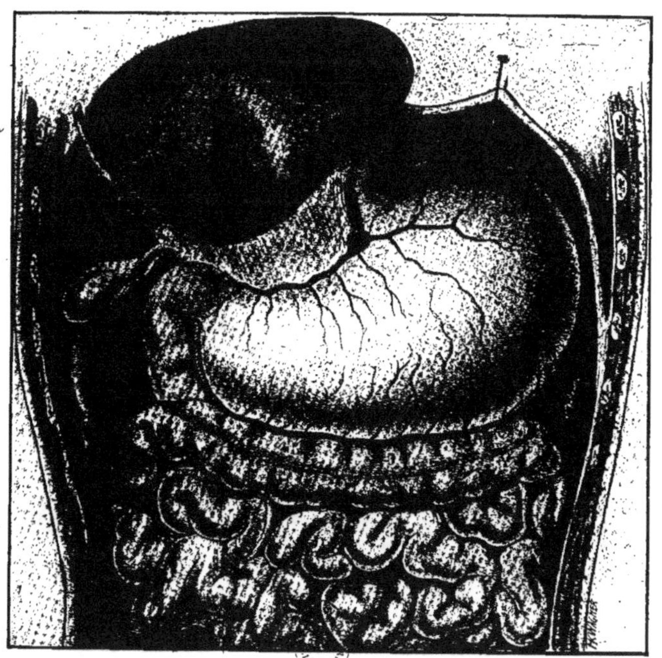

Fig. 48. — D'après Sappey. — L'estomac du cadavre couché, tel que le décrivent et le figurent les anciens classiques. — L'estomac, en forme d'outre, est couché à peu près horizontalement sur le côlon transverse, également horizontal. Comparer cette figure avec la suivante, qui représente l'estomac dessiné d'après nature sur le sujet en position verticale.

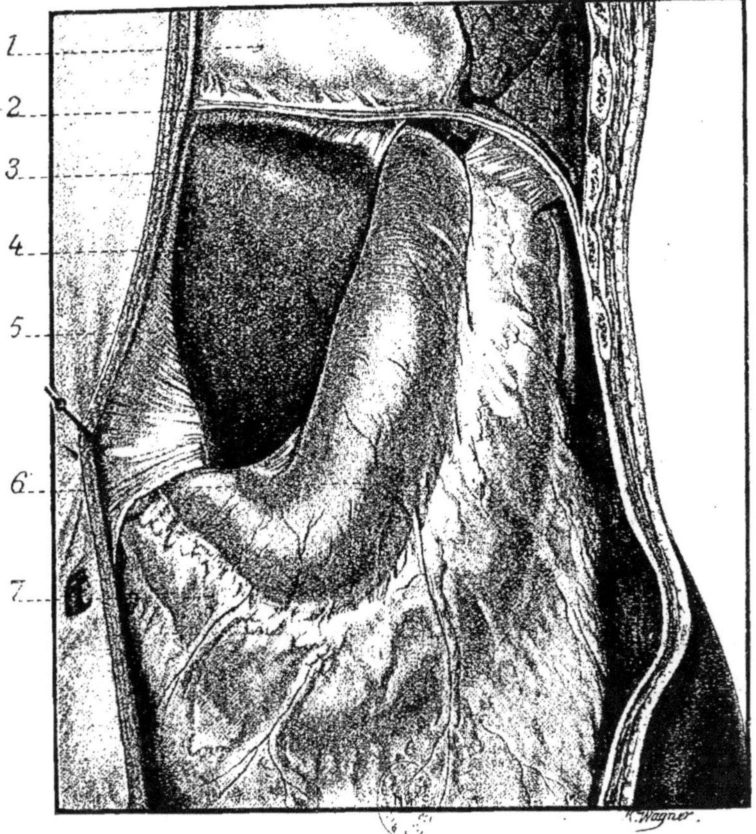

Fig. 49. — L'estomac chez une femme à thorax étroit, dessiné d'après nature, sur un cadavre fixé au formol en position verticale. Il présente une portion descendante et une portion horizontale. Le côlon transverse, très fortement oblique en haut et à gauche, décrit une courbe qui contourne l'estomac. Le foie cache presque en totalité la petite courbure.

1, Le cœur dans son péricarde ; — 2, le diaphragme ; — 3, le foie ; — 4, l'extrémité antérieure de la rate ; — 5, la grande faux du péritoine ; — 6, l'estomac ; — 7, le côlon transverse.

L'estomac du vivant. — Sa forme et ses rapports donnés par les procédés radiologiques. — La radiologie n'a pas bouleversé ce que nous savions de la forme et de la position de l'estomac. Elle a cependant précisé et complété ce que les constatations cadavériques avaient appris, en montrant l'estomac en action dans sa forme vivante. D'autre part, elle a appris à étudier l'estomac dans une position du corps toujours la même, la position verticale. De fait, on conçoit qu'en raison de la grande souplesse des parois, la pesanteur doive avoir une grande action sur sa forme. La forme de l'estomac du sujet étudié debout est la plus habituellement décrite, mais non pas la seule. Suivant que le sujet est incliné à droite, à gauche, ou couché sur le dos, la conformation de l'estomac subit des modifications importantes. Enfin l'estomac en action présente des changements de forme nombreux.

Il faut cependant dire tout d'abord, avant d'exposer ce qu'enseigne l'ombre radiologique, que ce moyen ne donne pas la forme réelle de l'organe, mais seulement le profil de sa cavité projeté en ombre chinoise, pourrait-on dire. Aussi cette ombre nécessite-t-elle une interprétation sur certains points. Cela explique les divergences que l'on peut trouver dans les auteurs. L'ombre de l'estomac est le profil de sa cavité et non de son pourtour extérieur, mais la minceur de ses parois permet de supposer qu'il ne doit pas y avoir de grande différence de l'une à l'autre.

Aujourd'hui que la pathologie de l'estomac fait couramment appel aux renseignements fournis par l'ombre radiologique, il est indispensable au médecin et au chirurgien de connaître l'aspect normal pour savoir diagnostiquer l'aspect pathologique.

Nous étudierons d'abord l'estomac vivant au repos dans les diverses positions du corps, ainsi que les modifications que lui impriment les organes voisins. Nous verrons ensuite l'estomac actif et les changements de son ombre, c'est-à-dire de sa forme au cours de ses mouvements.

Estomac au repos. — L'estomac vivant, passif, autrement dit, au repos, se présente sur le sujet *debout* sous la forme d'un crochet (Riedel), d'un syphon (Graedel). Je préfère dire avec Aubourg qu'il rappelle la forme d'un J majuscule ; de fait, c'est tout à fait ainsi qu'apparaît l'ombre de l'estomac injecté de bismuth.

Il présente deux parties : la première, descendante, est au moins deux fois plus longue que la seconde. Elle se projette à gauche de la colonne vertébrale et parallèlement à elle. Ses deux bords, droit et gauche, sont sensiblement parallèles sur la plus grande partie de leur longueur. Tout à fait à la partie supérieure cependant le bord gauche s'écarte quelque peu du bord droit. La partie haute s'évase légèrement. Elle est terminée en haut par une courbe à concavité inférieure, d'un diamètre un peu supérieur à la partie sous-jacente qu'elle recouvre à la manière d'une coupole.

La seconde partie est plus courte que la première ; elle est horizontale ou même légèrement ascendante vers la droite, elle est donc coudée à angle droit sur la première et vient croiser l'ombre de la colonne vertébrale dont elle atteint le côté droit. Ses deux bords, supérieur et inférieur, ne sont pas parallèles mais inclinés l'un vers l'autre. Ils tendent à se rejoindre à l'extrémité droite.

Le bord supérieur est à peu près horizontal, le bord inférieur au contraire est oblique en haut et à droite.

L'extrémité gauche se confond avec la terminaison de la partie verticale.

L'extrémité droite se termine par une courbe de petit rayon, sorte d'angle arrondi qui réunit les deux bords, assez semblable, en-somme, comme on l'a dit quelquefois, à l'extrémité d'un pied de chaussette.

L'estomac en J est certainement la forme que l'on rencontre le plus souvent sur l'individu normal. Mais pour être la plus fréquente, elle n'est cependant pas la seule que les cliniciens puissent trouver compatible avec un fonctionnement parfait de l'organe.

Le tonus de la musculature gastrique et aussi la forme du thorax sont susceptibles de modifier assez fortement l'estomac. Schlesinger divisait les estomacs normaux en quatre types.

1° Le *type hypertonique* dans lequel la distinction en deux portions verticale et horizontale est à peine marquée, tant la

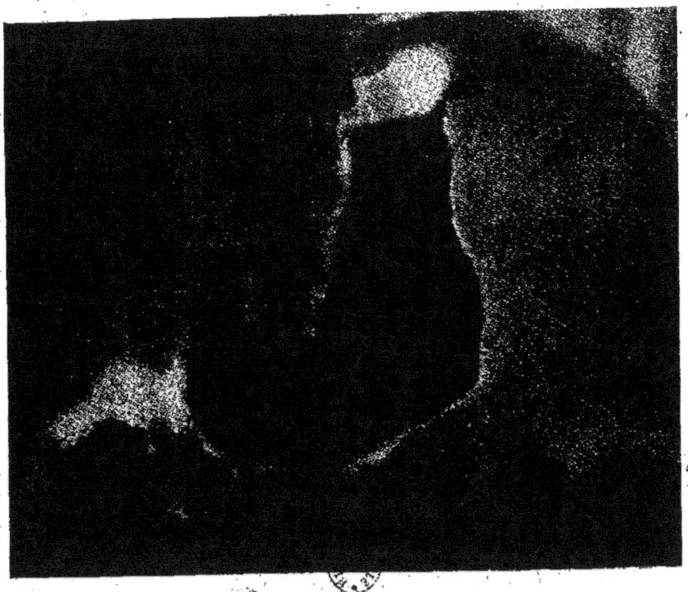

Fig. 50. — L'estomac chez un homme robuste, à thorax large. — L'organe présente une forme intermédiaire au type hypertonique et au type orthotonique (Cliché du Dr Maingot).

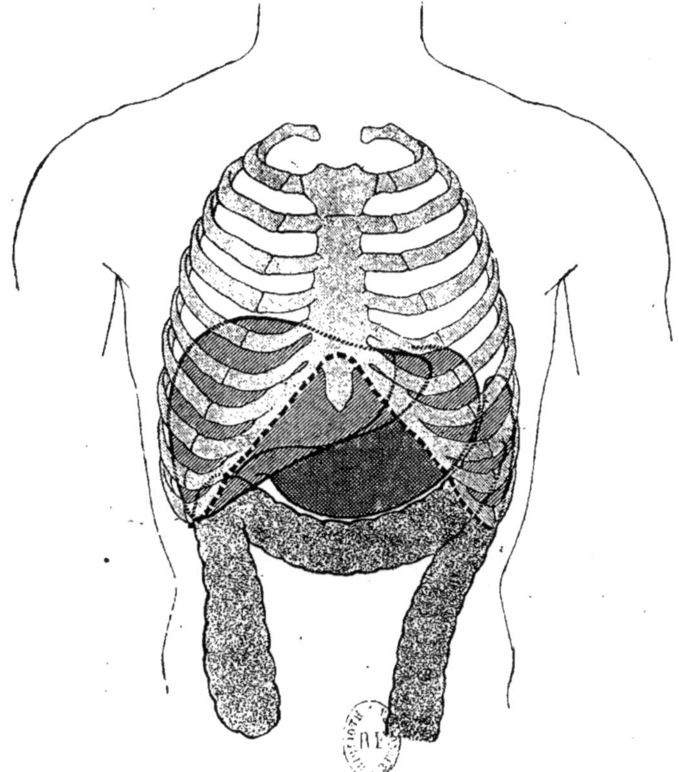

Fig. 51. — Forme et connexions des organes de la région thoraco-abdominale, chez
un individu à thorax large dont l'angle chondral se rapproche de l'angle droit,
L'estomac prend la forme en corne d'abondance, le foie est plus large que haut,
le côlon transverse est presque rectiligne.

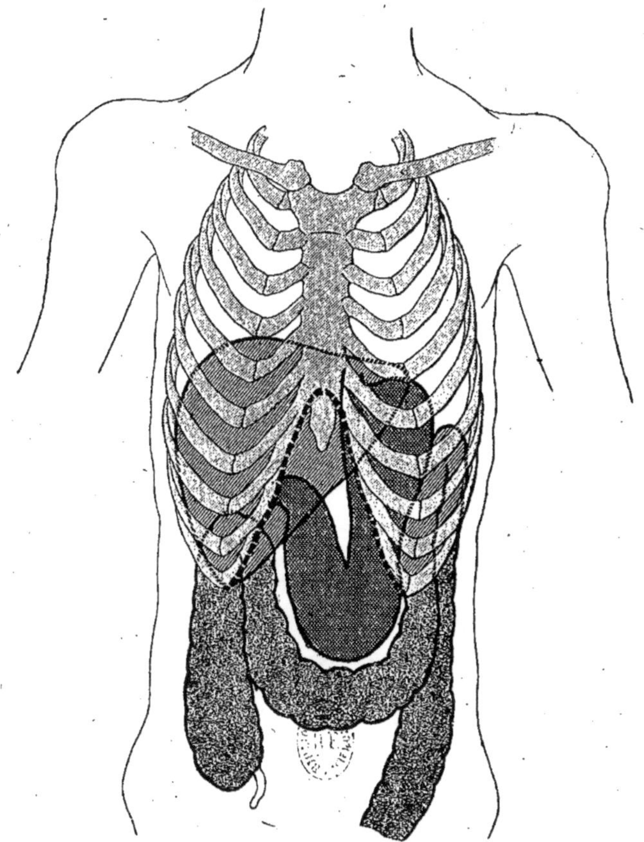

Fig. 52. — Forme et connexions des organes de la région thoraco-abdominale, chez un individu à thorax étroit, dont l'angle chondral est aigu. L'estomac prend la forme en J. Le foie est plus haut que large ; le côlon transverse décrit une longue courbe concave en haut qui contourne l'estomac.

musculature a un tonus puissant. L'ombre gastrique représente à ce niveau la forme d'une corne d'abondance. La partie large n'est plus verticale comme dans l'estomac précédent mais obliquement dirigée de haut en bas et de gauche à droite. Le pylore continue la partie droite de la corne. Adolph Harting fait remarquer avec juste raison que cette forme se rencontre de préférence sur des individus puissants, à thorax large, dont l'angle chondral est fortement couvert (fig. 51).

2° Le *type orthotonique*, en hameçon ou en J majuscule, représente le type que nous avons décrit comme le plus ordinairement rencontré (fig. 50).

3° Le *type hypotonique* est caractérisé par une diminution du tonus musculaire, sans cependant représenter une forme pathologique ; on le trouve sur des sujets qui n'ont jamais souffert de l'estomac. Dans ces cas, la grande et la petite courbure sont plus rapprochées l'une de l'autre que d'habitude et l'extrémité caudale quelque peu abaissée et élargie. La portion ascendante a tendance à devenir verticale et presque parallèle à la portion descendante.

Cette forme d'estomac se rencontre le plus ordinairement chez la femme, en général chez les individus à thorax long et étroit (fig. 52).

4° Le *type atonique* est une exagération de la forme précédente, mais, à mon avis, il est rare qu'il soit compatible avec un fonctionnement normal. Ce type est déjà du cadre de la pathologie.

. L'ombre radiologique de l'estomac injecté ne présente pas partout la même opacité. Tandis que la majeure partie est franchement noire, la partie supérieure de la portion verticale apparaît toujours claire et translucide, car elle est occupée par une certaine quantité de gaz ; aussi donne-t-on souvent à cette portion le nom de *chambre à air*.

La quantité de gaz de l'estomac normal est à peu près toujours la même, mais qu'un repas trop copieux augmente sa tension en la refoulant, que des fermentations anormales se produisent et augmentent la proportion des gaz, une tension pénible se produit, accompagnée bientôt de l'échappement bruyant de ces gaz par l'œsophage.

Estomac au repos ne signifie pas estomac inerte, comme est celui du cadavre. En effet, si l'on introduit des quantités progressives, 100, 200 ou 300 grammes de lait bismuthé dans l'estomac vivant, les dimensions de la poche d'air ou, si l'on préfère, le niveau du liquide restent sensiblement les mêmes. Il ne se remplit donc pas comme une outre de caoutchouc, qu'on distend, mais la tonicité active de sa paroi lui permet de se mouler sur le contenu ou de se prêter d'une manière spéciale à la distension sans qu'intervienne l'influence de la pesanteur. L'estomac vivant qui se distend conserve la même forme, il semblerait seulement qu'on le voit à un plus fort grossissement. Tout autre figure de l'ombre stomacale pendant la distension est la preuve de l'atonie ou dislocation de sa musculature.

Les deux orifices, cardia et pylore, ne se voient pas sur l'estomac injecté et passif. Ils n'apparaissent qu'au moment du passage du bol de bismuth.

Vu de face, l'estomac paraît le plus généralement vertical, dans l'ensemble ; il faudrait dire qu'il n'est incliné ni à droite ni à gauche. Mais vu dans un plan sagittal, il se montre nettement incliné en bas et en avant, de telle sorte que son extrémité inférieure est en rapport avec la paroi abdominale, alors que son extrémité supérieure est profondément placée sous la coupole diaphragmatique et séparée du gril costal par l'extrémité du lobe gauche du foie. C'est pour cette raison que nous avons donné à la première portion de l'estomac le nom de portion descendante et non verticale car, en réalité, elle est oblique en bas et en avant (fig. 54).

Changements de forme suivant la position du sujet. — Si maintenant on fait **coucher sur le dos** le sujet que l'on vient d'examiner debout, on voit que la forme de l'estomac subit une modification importante. L'ombre prend assez exactement alors la forme de cornemuse à grand axe horizontal que décrivaient les anciens anatomistes.

Dans cette position, la partie descendante de l'estomac diminue considérablement de hauteur et la portion horizontale augmente sa longueur à ses dépens. Aussi la grande courbure pa-

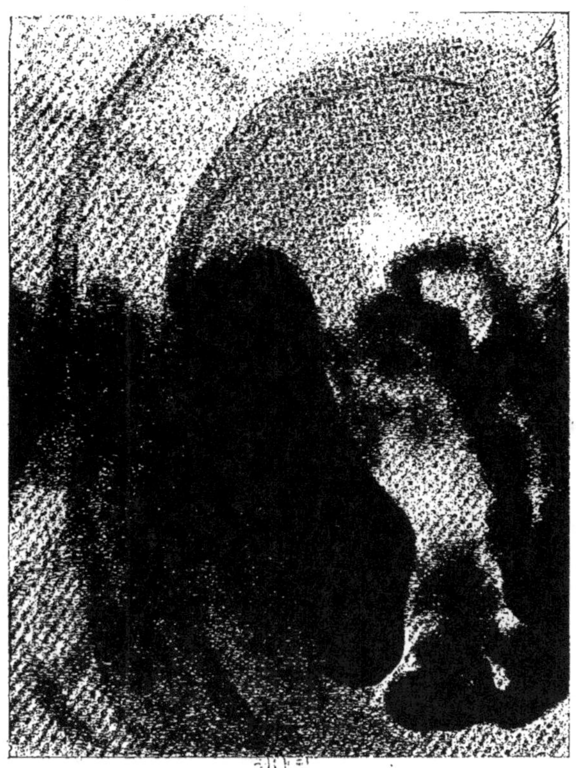

FIG. 53. — L'estomac du même sujet (fig. 52) couché sur le côté droit. Il prend la
forme d'un ovoïde allongé. L'extrémité supérieure ou diaphragmatique conserve
ses rapports avec le diaphragme. L'extrémité inférieure se porte à droite de la
ligne médiane. Chez ce sujet, le pylore présentait une mobilité considérable (Cliché
du Dr Maingot).

XIII. — Page 106.

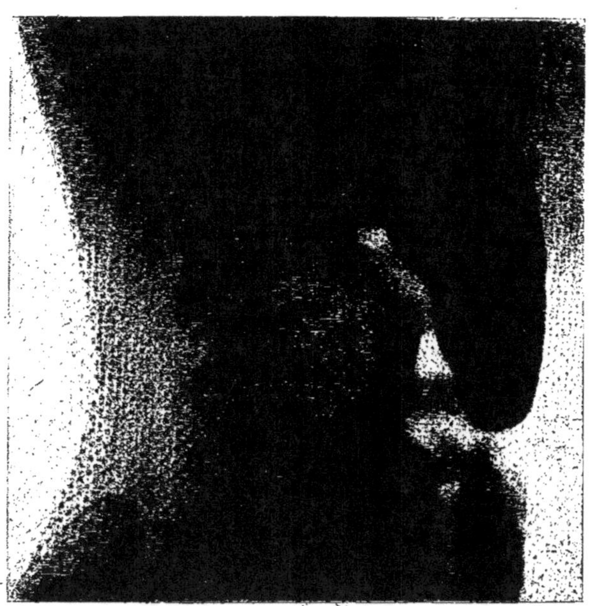

Fig. 54. — L'estomac du même sujet (fig. 52) vu de profil. L'ombre de la portion
horizontale se confond avec l'ombre de la portion descendante. On voit très nettement que cette dernière n'est pas verticale, mais oblique en bas et en avant.
La face postéro-inférieure du foie aplatit légèrement la partie haute de la face antérieure de l'estomac (Cliché du Dr Maingot).

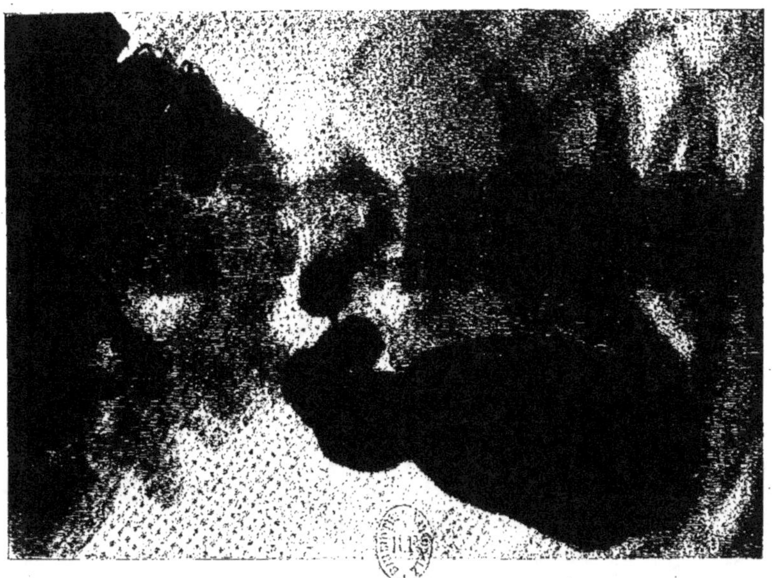

Fig. 55. — L'estomac du même sujet (fig. 52) couché sur le côté gauche. L'extrémité supérieure reste en rapport avec le dôme phrénique. L'extrémité inférieure se déplace vers la gauche. La poche à air a changé de place et apparaît au niveau de la petite courbure. Chez ce sujet, le pylore présentait une mobilité considérable (Cliché du Dr Maingot).

raît tournée vers en bas, la petite vers en haut. Les deux bords de la partie horizontale deviennent sensiblement parallèles et la hauteur de cette partie diminue, ce qui donne l'impression que le pylore s'est rapproché du cardia, alors qu'en réalité sa situation n'a pas changé. La poche à air a disparu parce que les gaz viennent s'accumuler sous la face antérieure et ne se profilent plus sur l'écran.

Lorsque le sujet est **couché sur le côté droit**, l'estomac prend la forme d'un ovoïde très allongé, dont la grosse extrémité est située sous le diaphragme et la petite à droite de la colonne vertébrale. On ne distingue plus ni portion descendante, ni portion horizontale. La poche à air persiste, mais s'est déplacée vers la gauche (fig. 53).

Lorsque le sujet est **couché sur le côté gauche**, l'estomac se déforme encore. Les deux portions, descendante et horizontale, forment entre elles un angle ouvert en dedans et en haut. La partie descendante apparaît plus large et moins haute. Les deux extrémités conservent leur distance habituelle. L'extrémité supérieure reste en rapport avec le dôme phrénique, l'extrémité inférieure se projette à gauche de la colonne vertébrale (fig. 55).

En somme, quelle que soit la position que prenne le corps, l'action de la pesanteur se faisant sentir sur le contenu stomacal.

L'estomac se déforme et se déplace, mais deux points restent sensiblement fixes ; ce sont les extrémités. L'extrémité supérieure conserve constamment ses rapports avec la face inférieure de la coupole diaphragmatique, de même que l'extrémité inférieure reste constamment en rapport avec la face antérieure de la colonne vertébrale. Nous verrons d'ailleurs que l'étude des moyens d'attache de l'estomac explique facilement cette disposition.

Tandis que l'extrémité supérieure conservera toujours sa position, quel que soit l'état de distension ou d'atonie de l'estomac, l'extrémité inférieure pourra, dans certains cas, modifier ses rapports avec la colonne vertébrale par étirement de la première portion du duodénum et de la portion horizontale de l'estomac, et cela explique qu'on ait pu trouver le pylore en presque tous les points de la cavité abdominale.

Estomac en action. — L'activité de l'estomac se manifeste dès que sa paroi est sollicitée. En effet, si l'on suit sur l'écran fluorescent l'introduction d'une bouchée de bouillie bismuthée dans un estomac vide, on voit de suite que celle-ci ne tombe pas brusquement du cardia dans le fond de l'estomac, mais y est conduite au contraire assez lentement par la paroi stomacale qui la saisit et la dirige.

La substance opaque donne une ombre en forme de coin à base supérieure, à sommet inférieur. Celle-ci peu à peu s'étire, s'allonge jusqu'à gagner le fond de la poche où peu à peu elle s'accumule, pendant que le haut de la portion descendante s'éclaircit.

Cette constatation nous permet de penser encore que l'estomac vide du vivant n'est pas une poche flasque, mais au contraire un tube à parois contractées et accolées dans la presque totalité de sa longueur ; seule la partie haute sous-diaphragmatique contient toujours une certaine quantité d'air.

Du reste, s'il en était autrement, l'estomac vide apparaîtrait sur l'écran comme une vaste poche claire, ce qui se produit lorsque l'estomac a été auparavant distendu par des gaz ou de l'air. Au contraire, l'estomac vide apparaît suivant une bande floue et opaque que surmonte la tache claire formée par la bulle d'air. Toute autre image est la preuve d'atonie de l'organe ou de fermentations anormales. L'estomac vide du vivant est donc normalement contracté et ne ressemble en rien par conséquent à l'estomac qu'on est habitué à voir sur le cadavre.

En dehors de cette action tonique de la paroi stomacale, il existe encore une action motrice de brassage et d'évacuation.

On peut dire que, sans contredit, c'est la découverte des rayons X qui a permis d'étudier dans le détail les mouvements de l'estomac. Sans doute, antérieurement Hofmeister et Schütz, dès 1885, avaient étudié sur les animaux les vagues peristaltiques de la paroi stomacale et les contractions de l'antrum. Moritz (1895), introduisant des ampoules manométriques dans l'estomac des animaux, enregistra des différences considérables de pression entre la région de l'antre et le reste de l'organe. Plungen et Ullmann firent les mêmes constatations sur un sujet porteur d'une fistule gastrique.

Toutes ces recherches ont été nettement confirmées et précisées par l'étude radioscopique et c'est incontestablement à deux auteurs français, J -Ch. Roux et Balthazard (1), que sont dues les premières constatations. Leurs recherches portèrent successivement sur la grenouille, sur le chien, puis sur l'homme : « Nous concluons donc, disent-ils, que chez l'homme, comme chez le chien, comme chez la grenouille, au point de vue fonctionnel, l'estomac se divise en deux régions distinctes : la plus grande partie de l'estomac sert de réservoir aux aliments ; la partie prépylorique est seule l'organe moteur de l'estomac et par de violents mouvements péristaltiques, elle chasse peu à peu dans le duodénum les matières accumulées dans l'estomac. »

Nous avons tenu à citer mot à mot ces conclusions. Graedel (2), dans un volumineux travail sur cette question, dit : « Cannon, Roux et Balthazard, Lommel et d'autres..... ont fait sur les *animaux* des essais qui promettaient » et plus loin : « Si les examens radiographiques sur les *animaux* ont confirmé les données de la physiologie moderne, Rieder, Holznecht, Kaufmann, Faulhaber, moi et d'autres l'avons de même confirmé chez *l'homme* par la méthode radiographique. » Ainsi donc, voilà une fois de plus comment, en supprimant ce qui a été fait ailleurs, le savant allemand dirige aisément la science.

Lorsqu'on étudie la forme de l'estomac en mouvement sur le *sujet debout*, on constate tout d'abord que la partie ascendante est à peu près immobile, alors que la portion horizontale est animée de violents mouvements péristaltiques.

C'est, en effet, un peu au-dessus de l'angle que font ces deux portions, que les contractions apparaissent. Les deux bords se montrent festonnés par une série d'ombres qui progressent lentement vers l'orifice pylorique.

Si l'on suit une de ces ondes, on voit que, d'abord peu profonde à son origine, elle se creuse de plus en plus à mesure qu'elle approche de l'angle. A ce niveau, l'onde devient tellement creuse que les deux dépressions, de la petite et de la grande cour-

(1) *Soc. de biologie*, 24 juillet 1897, pages 704 et 787.

(2) Franz Graedel. Archiv und Atlas der normalen und pathologischen Anatomie. Die Magenbewegugen, Hambourg, 1912 pages 43 et 44.

bure, arrivent presque en contact et que l'estomac paraît divisé en deux parties. Il semble, en effet, qu'une contraction annulaire de la paroi isole une petite poche prépylorique, à laquelle les auteurs donent le nom d'antrum pylori.

L'antrum se contracte alors concentriquement, comme ferait un ballon qui se dégonfle et chasse le bol alimentaire dans le duodénum à travers le pylore relâché. Une nouvelle onde apparaît derrière la première, l'antrum se remplit à nouveau, puis se contracte et ainsi l'évacuation de l'estomac se poursuit par mouvements successifs toutes les 15 à 20 secondes.

Cette délimitation d'un antrum prépylorique est si nette, que certains auteurs croient devoir supposer l'existence d'un véritable anneau musculaire, sorte de sphincter incomplet entre ces deux parties de l'estomac. A vrai dire, si cette délimitation existe, elle ne peut être que physiologique, car l'anatomie normale ne montre à ce niveau, en dehors comme en dedans de l'estomac, ni pli, ni épaississement de la paroi qui puisse en quoi que ce soit donner l'apparence d'un anneau contractile pouvant jouer le rôle de sphincter.

Cette séparation de l'estomac en deux parties, l'une formant réservoir, l'autre éjecteur, n'est d'ailleurs pas admise par tous les auteurs. Cannon, Kastle, Rieder et Rosenthal, Dietlen, Hertz pensent qu'il ne se produit pas pendant la digestion une division complète de l'estomac en deux parties et qu'on ne peut isoler ni antrum, ni sphincter antri.

Les constatations que nous avons faites sur les mouvements de l'estomac étudiés en position couchée démontrent d'ailleurs d'une façon incontestable que l'antrum pylorique n'existe ni anatomiquement, ni physiologiquement.

Le bol bismuthé progresse dans l'estomac comme dans l'intestin, par contractions péristaltiques successives.

La nature fait spontanément économie de forces chaque fois qu'elle le peut. L'estomac qui travaille dans la position debout, se trouve grandement aidé par l'influence de la pesanteur ; aussi les contractions de la paroi ne deviennent puissantes que là où apparaît l'obstacle, c'est-à-dire au voisinage du pylore.

Etudions au contraire les mouvements d'évacuation de l'estomac en position couchée. Tant que la bouillie bismuthée est en quantité suffisante, on voit de fortes ondes péristaltiques partir de la région supérieure de la portion descendante et progresser vers le pylore. Elles sont, dès l'origine, très prononcées et fortement creusées, en sorte que l'estomac paraît par moments comme séparé en deux parties, l'inférieure étant plus importante que la supérieure. L'antre paraît avoir pris des dimensions considérables.

Quand la quantité de bouillie bismuthée est assez réduite pour ne plus faire qu'une tache arrondie, occupant la région sousphrénique gauche, à distance de la région pylorique, on voit alors de 20 en 20 secondes environ, une contraction se faire qui étire en cône ou en pointe la partie inférieure de l'ombre. Bientôt cette pointe étirée se sépare du reste de l'ombre stomacale et se met à progresser assez rapidement vers le pylore, qui s'ouvre et la laisse passer dans le duodénum. Une seconde déformation en pointe apparaît presque aussitôt au même endroit que la première, s'en détache et progresse à son tour comme la précédente. Chaque éjection parcourt ainsi une longueur de 12 à 15 centimètres avant de gagner le pylore. Elle est prise par la paroi stomacale, comme chaque bouchée est prise par la paroi de l'oesophage d'un individu qui mange la tête en bas.

Il n'y a plus trace alors d'antrum, ni de sphincter antri. Chaque parcelle du contenu stomacal est enveloppée et conduite à son tour par les ondes péristaltiques jusqu'au segment intestinal sous-jacent, malgré l'influence de la pesanteur. On ne saurait comprendre autrement, comment pourrait se vider en totalité l'estomac d'un individu couché sur le dos.

Ces contractions sont plus nettes encore quand on étudie l'évacuation de l'estomac d'un individu placé la tête en bas, en position de Trendelenburg. Nous avons fait ces recherches dans le service du Dr Maingot et avec son aide. Dans cette position, on voit très nettement les contractions commencer à deux travers de doigts environ du pôle céphalique de l'estomac. Les encoches des deux bords se creusent rapidement et chassent vers le pylore une partie du contenu. Ces constatations sont très précises, quand l'estomac est à peu près vide ; mais alors la bulle d'air vient se placer au niveau de l'extrémité caudale, et la partie du contenu en mouvement vers le pylore est difficile à suivre, car elle n'apparaît plus que comme une ombre vague et imprécise. Mais il est de toute évidence que les ondes peuvent commencer au niveau même du pôle supérieur, dans certaines conditions.

Nous ne concluerons donc pas en disant : l'estomac en mouvement se compose de deux parties, une portion verticale, simple réservoir des aliments, et une portion horizontale chargée de les évacuer. Mais nous dirons : l'estomac est une poche musculaire unique. Toutes ses parties contribuent à l'évacuation du chyme et les ondes péristaltiques sont aussi violentes dans la portion descendante que dans la portion horizontale, quand il le faut, pour lutter par exemple contre la pesanteur.

Nomenclature Anatomo-clinique. — Nous pouvons maintenant établir une nomenclature anatomo-clinique par laquelle on pourra désigner les diverses parties constituantes de l'estomac.

Les noms les plus divers ont été donnés à ces diverses portions. Les rappeler ici serait préparer une confusion qu'il est nécessaire de voir disparaître. Et d'abord une nomenclature de l'estomac ne peut être que conventionnelle, en raison des changements de forme que la pensanteur impose à cet organe. C'est dire qu'il y a pas de délimitation anatomique précise entre les parties de cet organe. Il faut d'abord supposer l'estomac dans la position debout.

On peut alors distinguer une *portion descendante* et une *portion horizontale* (fig. 56).

La *portion descendante* comprend elle-même deux parties : la *grosse tubérosité* occupée par la bulle d'air, et le *corps* de l'estomac qui lui est sous-jacent.

La *portion horizontale*, en forme d'entonnoir, est unique ; ni l'anatomie, ni la physiologie ne permettent d'identifier un antrum pylori.

Entre ces deux parties, au sommet de l'angle qu'elles forment, se trouve la *petite tubérosité* qui répond au *fond* de l'estomac. Ce n'est en rien le fondus de certains auteurs. C'est bien, en

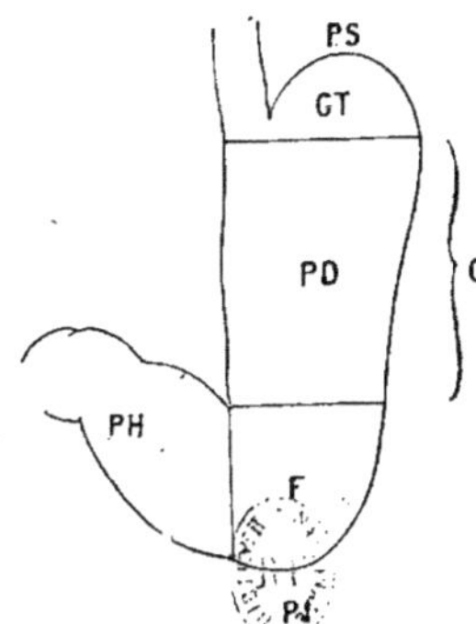

Fig. 56. — Nomenclature anatomo-clinique. — PD, portion descendante de l'estomac ; — PH, portion horizontale ; — PS, pôle supérieur ; — PI, pôle inférieur ; — GT, grosse tubérosité ; — F, fond de l'estomac ; — C, corps de l'estomac, comprenant la grosse tubérosité, la portion descendante et le fond.

effet, dans la position debout, la partie la plus basse de l'organe. Comme pour la vessie, le relâchement de la musculature ou l'excès de travail provoqué par un obstacle orificiel, l'exagère et il devient un véritable bas-fond ; c'est ce qui se passe dans la sténose pylorique et le relâchement atonique de la paroi.

Le point le plus déclive du fond sera désigné sous le nom de *pôle inférieur*, comme le point le plus élevé de la grosse tubérosité prendra le nom de *pôle supérieur*.

La *grande courbure* à droite et la *petite courbure* à gauche se rejoignent au niveau des deux orifices cardiaques et pyloriques.

La forme et les rapports de l'estomac du vivant donnés par les procédés de la clinique — Alors que jadis l'étude des commémoratifs et des symptômes accusés par le malade constituait l'élément principal du diagnostic, aujourd'hui les signes objectifs ont pris une importance primordiale, et c'est en partant de l'anatomie et de la physiologie normale que l'on arrive par déduction à la notion pathologique.

Médecins et chirurgiens se sont donc efforcés de multiplier les moyens de connaître l'aspect de l'estomac au lit du malade et les procédés mis en œuvre ont été multipliés devant la nécessité de mieux connaître.

Parmi ces procédés dont fait usage la clinique, un grand nombre sont tombés en désuétude en raison de leur insuffisance.

La *phonendoscopie*, imaginée par Blanchi, permet de préciser d'une façon assez exacte la forme et le contour des organes. Elle se pratique au moyen d'un petit instrument appelé phonendoscope, formé d'une sorte de tambour métallique recouvert de deux plaques minces d'ébonite ; à l'une d'elles sont adaptés deux récepteurs que l'on met aux oreilles, à l'autre une tige métallique que l'on applique sur la paroi au devant de l'organe. Pendant que le doigt percute ou frotte, l'oreille perçoit un son qui cesse ou diminue à la limite de l'organe.

La *diaphanie* est une méthode qui consiste à éclairer fortement la cavité d'un organe creux. Par translucidation, le viscère se projette en clair sur la paroi. On a utilisé ce moyen pour l'étude de la conformation de l'estomac surtout. Mickulicz fit construire une longue sonde à l'extrémité de laquelle s'adapte une lampe électrique. La sonde est introduite par l'œsophage dans l'estomac, puis illuminée. Dans l'obscurité, les contours de l'estomac apparaissent lumineux, le lobe gauche du foie, au contraire, se projette en sombre. Cette méthode n'a donné, du reste, que de médiocres résultats.

Nous en pourrions dire autant de *l'endoscopie* que l'on a tenté d'utiliser pour l'étude de la cavité stomacale.

Toutes ces méthodes ont cédé le pas devant les progrès constants de la radiologie.

En fait, la clinique utilise surtout en dehors de la radiologie, la palpation, la percussion, et la succussion.

L'estomac en partie caché par le rebord costal ne peut être, dans sa moitié supérieure, étudié par la palpation. Seule son extrémité inférieure, directement en contact avec la paroi souple de la région épigastrique et l'hypocondre gauche, est susceptible d'être explorée à la main.

Or, malgré leur situation relativement superficielle, l'antre et le canal pylorique ne peuvent être sentis par la main, quand ils sont normaux. La sensation des tensions de l'épigastre, les contractions péristaltiques de l'estomac, la douleur à l'exploration indiquent toujours des lésions de cet organe.

Si l'estomac normal ne peut être palpé, la percussion et la succussion permettent d'en percevoir imparfaitement les limites.

Par la percussion, dit A. Mathieu, on peut souvent mesurer avec une grande précision les limites de la cavité gastrique. Il faut procéder méthodiquement, percuter d'abord du thorax, du poumon vers l'estomac. Il est facile de déterminer ainsi la limite supérieure de cet organe ; on reconnaît du même coup, on se met dans l'oreille la sonorité qui lui est spéciale. On percute ensuite en sens contraire, de l'abdomen vers l'estomac ; en procédant ainsi, on arrive plus aisément à distinguer la sonorité de l'intestin et, en particulier, la sonorité du gros intestin, du tympanisme gastrique.

Normalement, la sonorité de l'estomac, d'après les recherches de Pacanowski, mesure 11 à 14 centimètres dans le sens vertical

chez l'homme et 10 seulement chez la femme et dans le sens horizontal, 24 centimètres chez l'homme, 18 chez la femme.
M. Sée et Mathieu sont du reste arrivés aux mêmes résultats.

La partie haute de la sonorité stomacale est perçue au niveau
de la partie inférieure du thorax, mais quand un épanchement
pleural diminue la résonnance, cette recherche n'est plus possible.

On délimite donc une zone sonore à concavité inférieure dont
la base répond au rebord thoracique et s'étend de l'angle costo-
xyphoïdien au cartilage de la 9ᵉ côte, en passant par le bord de
la 5ᵉ côte. C'est ce qu'on désigne en clinique sous le nom d'espace
sonore de Traube. Soupault écrit que la grosse tubérosité répond,
dans sa partie la plus élevée, au bord inférieur de la 4ᵉ côte gauche
et la partie la plus basse de l'estomac atteint une ligne horizontale passant par les cartilages des 9ᵉ côtes.

L'examen de l'estomac normal, sur le vivant, nous permet encore d'autres observations. La succussion pratiquée en exer-
çant du bout des doigts deux ou trois petites secousses au niveau
d'une ligne allant de l'ombilic à l'extrémité de la 9ᵉ côte gauche
ne révèle aucun bruit deux heures après le repas, car l'organe
est alors vide de tout contenu. Chez l'homme normal, l'estomac
cliniquement ne descend pas plus bas. L'existence du clapotage
stomacal au-dessous de cette ligne, après ingestion d'un verre
d'eau, est toujours le signe d'estomac anormal.

Moyens de fixité. — L'estomac est suspendu dans la cavité abdominale, disent les anatomistes, par les replis du péritoine qui passe sur lui pour gagner la paroi ou les organes voisins.
Cette façon de concevoir le péritoine est contraire à tout ce que
montre la pratique de la chirurgie. Le péritoine, mobile, extensible, sans résistance, n'a jamais pu servir de moyen de soutien
à aucun organe. La séreuse recouvre les moyens d'attache de l'estomac, comme elle recouvre ceux du foie, de l'utérus, de la vessie ou de tout autre organe.

L'estomac est *suspendu par sa grosse tubérosité et par l'œsophage*. Cette façon de comprendre la suspension de l'estomac
pourra paraître quelque peu révolutionnaire. Elle nous semble

cependant rigoureusement exacte. Nous allons tâcher de le démontrer.

L'estomac est suspendu dans la cavité abdominale de la même façon que le foie, c'est-à-dire par ses adhérences au diaphragme. Les vaisseaux limitent ses déplacements latéraux. Le péritoine, qui recouvre le ligament suspenseur de l'estomac et les vaisseaux, forme des replis qui n'ont aucunement le rôle de moyens d'attache. On pourrait enlever la totalité du péritoine périgastrique sans troubler en rien la suspension de l'organe ; seuls ses déplacements latéraux se trouvent augmentés.

Ligament suspenseur de l'estomac. — Il est formé par un tissu fibreux éparse qui suspend l'estomac par son pôle supérieur à la voûte du diaphragme. Ce tissu fibreux est tout à fait comparable à celui qui attache le foie entre les deux lames des replis coronaires. C'est une formation identique et presque symétrique, mais moins résistante. Il est formé de tissus fibreux lâches dont les faisceaux sont séparés par une légère infiltration de graisse.

Ce ligament se détache de la face inférieure du foliole gauche du foie et du pilier gauche du diaphragme. Il se fixe sur l'estomac au niveau du pôle supérieur et sur une grande étendue du versant postérieur de la grosse tubérosité.

Sa résistance est assez grande pour que jamais il ne se relâche. Il peut y avoir abaissement du pylore, du pôle inférieur de l'estomac, mais la grosse tubérosité reste constamment à sa place ; il peut y avoir pyloro-ptose, dilatation avec distension et constitution d'un bas-fond de l'estomac ; il n'y a jamais de gastroptose proprement dite.

Les deux lames péritonéales qui recouvrent la face antérieure et la face postérieure de l'estomac, se réfléchissent sur ce ligament d'attache en montant du sac gastrique sur la face inférieure du diaphragme, comme font les replis coronaires sur les adhérences du foie. La lame postérieure ne tapisse que les trois quarts inférieurs de la face postérieure de l'organe et tout le versant postérieur de la grosse tubérosité se trouve pour cette raison dénué de couverture séreuse.

L'estomac, ainsi attaché à la voûte diaphragmatique par son

extrémité supérieure, est forcément vertical dans la position debout. Ce mode d'attache permet de comprendre encore que, dans les positions couchées à droite ou à gauche, la grosse tubérosité conserve toujours ses rapports avec le diaphragme, alors que les deux courbures se déplacent et parfois même le pylore et le vestibule pylorique, s'il y a mobilité anormale de cette portion.

Les replis péritonéaux. — Les deux faces, antérieure et postérieure, de l'estomac sont recouvertes chacune par un feuillet péritonéal auquel on donne le nom de feuillet antérieur et de feuillet postérieur.

Au niveau des bords de l'estomac, les deux lames séreuses s'accolent et forment des méso péritonéaux dans l'intérieur desquels courent les vaisseaux qui se rendent à l'organe.

Nous avons déjà vu qu'au niveau de la grosse tubérosité les deux lames péritonéales ne se rejoignent pas. Elles restent écartées l'une de l'autre par le tissu fibreux du ligament suspenseur de l'estomac.

La *lame antérieure*, après avoir tapissé la face antérieure de l'estomac et de l'œsophage, arrive à la face inférieure de la voûte diaphragmatique et se réfléchit sur elle, en recouvrant le ligament suspenseur.

La *lame postérieure* recouvre la face postérieure de l'estomac, mais remonte moins haut que la lame antérieure. Arrivée au versant postérieur de la grosse tubérosité, elle se recourbe en arrière pour redescendre sur le diaphragme et les organes appliqués à la paroi postérieure de l'abdomen (aorte, capsule surrénale, rein et pancréas).

Ainsi la grosse tubérosité de l'estomac se trouve ceinte d'une couronne de réflexion péritonéale formée de deux moitiés qui correspondent aux deux lames antérieure et postérieure.

Ce véritable ligament coronaire de l'estomac se prolonge de chaque côté, comme fait le ligament coronaire du foie.

Le prolongement droit, formé par l'adossement des deux feuillets, antérieur et postérieur, du péritoine, constitue ce que l'on appelle le ligament ou mieux le méso gastro-hépatique ou encore le petit épiploon. Dans son épaisseur court la terminaison de l'artère coronaire et dans son bord libre le pédicule du foie.

Le prolongement gauche, formé également par l'adossement des deux feuillets antérieur et postérieur du péritoine, constitue ce que l'on appelle le ligament ou mieux le méso gastro-spléno-pancréatique. Dans son épaisseur se trouvent comprises l'artère splénique, ses branches, la gastro-épiploïque gauche et les vaisseaux courts ; la rate, organe hématopoïétique développé sur le trajet de l'artère splénique, est également comprise dans ce méso.

Le *méso gastro-spléno-pancréatique* va de la moitié supérieure de la grande courbure de l'estomac à la paroi postérieure de l'abdomen. Là, ses deux feuillets se séparent. Le feuillet antérieur se porte en avant sur la paroi latérale de l'abdomen ; le feuillet postérieur se porte en dedans sur la paroi postérieure de l'abdomen.

Au niveau de la moitié inférieure de la grande courbure, les deux feuillets péritonéaux antérieur et postérieur de l'estomac s'accolent pour constituer le ligament ou mieux méso gastro-colique ou encore grand épiploon.

Ce méso contient dans son épaisseur les deux artères gastro-épiploïques droite et gauche.

Dans sa partie gauche, il prolonge par en bas le méso gastro-spléno-pancréatique ; dans sa partie droite, il se fixe à la grande courbure de l'estomac.

Les deux feuillets, avant d'aller rejoindre la paroi postérieure de l'abdomen, descendent très bas, en formant une sorte de poche, puis ils se fusionnent avec la face supérieure du méso-côlon transverse.

Ainsi, dans la grande cavité péritonéale, les feuillets séreux qui partent des deux contours de l'estomac délimitent en arrière de ce viscère une autre cavité péritonéale plus petite, qu'on appelle pour cette raison cavité rétro-stomacale ou arrière-cavité des épiploons. Nous renvoyons pour son étude détaillée aux traités spéciaux d'anatomie descriptive.

Cette poche rétro-stomacale peut devenir le siège d'inflammations et de collections indépendantes de la grande cavité avec laquelle elle ne communique que par l'étroit hiatus de Winslow, facilement oblitéré par des adhérences. Ces abcès de l'arrière-cavité des épiploons sont difficiles à sentir et à diagnostiquer en raison de leur profondeur.

La présence des méso de l'estomac rend difficile l'exploration de la face postérieure de l'organe. Il est indispensable de les effondrer pour aborder cette face. Ils sont minces, les vaisseaux qui courent dans l'intervalle de leurs feuillets sont assez espacés pour que l'on puisse sans crainte faire une brèche dans leur intervalle et retourner l'estomac dans l'orifice ainsi fait. Dans certains cas, il est vrai, les feuillets du grand épiploon se trouvent fusionnés sur une hauteur plus ou moins grande, mais on peut toujours, en sectionnant le grand épiploon au voisinage de la grande courbure de l'estomac, retrouver la cavité rétro-stomacale.

Vaisseaux de l'estomac. — Dans l'épaisseur de ces méso passent les artères et les veines qui vont de la région prévertébrale à l'estomac.

Les vaisseaux artériels de l'estomac partent du tronc cœliaque ou de ses branches et viennent suivre les deux courbures de l'organe. La pylorique et la coronaire stomachique se disposent suivant la petite courbure. La gastro-épiploïque droite et la gastro-épiploïque gauche occupent les deux tiers inférieurs de la grande courbure. Ces deux cercles artériels se disposent autour de la partie mobilisable de l'estomac et en suivent les déplacements. La grosse tubérosité, toujours fixe, n'a pas besoin de ce dispositif.

La grande fréquence des interventions sur l'estomac oblige le chirurgien à parfaitement connaître la disposition des vaisseaux de l'organe qu'il est souvent appelé à lier ou à ménager suivant les cas.

Le petit cercle artério-veineux. — Il est formé par les artères et les veines pylorique et coronaire stomachique (fig. 57).

La *pylorique* naît de l'hépatique propre ou de la branche gauche de l'hépatique propre quand celle-ci se divise d'une façon précoce. Il est exceptionnel de la voir prendre origine du tronc de l'hépatique commune ou de la gastro-duodénale.

Son calibre est minime, 1 ou 2 millimètres généralement.

Elle présente dans son trajet deux portions bien distinctes : dans la première partie, elle est fixe et comprise comme nous l'avons vu (voir page 88) dans les éléments du pédicule hépatique. Dans la seconde partie, elle devient libre et mobile avec le bord supérieur de la région pylorique sur laquelle elle s'applique.

Le segment fixe de l'artère pylorique, long de deux à trois centimètres, est caché par le feuillet antérieur du petit épiploon dans sa partie pédiculaire. L'artère descend un peu oblique à gauche et à peu près parallèle à l'artère hépatique propre sur laquelle elle se trouve étroitement appliquée par le tissu conjonctivo-nerveux du plexus hépatique. Il est très difficile de la découvrir et de l'isoler à ce niveau en raison de ce fait. Avant d'aborder le tube digestif, l'artère surcroise le tronc de l'hépatique commune ou parfois celui de la gastro-duodénale au niveau de son origine.

Dans ce segment, la veine pylorique reste à côté de l'artère. Elle s'en sépare en restant à droite d'elle et s'engage soit au-dessous de la gastro-duodénale, soit à droite de l'hépatique pour se jeter dans le tronc porte au niveau de sa partie moyenne.

Dans le segment mobile, la pylorique s'engage entre les deux feuillets de l'attache intestinale du petit épiploon. Elle décrit une courbe à concavité supérieure et gauche, court parallèlement au bord supérieur du duodénum et à quelques millimètres de lui, puis croise le pylore et se termine enfin sur la petite courbure de l'estomac contre laquelle elle est appliquée.

Cette terminaison est un peu variable. Tantôt l'artère se bifurque et ses deux branches s'anastomosent avec deux branches identiques de la coronaire ; tantôt elle s'anastomose sans se bifurquer avec la branche postérieure de la coronaire ; tantôt enfin elle s'épuise dans la paroi de l'estomac sans s'anastomoser.

Dans ce deuxième segment, l'artère pylorique est très facile à lier. On peut aisément la voir et passer un fil au-dessous d'elle, au niveau de la petite courbure, mais comme elle est directement appliquée à la paroi stomacale, il est plus facile de charger au moyen d'une aiguille pointue un peu de la paroi de l'estomac en même temps que l'artère.

Si l'on doit faire la ligature un peu en arrière, dans sa partie duodénale, rien n'est plus aisé pour trouver l'artère que d'abaisser légèrement le pylore, la pylorique se dessine aussitôt à travers le feuillet antérieur du petit épiploon en une corde tendue sous laquelle on passe le fil à ligature.

La *coronaire stomachique* complète le petit cercle artériel.

Elle naît du tronc cœliaque dans le plus grand nombre des cas. Mais contrairement à l'opinion jusqu'ici classique, elle est plus souvent une branche collatérale qu'une branche terminale.

Son calibre est faible, un peu plus gros cependant que celui de la pylorique ; elle mesure 2 à 4 millimètres de diamètre.

Née du tronc cœliaque au niveau de la partie moyenne de sa face supérieure, elle se dirige d'abord en haut et un peu à gauche, toujours accolée à la paroi postérieure de l'abdomen, puis arrivée un peu en dessous du niveau du cardia, elle décrit une courbe à concavité inférieure et droite en soulevant le péritoine pariétal et atteint enfin la petite courbure de l'estomac à laquelle elle s'applique.

Comme la pylorique, la coronaire stomachique possède donc un segment fixe ou pariétal et un segment mobile ou viscéral.

Le segment fixe, ascendant, s'accole d'abord au tronc cœliaque, puis croise le pilier gauche du diaphragme qui le sépare de l'aorte abdominale.

Dans tout ce trajet fixe, l'artère est entourée par les branches du plexus solaire. Les rameaux du pneumogastrique qui s'y rendent passent tantôt en avant tantôt en arrière du vaisseau. Les ganglions lymphatiques prœ-aortiques du groupe cœliaque supérieur se trouvent placés contre son origine.

Le péritoine pariétal assez épais à ce niveau, passe en avant de l'artère coronaire et la dissimule.

Dans ce segment, la veine coronaire se sépare de l'artère. Elle l'accompagne jusqu'à son origine, mais à ce moment, la veine continue à descendre, croise le tronc cœliaque généralement dans la bifurcation de l'hépatique et de la splénique et va aboutir soit dans l'orifice de la veine porte, soit dans la veine splénique.

Dans ce premier segment, les vaisseaux coronaires sont à peu près impossibles à découvrir opératoirement. Le scalpel de l'anatomiste a déjà beaucoup de difficultés à les dégager du tissu fibro-nerveux qui les enveloppe. Le chirurgien risquerait gros à tenter la ligature à un niveau où elle serait d'ailleurs inutilement difficile.

Presque aussitôt comme la veine, elle se termine en deux branches, l'une antérieure, l'autre postérieure, qui suivent la petite courbure de l'estomac. Quand l'estomac se distend, ces deux branches s'écartent légèrement l'une de l'autre et comme en se distendant l'organe tend sa couverture séreuse et dédouble légèrement le petit épiploon, les deux branches terminales qui suivent la petite courbure à l'état de vacuité, paraissent se reporter sur les faces à l'état de distension. Cette disposition a une certaine importance lorsqu'on tente la ligature.

Au niveau de sa crosse, la coronaire est très facile à lier : on la voit à travers sa couverture séreuse et il est aisé de la mettre à nu et de passer un fil au-dessous d'elle. Plus bas, quand elle s'est déjà bifurquée, on peut facilement prendre dans le même fil les deux rameaux quand l'estomac est vide, ce qui arrive le plus souvent. Dans certains cas, où l'organe est distendu, on est forcé de lier isolément les deux branches antérieure et postérieure. Comme d'autre part, elles sont accolées intimement à la paroi gastrique, il faut généralement les charger en même temps que quelques fibres de la paroi stomacale.

Nous avons vu plus haut comment la coronaire stomachique s'anastomosait avec la pylorique.

Branches du petit cercle vasculaire de l'estomac. — Du petit cercle artério-veineux se détachent un certain nombre de branches pour le tube digestif (fig. 57).

Dans son deuxième segment, mobile, l'artère accompagnée de sa veine soulève d'abord le péritoine pariétal en formant une sorte de faux qui cloisonne incomplètement l'arrière-cavité des épiploons et à laquelle on donne le nom de ligament pancréatico-gastrique. Puis elle aborde la petite courbure de l'estomac sur laquelle elle s'applique intimement.

Aux deux extrémités de l'arcade artérielle, partent deux petits

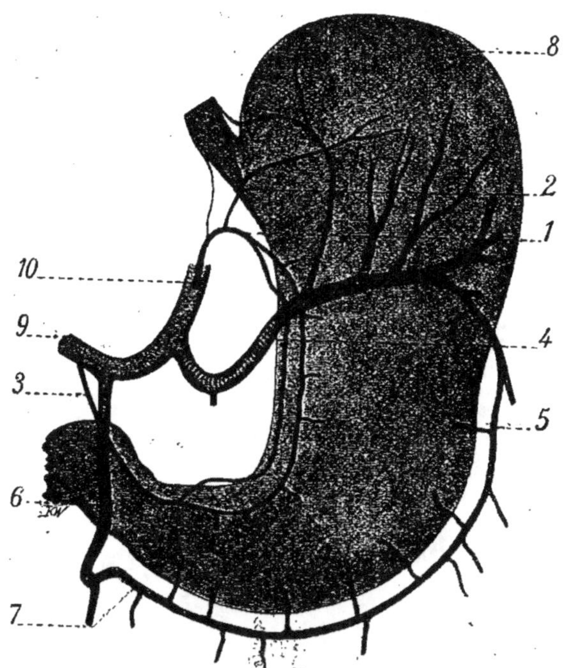

Fig. 57. — Les deux cercles artériels de l'estomac. Ceux-ci entourent la partie mobile de l'organe et lui laissent ainsi du jeu pour les déplacements latéraux et de la place pour la distension. La grosse tubérosité, fixe et moins dilatable, a des vaisseaux disposés différemment.

1, Coronaire stomachique ; — 2, branche œsophago-cardio-tubérositaire antérieure ; — 3, artère pylorique ; — 4, artère splénique ; — 5, artère gastro-épiploïque gauche ; — 6, artère gastro-duodénale ; — 7, artère gastro-épiploïque droite ; — 9, artère œsophago-cardio-tubérositaire postérieure ; — 9, artère hépatique ; — 10, tronc cœliaque.

rameaux : l'un pour l'œsophage, l'autre pour le duodénum. Tous les autres rameaux se distribuent à l'estomac. Des rameaux veineux identiques accompagnent ces artérioles.

Le *rameau œsophagien* naît de la crosse de la coronaire stomachique, il suit le bord du cardia, puis de l'œsophage et gagne ensuite sa face postérieure. Il est court, mince, et s'épuise dans la face postérieure de la portion abdominale de l'œsophage.

Le *rameau duodénal* naît de la pylorique au moment où ce vaisseau cotoie le bord supérieur du duodénum. Ce mince et court rameau descend verticalement vers l'intestin et se ramifie presque aussitôt dans ses parois.

Les *rameaux gastriques* partent à angle droit de l'arcade artérielle comme les dents d'un peigne. Ils sont au nombre de 20 à 30 et naissent à des distances variables les uns des autres. Les deux rameaux extrêmes se distribuent l'un au cardia, l'autre au pylore.

Le *rameau cardiaque* naît de la crosse de la coronaire, généralement d'un tronc commun avec un petit rameau œsophagien antérieur qui court sur la face antérieure de l'œsophage abdominal et s'y distribue. Ce rameau cardiaque, de très petit calibre, s'épuise en arrivant dans l'angle œsophago-tubérositaire.

Le *rameau pylorique* naît de l'artère pylorique, s'en détache à angle droit et croise l'axe du pylore, dont il suit le sillon duodéno-pylorique. Presque aussitôt, il se divise en un pinceau de tous petits ramuscules qui s'anastomosent avec des vaisseaux identiques et plus volumineux venus de la gastro-épiploïque droite.

Tous les autres rameaux gastriques naissent de la terminaison de la coronaire ou des branches de division de la coronaire et de la pylorique. Ils se jettent sur les faces de l'estomac, les postérieurs venant de la branche postérieure de l'arcade, les antérieurs de la branche antérieure. Ils courent pendant quelques centimètres sous le péritoine viscéral, puis pénètrent entre les faisceaux musculaires pour gagner enfin la muqueuse gastrique. Ils irriguent en partie la portion horizontale et le corps de l'estomac. La grosse tubérosité a un rameau spécial : le rameau tubérositaire antérieur.

Ce *rameau tubérositaire antérieur* naît de la crosse de la coronaire, souvent par un tronc commun avec le rameau cardio-œsophagien. Il se porte à gauche, croise la grosse tubérosité en donnant trois ou quatre rameaux ascendants qui montent vers le pôle supérieur de l'organe. Les extrémités de ces rameaux s'anastomosent avec des branches identiques venues d'une artère tubérositaire postérieure que nous verrons plus loin.

Le grand cercle artério-veineux. — Le grand cercle artério-veineux de l'estomac est fourni par les vaisseaux gastro-épiploïques droits et gastro-épiploïques gauches (fig. 57).

L'*artère gastro-épiploïque droite* est, avec la pancréatico-duodénale, une des branches terminales de la gastro-duodénale. Son calibre est tel à son origine qu'elle semble continuer le tronc de la gastro-duodénale et que la pancréatico-duodénale paraît être une de ses branches collatérales (fig. 58).

Elle naît en arrière du duodénum, immédiatement au niveau de son bord inférieur, et gagne aussitôt la grande courbure de l'estomac qu'elle suit à petite distance.

La gastro-épiploïque droite prend son origine à la limite de la portion mobile du duodénum avec sa portion fixe, autrement dit à l'extrémité droite de la grande bourse épiploïque. De fait, elle est séparée en dedans de l'arrière-cavité des épiploons par le seul feuillet péritonéal postérieur à travers lequel on l'aperçoit par transparence. En dehors et en avant, la face postérieure du pylore-duodénum la recouvre. En arrière, elle repose sur la face antérieure de la tête pancréatique dont la sépare un tissu cellulaire lâche.

Après un ou deux centimètres de parcours, l'artère, décrivant une courbe à concavité supérieure et gauche, croise le pylore à un travers de doigt de distance et suit, toujours à distance, la grande courbure de l'estomac. Elle occupe alors l'intervalle des deux feuillets du grand épiploon. A peu près au niveau du fond de l'estomac, elle s'anastomose à plein canal avec la gastro-épiploïque gauche. C'est là sa disposition à peu près constante ; dans

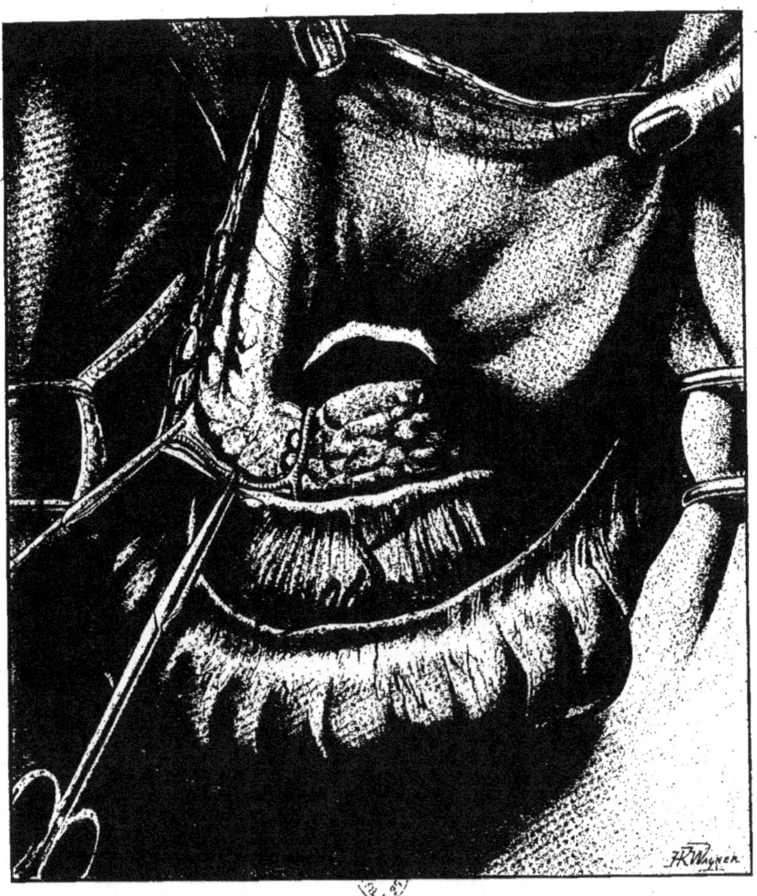

Fig. 58. — (D'après Cunéo). L'artère gastro-duodénale dans sa portion juxta-pancréatique. L'artère gastro-épiploïque droite lui fait suite et circonscrit à distance la grande courbure de l'estomac. Cette figure reproduit très exactement la façon dont cette artère se présente au chirurgien qui doit la lier, au cours d'une pylorectomie, par exemple.

quelques cas, cependant, cette anastomose ne se produit pas ou est réduite à un petit vaisseau insignifiant.

Dans tout son trajet, la volumineuse veine gastro-épiploïque droite accompagne son artère. Mais cette veine a un trajet plus long que l'artère.

En effet, arrivé au-dessous du duodénum, la veine abandonne l'artère et se porte brusquement en dedans, sous le péritoine qui tapisse la face antérieure de la tête pancréatique qu'elle croise. Elle arrive ainsi, à peu près horizontale, jusqu'au tronc de la veine grande mésentérique au niveau du point où celle-ci s'engage sous le pancréas. C'est à ce niveau que la veine gastro-épiploïque droite se termine en se jetant dans la grande mésentérique.

Dans toute leur longueur, les vaisseaux gastro-épiploïques droits sont accompagnés de ganglions lymphatiques qui se disposent soit au-dessus, soit au-dessous d'eux ; ce sont les ganglions sous-pyloriques de Poirier et Cunéo.

Ce que nous venons de dire du trajet des vaisseaux gastro-épiploïques droits montre combien il est facile de découvrir et de lier ces vaisseaux.

Dans la plus grande partie de son parcours, le paquet vasculaire est facilement visible, toujours distant du tractus digestif et, par conséquent, rien n'est plus aisé que de passer au-dessous le fil à ligature.

Dans sa portion initiale, l'opération présente une difficulté un peu plus grande. Encore est-il toujours facile de découvrir le tronc artériel en effondrant le péritoine du grand épiploon à l'union de la portion mobile et de la portion fixe du duodénum. Leriche et Villemin, Rossi et Cora ont décrit d'ailleurs à ce niveau une petite anse en forme d'U que fait l'artère et qui faciliterait grandement sa découverte et sa ligature.

La ligature des vaisseaux gastro-épiploïques est un des temps primordiaux de la pylorectomie. D'autre part, comme le cancer est une des affections qui imposent le plus ordinairement la pylorectomie et que le long des vaisseaux courent les ganglions lymphatiques sous-pyloriques, il sera nécessaire de réséquer, en même temps que la tumeur, un segment plus ou moins grand des vaisseaux gastro-épiploïques et les ganglions qui les accompagnent.

Les *vaisseaux gastro-épiploïques gauches* complètent le grand cercle vasculaire.

L'artère gastro-épiploïque gauche naît au niveau de la bifurcation terminale de la splénique, en arrière du corps de l'estomac. Son calibre, à peu près égal à la gastro-épiploïque droite, mesure 3 à 4 millimètres de diamètre.

Elle se porte dès son origine en bas, à gauche et en avant, puis arrivée au niveau du bord gauche de l'estomac, elle décrit une courbe à concavité interne et se porte à droite presque horizontalement. Finalement elle se termine en s'anastomosant avec celle du côté droit, à la hauteur du pôle inférieur de l'organe.

Cette artère présente donc deux segments : un segment rétro-gastrique et un segment sous-gastrique.

Dans sa première partie, l'artère est comprise dans le ligament ou méso gastro-splénique. Elle croise en arrière et à gauche la moitié inférieure de la face interne de la rate. En dedans et en avant, elle est cachée par le corps de l'estomac qu'elle contourne. En bas, elle cotoie l'angle splénique, du côlon et une courte partie du côlon transverse.

Dans son segment sous-gastrique, l'artère suit la grande courbure de l'estomac. Elle est apparente, aussitôt que l'abdomen est ouvert. Elle se trouve, en effet, comprise entre les deux feuillets du grand épiploon dont la minceur la laisse facilement transparaître. Elle émerge de la face postérieure de l'estomac au niveau de la partie moyenne de la portion descendante et suit dès lors son bord inférieur. Sur tout ce dernier parcours, elle reste constamment éloignée d'un à deux centimètres de la grande courbure, quand l'estomac est vide.

La veine gastro-épiploïque gauche accompagne l'artère dans toute son étendue et se jette dans les veines du hile splénique, à peu près au même niveau que celui où est née l'artère.

La ligature du paquet vasculaire gastro-épiploïque gauche ne présente réellement aucune difficulté. On les voit sur toute l'étendue de leur trajet et il suffit de récliner l'estomac pour trouver sa portion rétro-stomacale.

Branches du grand cercle vasculaire de l'estomac. — Le grand cercle vasculaire de l'estomac est complété du côté droit par la gastro-duodénale et le tronc de l'hépatique commune ; du côté gauche, la splénique termine le circuit. C'est de ce cercle que vont naître tous les vaisseaux qui abordent la grande courbure de l'estomac, comme nous avons vu naître du petit cercle tous ceux qui aboutissent à la petite courbure (fig. 57).

De l'arcade formée par les deux gastro-épiploïques, c'est-à-dire depuis le pylore jusqu'à la moitié du corps de l'estomac naissent une série de petites artères qui se détachent à angle droit pour gagner aussitôt le bord stomacal. Elles sont au nombre de 20 à 30 et se disposent à intervalles assez réguliers les unes des autres. Parfois le petit tronc artériel se bifurque après quelques millimètres de longueur en donnant deux branches : l'une pour la face antérieure, l'autre pour la face postérieure de l'estomac. Plus souvent ces branches naissent isolément de l'arcade et gagnent leurs faces respectives. Elles s'anastomosent à la surface ou dans l'épaisseur de la paroi stomacale avec les branches identiques nées du petit cercle vasculaire.

La première branche de cette arcade a donné lieu à un certain nombre de travaux et de discussions, c'est *le rameau pylorique*. Ce petit vaisseau, arrivé au niveau du pylore, se distribue en un bouquet dont les ramuscules se terminent dans le pylore, l'origine du duodénum et la fin du vestibule pylorique. L'un d'eux suit le sillon pylorique. Une veinule accompagne chacun de ces rameaux. Chacun s'anastomose avec les rameaux semblables venus de la pylorique supérieure.

C'est à l'anastomose veineuse qui occupe le sillon pylorique qu'on a donné le nom de *veine prépylorique*. Au dire des chirurgiens anglais et nord-américains, cette veine servirait à délimiter duodénum et pylore et par conséquent les ulcères duodénaux et pyloriques.

Or, il semble bien qu'on ait donné à ce ramuscule souvent insignifiant une importance que n'autorise ni son volume ni sa régularité. Comme le fit remarquer Vigues, cette anastomose n'est pas constante, bien qu'elle soit fréquente. Mais, en outre, Souligoux montra que les ramuscules duodénaux et gastriques du même petit pinceau vasculaire peuvent prendre assez d'importance pour que le vaisseau, qui paraît représenter la veine pré-pylorique, se trouve dès lors placé soit sur le duodénum, soit sur l'estomac. Au reste, cette question qui a fait beaucoup écrire est de maigre importance.

Vaisseaux courts. — La région pylorique, le fond, la moitié inférieure du corps sont donc irrigués par une série de branches tombant perpendiculairement sur les deux courbures. La grosse tubérosité a une irrigation différente. Les branches qui s'y rendent, au lieu d'être perpendiculaires à l'axe de l'organe, comme celles qui vont à la portion horizontale et au corps, ont tendance à devenir parallèles à l'axe de la grosse tubérosité. Elles sont ascendantes et se dirigent vers le pôle supérieur de l'estomac. On leur donne le nom de *vaisseaux courts*. Il faut y joindre les deux artères tubérositaires antérieure et postérieure.

Les vaisseaux courts naissent du tronc de l'artère splénique, des branches hiliaires de la rate, de l'orifice de la gastro-épiploïque gauche. Ils sont au nombre de 6 à 8. Le tronc de la splénique et la gastro-épiploïque ne donnent généralement qu'un seul vaisseau court chacun.

Ces vaisseaux montent dans le ligament gastro-splénique et abordent la face postérieure et le bord gauche de la grosse tubérosité. Ils montent vers le pôle supérieur que tous n'atteignent pas et se ramifient dans l'épaisseur de la paroi stomacale.

Des *deux artères tubérositaires* nous connaissons déjà l'antérieure que nous avons vue naître de la coronaire stomachique.

La tubérositaire supérieure, ou premier des vaisseaux courts, naît généralement du tronc de l'artère splénique, monte sous le péritoine postérieur de l'arrière-cavité des épiploons et se distribue à la partie la plus interne de la grosse tubérosité et au cardia. Une de ses branches se distribue à la face postérieure de l'œsophage. Elle est, donc comme la tubérositaire antérieure, œsophago-cardio-tubérositaire.

En somme, la distribution des artères de l'estomac semble régie par les mouvements actifs et passifs de l'organe. Le corps et le fond, très mobiles, reçoivent leurs vaisseaux d'arcades mobiles comme eux. Leurs mouvements d'expansion et de dilatation obligent le grand cercle des gastro-épiploïques à rester à distance de l'estomac, ce qui lui donne de la marge et évite la gêne circulatoire.

La grosse tubérosité, au contraire, portion fixe, n'a pas besoin de cercle artériel qui suive ses déplacements et ses branches de distribution n'ont pas à craindre la distension et l'étirement, car ses changements de volume sont peu importants.

Connexions médico-chirurgicales de la face antérieure de l'estomac. —Au point de vue médico-chirurgical, l'estomac est un organe mi-partie thoracique, mi-partie abdominale, en ce sens que sa moitié supérieure est cachée par le squelette thoracique, sa moitié inférieure étant seule en connexion avec la paroi abdominale. Il est donc possible de palper sa moitié inférieure seulement, il est difficile d'aborder chirurgicalement sa moitié supérieure.

La portion thoracique de l'estomac est représentée par la grosse tubérosité et les deux tiers supérieurs de la portion descendante de l'organe.

En avant, elle est recouverte par le rebord cartilagineux du thorax, la 9ᵉ, 8ᵉ, 7ᵉ, 6ᵉ, et 5ᵉ côtes, ainsi que les espaces intercostaux correspondants.

En largeur, la projection de l'estomac se fait suivant une bande d'un travers de main de large environ, qui s'étend suivant deux lignes verticales, l'une passant par le bord gauche du sternum, l'autre par la ligne axillaire antérieure.

La partie supérieure de l'estomac est en contact direct sur une grande étendue avec le dôme diaphragmatique dont les mouvements abaissent et soulèvent le pôle supérieur à chaque inspiration. En avant, cependant, l'extrémité gauche du foie s'insinue entre le diaphragme et l'estomac. Cette partie de l'estomac recouverte par le foie est d'ailleurs assez variable suivant les individus et aussi suivant la forme du thorax.

Il arrive parfois que le lobe gauche du foie anormalement développé recouvre entièrement la face antérieure de la grosse tubérosité et la moitié supérieure de la portion descendante.

Normalement chez les individus à thorax étroit, et pour cette raison chez la femme d'une façon à peu près constante, le foie recouvre une très grande étendue de la face antérieure de l'estomac.

Le cul-de-sac pleural, et, dans les mouvements respiratoires, le bord inférieur du poumon gauche s'engagent entre le diaphragme et le gril costal. Le cœur enveloppé de son péricarde ne se trouve séparé de l'estomac que par la mince lame du diaphragme et la languette du lobe gauche du foie. Aussi comprend-on que les mouvements du cœur se répercutent jusque sur la paroi stomacale et son contenu, ce que l'on constate parfaitement chez certains sujets à la radioscopie.

Les relations intimes de la partie supérieure de l'estomac expliquent facilement la possibilité de hernies thoraciques de l'estomac. Lorsqu'une malformation congénitale ou plus souvent les plaies ont fait une déhiscence anormale à la voûte diaphrag-matique, sous l'influence de la pression abdominale l'estomac a tendance à remonter dans l'hémi-thorax gauche. Des exemples nombreux de cet accident ont été constatés au cours de cette guerre.

La grosse tubérosité et le cardia, profondément engagés sous la coupole diaphragmatique, sont d'un abord difficile pour le chirurgien et cette difficulté s'augmente encore avec la confor mation de certains thorax étroits, ce qui rend plus profond et plus haut le dôme du diaphragme. Sans doute, on peut se donner du jour en réclinant sur une valve le rebord élastique du thorax, mais ce n'est pas toujours suffisant et le chirurgien se voit forcé d'élargir ses moyens d'action, soit en réséquant le rebord thoracique, soit en sectionnant les côtes pour pouvoir plus facilement les récliner, comme le préconise Lannelongue.

On a proposé pour atteindre cette portion thoracique de l'estomac des voies d'abord variées. Billroth et Wolfier ont employé et recommandé une incision para-costale gauche. Sencert préconise une incision angulaire à sommet supérieur. La branche interne du V est médiane et s'étend de l'ombilic à l'appendice xyphoïde, la branche externe suit le rebord costal. On a ainsi un grand lambeau pointu à sommet supérieur. Le jour qu'il donne est, en effet, considérable si l'on y associe la résection ou la section du rebord costal.

Comme toutes les incisions parallèles au rebord costal, celle-ci a le gros inconvénient de sectionner les nerfs intercostaux qui se rendent à la paroi abdominale et, de ce fait, d'exposer à l'éventration.

Aussi préférons-nous de beaucoup tout autre procédé qui ménage ces rameaux nerveux et à ce point de vue, l'incision de Rio Branco (Voir page 39), transportée à gauche, a-t-elle avec celle de Czerny, dont elle est une modification, l'immense avantage de respecter ce point de vue d'anatomie chirurgicale.

La *partie abdominale* de l'estomac est formée par le tiers inférieur de la portion descendante, la portion ascendante et le pylore. C'est la portion palpable, c'est aussi celle sur laquelle le chirurgien peut agir avec le plus de facilité.

La direction oblique en bas et en avant de l'organe la rapproche de la paroi abdominale antérieure contre laquelle elle vient même s'appuyer. La saillie prononcée que fait la colonne vertébrale en avant, fournit un point d'appui sur lequel on peut explorer la partie basse de l'estomac.

La portion abdominale de l'estomac se projette sur la paroi abdominale antérieure, suivant une sorte de triangle limité en haut et à gauche par le rebord costal, en dedans par la ligne ombilico-xyphoïdienne qu'elle dépasse à peine, en bas par une ligne unissant l'ombilic à la pointe de la 9e cote. Cette image est d'ailleurs susceptible des plus grandes variations avec l'état de vacuité, de réplétion, ou de tonicité de l'estomac et suivant l'état des organes avoisinants.

L'estomac n'est cependant pas en contact avec la paroi abdominale dans toute l'étendue de cet espace triangulaire. Le foie en haut et à droite, le côlon transverse en bas et à gauche s'insinuent entre l'estomac et la paroi et diminuent l'étendue du contact.

Le bord inférieur du lobe gauche du foie croise l'angle chondro-xyphoïdien du thorax, obliquement en haut et à gauche. Il descend normalement jusqu'à une ligne unissant l'extrémité de la 9ᵉ côte droite à l'extrémité de la 8ᵉ côte gauche. Sur les individus à thorax étroit, le foie descend plus bas encore. Par conséquent la petite courbure, le pylore et la portion prépylorique sont séparés de la paroi abdominale par ce volet hépatique qui les recouvre et qu'il faut relever ou récliner au cours d'une intervention.

Le côlon transverse et son angle gauche recouvrent la grande courbure. Sédillot et Tillaux ont trouvé des cas où le côlon transverse remontait jusqu'au rebord costal ; de telle sorte qu'aucune partie de la face antérieure de l'estomac n'entrait en contact avec la paroi abdominale. Suivant Léon Labbé, la face antérieure de l'estomac vide serait toujours accessible directement, mais seulement sur un petit espace triangulaire dont la base regarde en bas et correspond à la grande courbure de l'estomac et dont les bords sont formés : à droite par le lobe gauche du foie et à gauche par le rebord des fausses côtes. Au reste, ces discussions, importantes à leur époque, sont aujourd'hui sans intérêt, depuis que l'on peut sans danger pratiquer de larges laparotomies à travers lesquelles on ne risque plus de prendre le côlon transverse pour l'estomac.

Ces notions cependant nous permettent de comprendre que, dans une gastrostomie, la bouche siègera toujours sur le segment inférieur de l'estomac, si près du rebord costal que l'on pratique l'incision.

L'on conçoit mal l'opinion des chirurgiens qui prétendaient que pour avoir une bouche continente, il fallait la faire haute. Il suffit qu'elle soit étroite et près de la petite courbure. Il est impossible de la faire haute ou pour mieux dire sur la portion descendante, car l'estomac, attaché par son pôle supérieur, ne se laisse pas abaisser et la portion descendante est profonde et cachée par le gril costal.

Une incision parallèle au rebord costal et aussi près de lui que possible sera la meilleure pour découvrir la face antérieure de la portion abdominale.

Si l'on veut aborder la portion pylorique, cette incision n'est plus d'aucune aide. Il faut alors avoir recours à l'incision médiale sus-ombilicale. Les rapports du pylore avec la ligne médiane permettent aisément de comprendre que cette voie est la meilleure pour atteindre cette partie de l'organe.

Connexions médico-chirurgicales de la face postérieure de l'estomac. — L'épaisseur de la paroi postérieure et les importants organes qui s'appuient sur elle rendent impossible l'abord chirurgical de l'estomac par derrière. Mais les connexions expliquent un certain nombre d'accidents qui peuvent se présenter au cours de certaines de ses maladies.

Comme pour la face antérieure, tous les rapports de la face postérieure sont médiats du fait des deux feuillets péritonéaux, pariétal et viscéral, qui la séparent des organes voisins.

En arrière, le péritoine forme une poche, l'arrière-cavité des épiploons, dont le seul hiatus de Winslow assure la communication avec la grande cavité péritonéale. Aussi comprend-on que, dans certains cas, des suppurations d'origine stomacale puissent se développer dans cette cavité rétro-stomacale sans qu'il se produise d'infection du reste de la séreuse péritonéale.

Dans *sa partie supérieure*, la face postérieure de l'estomac répond au pilier gauche du diaphragme, à la capsule surrénale et à la moitié supérieure du rein gauche sur lesquels d'ailleurs l'estomac marque souvent son empreinte sous la forme d'un méplat. Le versant préhilaire de la face interne de la rate s'applique également à la face postérieure de l'estomac sur lequel elle se moule en creux.

Dans *sa partie inférieure*, l'estomac est croisé transversalement par le pancréas ; celui-ci, par sa face antérieure, entre en connexion avec le pylore, la face postérieure de la portion ascendante de l'estomac et plus spécialement la petite courbure dans sa moitié pylorique. Enfin, la queue du pancréas croise le corps de l'organe, à l'union de son tiers supérieur avec ses deux tiers inférieurs.

La tête et le col du pancréas, soulevés par la saillie vertébrale, soulèvent à leur tour le vestibule pylorique et le pylore, si souvent le siège de néoplasmes et d'inflammations ulcéreuses. On conçoit ainsi pourquoi cette partie de l'estomac vient adhérer à cette portion du pancréas.

L'artère splénique suit le bord supérieur du pancréas et c'est encore une raison pour laquelle les ulcères gastriques attaquent parfois cette artère, provoquant ainsi des hémorragies foudroyantes.

Au-dessous du pancréas, la face postérieure de l'estomac repose sur le côlon transverse et le méso-côlon transverse qui la séparent de la masse des anses grêles. Pour suturer l'anse jéjunale à la face postérieure de l'estomac dans la gastro-entérostomie-rétro-colique, il faudra passer au travers de ce méso-côlon. Dans un petit nombre de cas, le côlon transverse est presque accolé à la paroi abdominale postérieure et le méso-côlon transverse est extrêmement court ; l'estomac n'est alors séparé des anses grêles que par le côlon et le grand épiploon qui y est appendu. C'est alors, à travers le feuillet postérieur de celui-ci, qu'il faut pénétrer dans l'arrière-cavité des épiploons pour pratiquer la gastro-entéro-anastomose postérieure précolique.

A ce point de vue, il faut se souvenir que le côlon transverse reçoit une artère qui lui est propre, la colique transverse fournie par la grande mésentérique. Cette artère émerge au-dessous de la tête du pancréas, en arrière du vestibule pylorique par conséquent. Elle se distribue à tout le côlon transverse et s'anastomose au niveau des angles avec la colique droite et la colique gauche. Malgré ses anastomoses en arcades, la circulation du côlon transverse peut se trouver gravement compromise si une manœuvre inhabile a lésé l'artère colique transverse au moment de la perforation du méso-côlon. Aussi faudra-t-il avoir grand soin de ménager les vaisseaux du côlon transverse, lorsqu'au cours de la gastro-entéro-anastomose, on traverse le méso pour aboucher l'anse grêle.

LA RATE

La rate partage avec l'estomac la plus grande partie de la loge sous-phrénique gauche. Elle occupe la région supérieure et externe de la loge, en arrière de l'estomac. Elle est ainsi entièrement recouverte et cachée à l'exploration par le squelette thoracique. Aussi la rate normale n'est-elle ni palpable, ni percutable.

Sur le cadavre, la rate a une coloration généralement violacée, d'autres fois, elle est grisâtre. Picou fait remarquer que, laissée quelque temps à l'air libre, elle peut devenir rouge brun, parce que le sang qu'elle renferme en abondance s'oxygénise en partie.

De fait, la rate du vivant a une coloration franchement rouge foncé et cela d'une façon constante à moins que quelque atteinte pathologique ne l'ait modifiée.

La surface unie ou légèrement granuleuse sur le vivant est, au contraire, après la mort finement plissée dans un grand nombre de cas, parce qu'elle s'est vidée d'une partie du sang qu'elle contenait.

Aussi le *poids* d'une rate d'autopsie ne représente-t-il pas le poids réel de la rate. Sappey évalue ce poids à 195 grammes, Henle à 250 grammes. Or, Picou estime que, normalement, la rate doit contenir 30 grammes de sang. On arrive donc ainsi à établir le poids moyen de la rate vivante à 200 ou 240 grammes environ. Il n'y a peut-être pas d'organe qui soit susceptible d'acquérir pathologiquement une plus grande augmentation de poids. De fait, elle peut s'hypertrophier dans des proportions extraordinaires au point d'occuper la moitié de la cavité du ventre et d'atteindre un poids de 2 kilos et même davantage.

Son *volume* est assez variable d'un individu à un autre, peut-être même d'un moment à un autre, car il semble bien démontré qu'au moment de la digestion, la rate augmente légèrement de volume. Elle mesure généralement 12 à 13 centimètres de longueur sur 8 de largeur et 4 à 5 d'épaisseur, mais dans les cas d'hypertrophie, elle est capable d'atteindre 30 à 40 centimètres de long sur 30 de large et 15 à 20 d'épaisseur.

Sa *forme* est, dit-on, celle d'un ovoïde aplati. A la vérité, elle est comme moulée dans l'espace que lui laissent les organes de la loge sous-phrénique gauche. Aussi sa face externe, moulée sur le diaphragme, est convexe ; sa face antéro-interne, moulée sur le corps de l'estomac est concave ; sa face extéro-interne, moulée sur le rein, est concave également. Parfois même l'angle gauche du côlon déprime son extrémité antérieure en une surface secondaire.

Ces trois faces sont limitées par trois bords.

Le *bord postérieur*, plus ou moins arrondi et mousse, ne présente rien de particulier. Il sépare la face externe de la face rénale.

Le *bord interne* s'étend du pôle postérieur au pôle antérieur de l'organe ; souvent son extrémité antérieure se bifurque et limite ainsi une surface où vient s'appliquer l'angle colique. Ce bord sépare la face rénale de la face gastrique. Directement en avant de lui, la face gastrique de la rate présente un sillon creusé d'orifices vasculaires où s'engagent les artères et les veines qui pénètrent dans la rate. C'est le hile de l'organe (Voir fig. 59).

Le *bord antérieur* est très particulier et permet de différencier aisément la rate des autres organes abdominaux, lorsqu'on l'explore à travers la paroi. Il présente, en effet, une série de trois, quatre ou cinq incisures peu profondes, à contours mousses, qui forment sur ce bord une série d'encoches très facilement reconnaissables. Ces encoches persistent et s'accentuent quand la rate s'hypertrophie. Aussi le seul fait de constater sur une tumeur du flanc gauche, un bord présentant des crénelures régulières, suffit pour permettre d'affirmer que l'on a affaire à une rate.

Moyens de fixité. — La rate, dépendance embryologique et physiologique du système vasculaire, se trouve appendue à l'artère splénique comme un fruit à une branche. Ainsi, est-elle reliée à la colonne vertébrale d'une part, à l'estomac d'autre part, par le tronc et les branches de l'artère splénique et les mésos péritonéaux qui les accompagnent.

Il n'existe pas, à proprement parler, de ligament d'attache pour la rate. Elle se trouve soutenue dans la fosse sous-phrénique gauche par l'appui que lui fournissent les organes de la région. Les vaisseaux, non plus que le péritoine, ne peuvent être considérés comme moyens de fixité, puisque la traction les étire et les allonge, comme le montrent de nombreux exemples pathologiques ou chirurgicaux.

La rate est, en effet, maintenue dans sa loge par les organes voisins. Elle s'appuie sur le rein, sur l'angle gauche du colon transverse et sur le ligament phréno-colique. Enfin, en avant, l'estomac l'applique contre la concavité diaphragmatique.

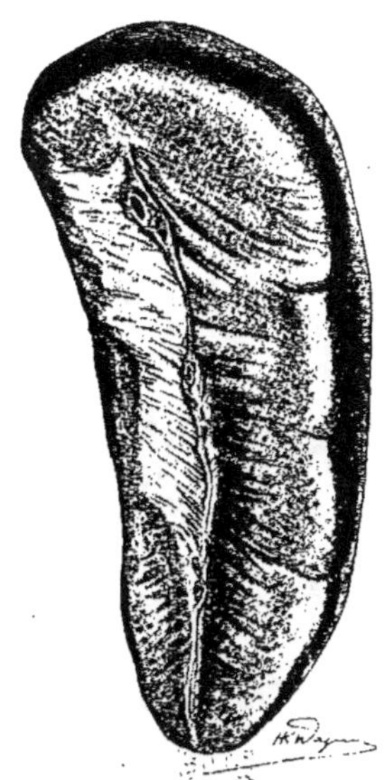

Fig. 59. — Le hile de la rate, séparant les deux faces, gastrique ou antéro-interne
et rénale ou postéro-interne.

Néanmoins, l'artère splénique et les mésos péritonéaux qui accompagnent son tronc et ses branches, limitent jusqu'à un certain point ses déplacements.

Le méso qui accompagne le tronc de l'artère splénique et qui contient souvent aussi la queue du pancréas, a reçu le nom de ligament ou mieux méso pancréatico-splénique.

Il s'étend de la paroi postérieure de l'abdomen, dont il se dé tache au niveau de la face antérieure du rein et se termine au hile de la rate. Il est court, peu extensible, et ne mesure guère que 2 à 3 centimètres de longueur. Aussi ne permet-il que très difficilement d'attirer la rate au dehors, lorsqu'on pratique la splénectomie et que l'on lie le pédicule de l'organe.

Le méso, qui accompagne les branches de l'artère splénique non destinées à la rate, contient les vaisseaux courts qui se rendent à la grosse tubérosité de l'estomac. Il a reçu le nom de ligament ou méso spléno-gastrique. Il est long de 4 à 5 centimètres et s'étend du hile de la rate à la grande courbure de l'estomac.

Au reste, le méso pancréatico-splénique et le spléno-gastrique ne sont qu'une même et unique formation. Ils représentent le méso-gastre primitif, dont la rate, en se développant, a relé, comme une hernie, le feuillet gauche.

De fait, le feuillet postérieur du méso pancréatico-phrénique, arrivé au niveau du hile de la rate, contourne la face rénale, puis la face diaphragmatique, puis la face gastrique de cet organe et se réfléchissant à nouveau au niveau du hile, se continue avec le feuillet externe du méso spléno-gastrique.

La rate est donc à peu près totalement entourée par ce seul feuillet péritonéal dont elle s'est enveloppée.

Au contraire, le feuillet antérieur du méso pancréatico-splénique se continue directement avec le feuillet interne du méso spléno-gastrique, touchant à peine la rate au niveau de son hile.

Ces deux mésos, ou mieux ce méso pancréatico-spléno-gastrique forme la limite gauche de l'arrière-cavité des épiploons et cependant la rate, contenue dans son épaisseur, ne rentre en rien dans la constitution des parois de cette arrière-cavité, puisqu'elle n'est enveloppée que par le feuillet gauche de ce repli péritonéal (Voir fig. 60).

Cette disposition anatomique permet de comprendre que chirurgicalement on ne puisse atteindre la rate en passant par la cavité rétro-stomacale et si cette voie peut être utile pour aller lier le tronc de l'artère splénique, elle n'est aucunement de mise pour faire l'hémostase du pédicule splénique lui-même.

Anormalement la rate peut contracter, par sa face externe, des adhérences avec le péritoine diaphragmatique, sans qu'on puisse souvent expliquer exactement la raison d'être de ces adhérences. Ces adhérences peuvent expliquer des déchirures faites à la rate dans les chutes sur les ischions d'un lieu élevé. Le plus souvent, c'est par compression qu'éclate la rate dans les traumatismes ou les chutes.

Vaisseaux de la rate. — L'étude des vaisseaux qui se rendent à la rate ou en reviennent, présente pour le chirurgien un intérêt tout spécial, car c'est leur présence qui fait, peut-on dire, toute la difficulté de la splénectomie.

La rate reçoit une artère volumineuse, la splénique, et émet une veine splénique non moins importante.

L'*artère splénique* naît du tronc cœliaque par bifurcation avec l'hépatique. Il est rare de voir ce tronc se trifurquer et l'artère coronaire stomachique se présente généralement comme une branche collatérale, bien plutôt que comme une branche terminale du tronc cœliaque.

Elle est d'un calibre important, variable entre 5 et 8 millimètres de diamètre. Malgré l'atrophie de la rate dans la vieillesse, il semble que, généralement à cet âge, le calibre de l'artère splénique est toujours considérable en même temps qu'elle devient plus sinueuse.

En effet, le trajet de la splénique, s'il est rectiligne chez l'enfant et même chez un grand nombre d'adultes, devient régulièrement sinueux à partir d'un certain âge, de sorte que, comme cela est si évident pour l'artère temporale, la longueur de l'artère splénique augmente avec l'âge.

Dès son origine, l'artère se porte à gauche et un peu en bas pour gagner la face postérieure du pancréas. Elle a donc un premier segment, long de 3 centimètres environ qui est *sus-pancréatique*.

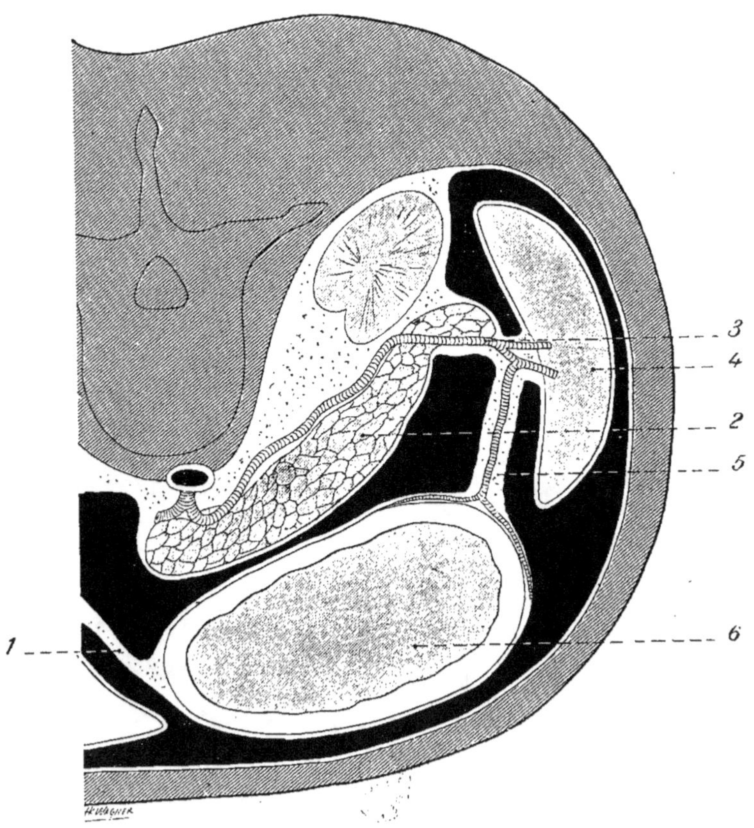

Fig. 60. — Coupe schématique montrant le repli pancréatico-gastrique, avec ses
deux portions pancréatico-splénique et spléno-gastrique.

1, Le petit épiploon ; — 2, le pancréas ; — 3, le ligament pancréatico-splénique,
contenant la queue du pancréas et l'artère splénique ; — 4, la rate enveloppée dans le
feuillet externe du ligament pancréatico-gastrique ; — 5, le ligament spléno-gastrique ;
— 6, l'estomac.

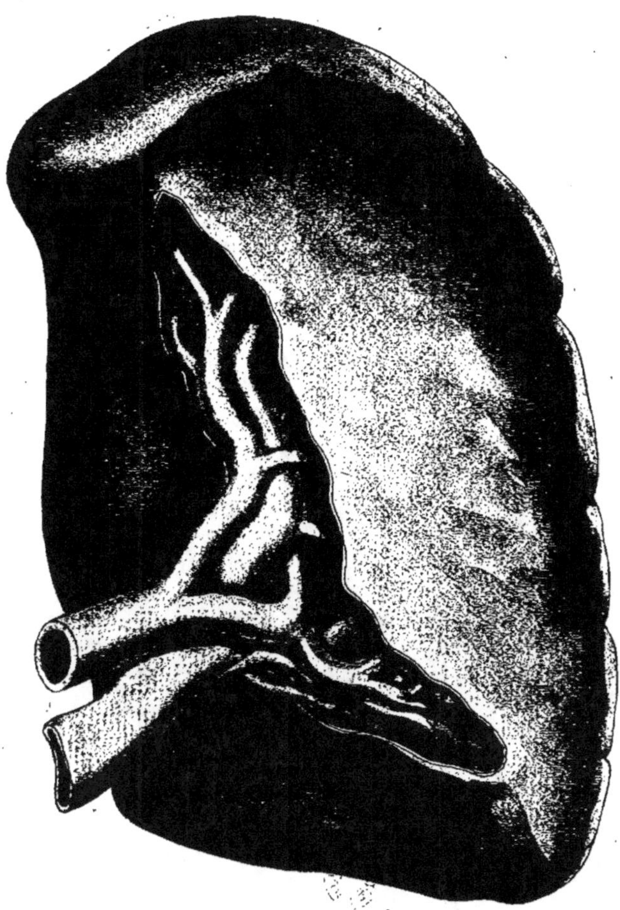

Fig. 61. — La terminaison de l'artère splénique au niveau du hile de la rate. — La veine et ses divisions sont sur un plan postérieur à l'artère et ses divisions. Les deux branches artérielles supérieure et inférieure naissent à 2 ou 3 centimètres du hile et donnent chacune cinq ou six rameaux qui pénètrent dans le hile de la rate.

Pendant la plus grande partie de sa longueur, elle reste cachée par la face postérieure du pancréas dont elle côtoie le bord supérieur. Son second segment est donc *rétro-pancréatique*. Cependant quand elle devient très sinueuse, il n'est pas rare de voir la partie supérieure des anses qu'elle dessine venir se montrer au-dessus du bord supérieur de la glande. Ce qui sans doute a fait dire à certains anatomistes, qu'elle suivait le bord supérieur du pancréas.

Dans ses derniers centimètres enfin, elle passe par-dessus le bord supérieur de la queue du pancréas, pour venir se placer sur sa face antérieure. Son dernier segment est donc *pré-pancréatique*. Puis elle gagne le hile de la rate où elle se divise (Voir fig. 61).

Ainsi donc, dans son ensemble, l'artère splénique décrit une longue courbe irrégulière à concavité tournée en avant, puisque, partie de la face antérieure de la colonne lombaire, elle suit la paroi pour se terminer enfin dans la rate.

L'estomac vient se coucher dans cette concavité. Le bord supérieur de sa portion ascendante répond au segment sus-pancréatique de l'artère ; la face postérieure du corps de l'organe confine aux segments rétro-pancréatique et pré-pancréatique. Or, les ulcères de l'estomac occupent de préférence la portion ascendante ; des adhérences se forment avec les organes voisins qui pourront être ulcérés à leur tour. Pour les raisons anatomiques que nous venons de dire, on conçoit fort bien que l'artère splénique soit corrodée par un ulcus gastrique et provoque une hémorragie foudroyante. Ce sera, le plus souvent, le premier segment sus-pancréatique qui sera atteint. L'importance de son calibre, par conséquent de l'hémorragie, le siège de l'artère, les adhérences qui l'englobent feront que, pour rapide qu'elle soit, l'opération hémostatique sera bien souvent trop tardive.

En arrière du corps de l'estomac, dans l'épaisseur du méso pancréatico-splénique, à 2 centimètres environ du hile de la rate, l'artère splénique se bifurque en deux branches terminales.

Branches de l'artère splénique. — Dans son trajet, la splénique a donné quelques branches collatérales de petit calibre.

La plus importante est destinée à la face postérieure de la grosse tubérosité de l'estomac, c'est la branche œsophago-cardio-tubérositaire postérieure que nous avons déjà vue.

Elle donne encore un certain nombre de *rameaux ganglionnaires* innominés aux ganglions qui suivent le bord supérieur de la tête du pancréas.

Elle donne aussi 5 à 6 petits vaisseaux qui pénètrent aussitôt dans le corps et la queue du *pancréas* et se distribuent aux lobules glandulaires.

Les *branches terminales* de l'artère splénique sont au nombre de deux : supérieure et inférieure.

Généralement, la bifurcation se fait à 2 ou 3 centimètres du hile et, dans ce cas, les deux branches divergent l'une vers l'extrémité supérieure, l'autre vers l'extrémité inférieure du hile splénique. Au point où elles vont l'aborder, chacune d'elles se divise à nouveau en deux ou trois branches secondaires qui pénètrent alors dans la rate.

Plus rarement, la bifurcation se fait à peu près au niveau du hile. Les deux branches terminales deviennent alors presque parallèles au bord interne de la rate et se mettent dans le prolongement l'une de l'autre pour aller rejoindre les deux extrémités du hile. Dans ce trajet, elles émettent chacune à angle droit deux ou trois branches secondaires qui pénètrent dans le hile.

Dans l'un comme dans l'autre cas, les branches hilaires sont au nombre de 5 à 6 et pénètrent dans l'espace linéaire de 6 à 8 centimètres de longueur qui représente le hile splénique.

Lorsqu'au cours de la splénectomie, on pratique la ligature du pédicule, il devient de ce fait impossible de prendre en masse dans le fil l'ensemble de ces vaisseaux. La ligature des vaisseaux spléniques au niveau du hile nécessite donc la pose de nombreuses ligatures : elle comporte, par suite, une hémostase délicate (Voir fig. 64).

La *veine splénique* est formée par la réunion de 5 à 6 grosses veines qui émergent du hile, les unes au devant, les autres en arrière des artères correspondantes. La disposition de ces rameaux veineux est exactement calquée sur celle des artères de sorte que la veine se trouve constituée au niveau même où se bifurque l'artère splénique.

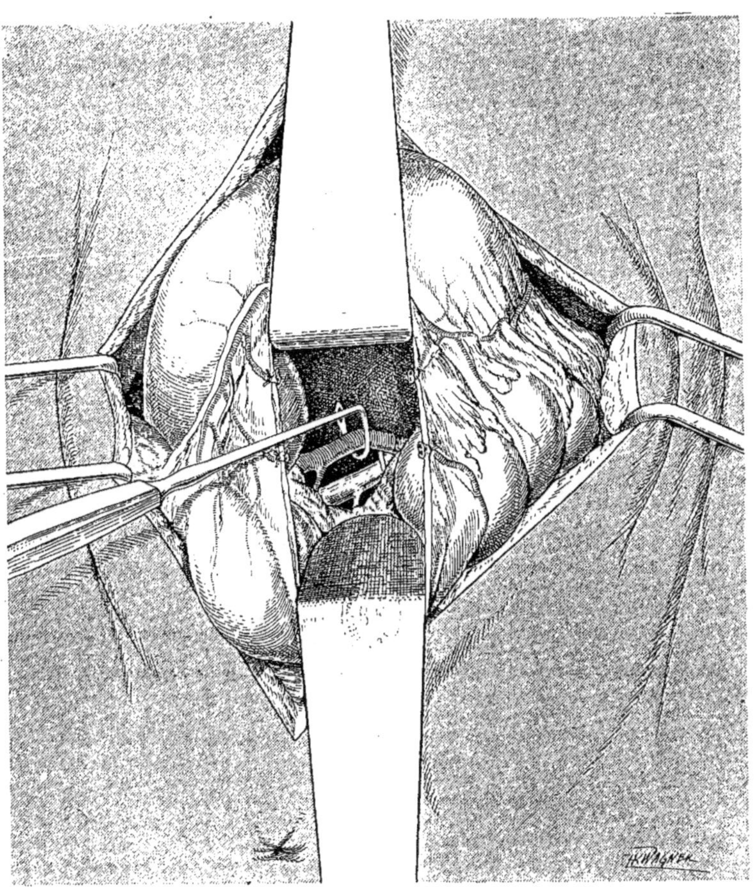

Fig. 62. — Ligature de l'artère splénique dans son tiers terminal. — Le ligament
gastro-colique a été effondré, l'estomac récliné en haut, le côlon en bas. L'artère
a été chargée, après abaissement du pancréas (d'après Rio-Branco).

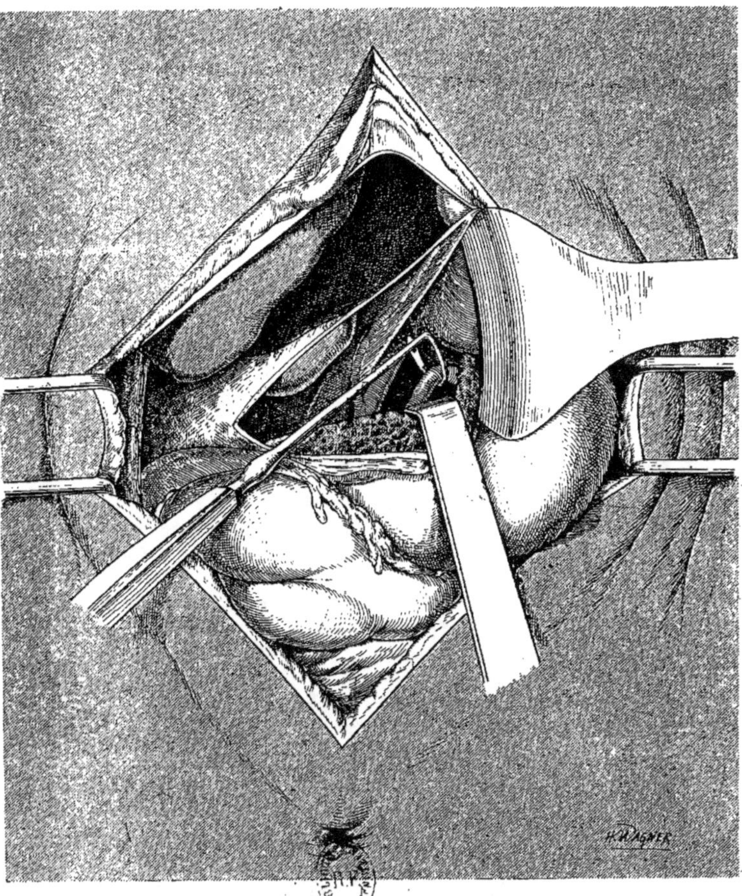

Fig. 63. — Ligature de l'artère splénique dans son tiers initial. — Le petit épiploon
a été effondré, l'estomac écarté en bas et à gauche, le pancréas directement en bas.
On trouve l'artère sur le bord supérieur du pancréas ou un peu derrière. L'aiguille
de Deschamps a été passée au-dessous de l'artère (d'après Rio-Branco).

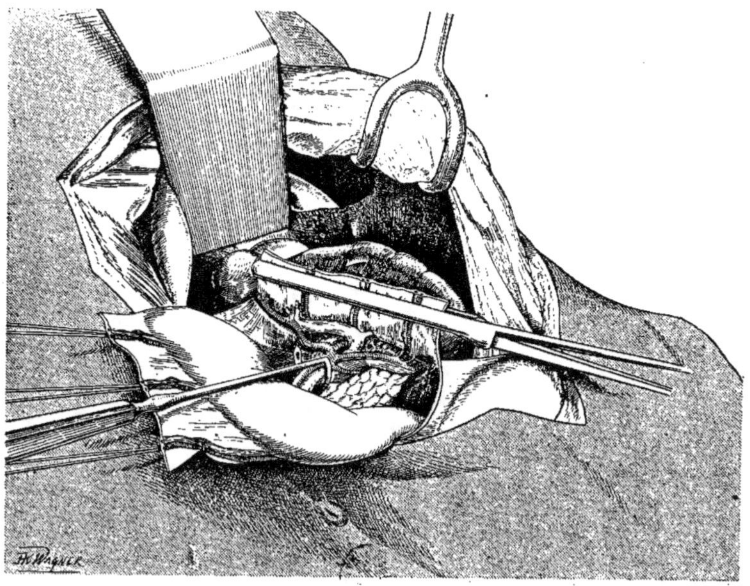

Fig. 64. — Ligature du pédicule splénique au niveau de sa terminaison. — Le ligament spléno-gastrique a été sectionné et les vaisseaux courts liés et coupés. L'aiguille est passée au-dessous de l'artère et de la veine, un peu en dedans du hile de la rate (d'après Rio-Branco).

Une fois formée, la veine splénique reste sur un plan inférieur à celui de l'artère. Elle passe par-dessus le bord supérieur de la queue du pancréas et vient se placer sur la face postérieure de la glande au-dessous de l'artère.

Artère et veine spléniques se côtoient jusqu'au voisinage de la colonne vertébrale, mais à ce moment, tandis que l'artère est oblique en bas et à gauche, la veine continue son chemin dans le même plan horizontal pour gagner la veine porte. Les deux vaisseaux forment donc, à ce niveau, un angle ouvert en dedans, dans l'aire duquel la face postérieure du pancréas vient au contact de la face antérieure de l'aorte abdominale.

Si, dans les cas de rate de volume normal ou même de rate hypertrophiée, mais mobile, il peut être facile de pratiquer la ligature des vaisseaux au niveau même du hile, dans certains cas de rates volumineuses et adhérentes, il devient indispensable, en raison de l'hémorragie redoutable qui accompagne parfois la libération de l'organe, de faire la ligature des vaisseaux spléniques en dehors du hile.

Ce que nous avons dit des rapports vasculaires nous permet de comprendre que la ligature de ces vaisseaux peut se faire en deux endroits : soit dans le tiers initial, soit dans le tiers terminal. Dans le premier cas, l'artère est séparée de la veine, mais elle est difficilement isolable ; aussi cette voie est-elle peu recommandable. On abordera l'artère en effondrant la pars flaccida du petit épiploon (Voir fig. 63).

Dans le second cas, artère et veine sont contigues et situées en avant de la queue du pancréas. C'est en effondrant le ligament gastro-colique au-dessous de la gastro-épiploïque gauche que l'on pourra relever l'estomac et mettre à nu les vaisseaux et les lier après les avoir isolés (Voir fig. 62).

Connexions de la rate. — Cet organe occupe la partie supérieure et postérieure de la loge sous-phrénique gauche. Le mésogastre postérieur ou, pour mieux dire, les deux mésos pancréatico-splénique et spléno-gastrique qui s'étendent de la paroi postérieure à l'estomac forment une sorte de cloison péritonéale tendue dans le sens antéro-postérieur et qui limite, avec le diaphragme un coin de la région sous-phrénique dans lequel vient se loger la rate. Elle occupe en somme comme un diverticule de la grande cavité péritonéale, poussé sous le diaphragme en arrière de l'estomac et de l'arrière-cavité des épiploons.

L'estomac recouvre donc à peu près entièrement la rate dont on ne voit que le pôle inférieur à l'ouverture de l'abdomen ; encore faut-il que l'estomac ne soit pas très distendu. Aussi dans toute intervention sur la rate, est-il indispensable de récliner en dedans et en bas le corps de l'estomac, si l'on veut aborder la rate.

Le plancher sur lequel repose la rate est formé par un bourrelet recouvert de péritoine. C'est la saillie de la capsule surrénale et de l'extrémité supérieure du rein entouré de sa graisse prérénale. Ce bourrelet confine en dehors et en arrière au diaphragme, en dedans et en avant au ligament pancréatico-splénique. La face postéro-interne de la rate repose sur ce bourrelet et son bord postérieur s'engage dans l'angle qu'il forme avec le diaphragme. C'est un des bons moyens de soutien de la rate.

Le pôle postéro-supérieur de la rate s'enfonce très haut, vers la colonne vertébrale au-dessus du pôle rénal, jusqu'au voisinage de l'articulation vertébrale de la 10e côte.

Le pôle antéro-inférieur de la rate vient butter contre l'angle gauche du côlon transverse et le ligament phréno-colique. Ce ligament tendu du diaphragme au sommet et à la face antérieure de l'angle gauche du côlon, forme d'ailleurs une sorte de barrière au déplacement postéro-antérieur de la rate. Elle vient pour ainsi dire s'appuyer sur ce ligament qu'elle déprime en une sorte de poche où elle se loge (Voir fig. 65).

Ce pôle antéro-inférieur de la rate répond au 10e espace intercostal, au point où la ligne axillaire moyenne croise cet espace. Ainsi donc la rate normale ne dépasse pas la ligne axillaire moyenne. La percussion, en montrant de la matité en avant de cette ligne, démontre toujours une augmentation de volume de la rate.

En dehors, la rate est séparée du gril costal par les insertions du diaphragme, le cul-de-sac pleural et le poumon.

Le diaphragme, en effet, recouvre en totalité la face externe

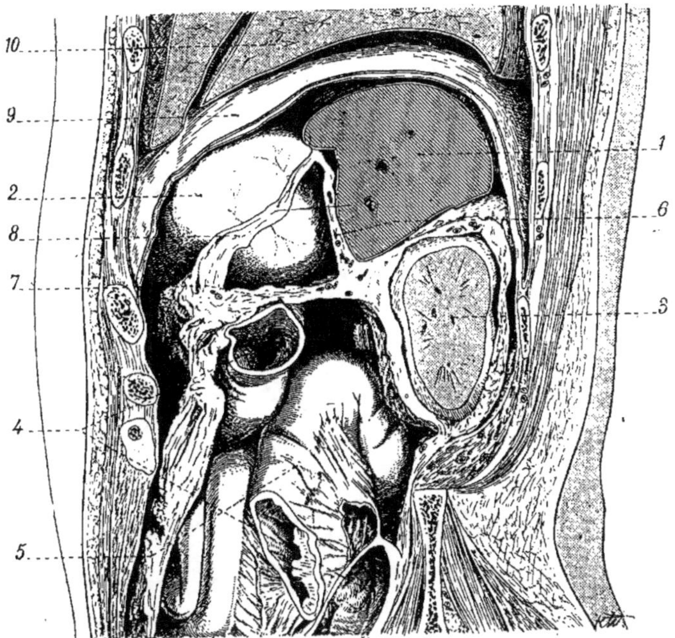

Fig. 65. — Coupe de la loge sous-phrénique gauche passant à travers la loge splénique.
— La rate (1) repose par sa face postéro-interne sur le bord convexe du rein gauche
(3). Sa face antéro-interne confine à l'estomac (2), dont elle est séparée par le
ligament spléno-gastrique (6). Le méso-côlon transverse (7) reçoit l'extrémité
du bord interne et le pôle inférieur de l'organe. Le côlon transverse (4) a été coupé
en deça de l'angle gauche ; on voit plus bas le côlon descendant (4). Les anses grêles
du début du jéjunum (5) se logent dans ce coude ; — 9, le diaphragme ; — 10, le
poumon gauche (d'après une coupe de Bouchon).

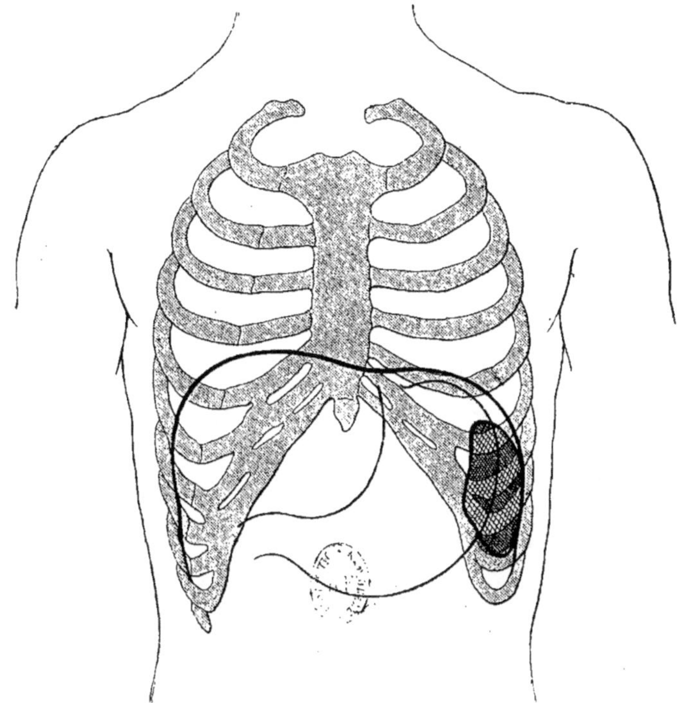

Fig. 66. — Projection de la rate sur le gril costal. — Le pôle inférieur de la rate ne dépasse pas le rebord costal à l'état normal. La rate ne peut donc être explorée par la palpation.

de l'organe, car ses insertions costales se font au-dessous de la ligne répondant à son bord inférieur. De même aussi, le cul-de-sac pleural, en s'insinuant dans l'angle costo-diaphragmatique, descend au-dessous du niveau de la rate. Par conséquent, il est impossible d'aborder la rate à travers le thorax, sans ouvrir le cul-de-sac de la plèvre.

Le poumon descend moins bas et il ne recouvre que la moitié supérieure de la rate. De fait, sur la ligne scapulaire, le poumon croise la 10° côte, et sur la ligne axillaire moyenne, il croise la 8°. Au moment de l'aspiration, le poumon augmente de volume, et descend plus bas dans le sinus costo-diaphragmatique. Il recouvre alors davantage la rate, puisqu'il descend sur la ligne scapulaire jusqu'à la 11° côte et atteint la 9° sur la ligne axillaire.

A travers les organes que nous venons de citer, la rate se projette sur le gril costal très en arrière, entre la région para-vertébrale et la ligne axillaire moyenne qu'elle ne dépasse pas (Voir fig. 66).

Son grand axe est parallèle à la 10° côte qui donne par conséquent la direction générale de la rate.

En largeur, la rate est à cheval sur le 10° espace intercostal et le 9°, dans quelques cas même, elle déborde dans le 8° espace intercostal et confine à la 8° côte.

Quand la rate s'hypertrophie, elle est arrêtée en arrière par le rein, elle se porte en avant où rien ne limite son développement. Elle tend alors, à déborder le gril costal et prend, suivant le cas, deux directions différentes : la rate paludéenne se porte en avant ou en dedans vers l'ombilic, la rate leucémique descend vers la fosse iliaque gauche.

La situation de la rate, haut placée sous la coupole diaphragmatique, rend difficile son abord chirurgical. La voie la plus directe serait la voie transpleurale, mais le jour laissé entre les côtes réséquées ne serait pas suffisant pour manœuvrer et cette voie ne serait d'aucune utilité pour aborder les vaisseaux du pédicule, car dans toute intervention sur la rate, la difficulté tient à la paroi et le danger au pédicule.

On a imaginé un nombre considérable d'incisions pour aborder cet organe.

Les unes n'intéressent que la paroi abdominale, les autres empiètent sur le rebord thoracique qui est reséqué d'une façon temporaire ou définitive.

Tout d'abord, si l'on tient compte, comme nous avons essayé de le démontrer, des modifications de rapports qui se produisent suivant la position donnée au sujet, on remarquera aisément que lorsqu'on sait faire « bailler » la région sous-phrénique, la résection du rebord costal devient inutile.

Or, la position dorso-latérale cambrée que nous avons décrite et la position en lordose dorso-lombaire défendue par Hartmann donne un jour considérable sur la coupole diaphragmatique. Aussi, la plupart du temps, les chirurgiens pourront-ils éviter cette perte de temps qu'est la résection thoracique. La position donnée à l'opéré et une valve réclinant le rebord costal leur procureront toute la facilité d'action nécessaire.

Toute incision qui n'est pas « anatomique » doit être rejetée. Parmi celles qui ont été préconisées pour atteindre la loge sous-phrénique gauche, un grand nombre ne tient pas compte de la disposition des nerfs de la paroi abdominale et expose par conséquent aux éventrations ultérieures. Les incisions qui coupent la direction des nerfs abdominaux ne doivent pas être employées.

Je ne connais qu'un tracé d'incision qui, en ménageant les nerfs, ouvre largement la région sous-phrénique. C'est celui préconisé par Czerny-Kocher-Krause, et modifié avantageusement par Rio Branco. Comme le fait observer cet auteur, on s'explique mal pourquoi les chirurgiens n'ont pas unanimement accepté cette incision excellente et la seule vraiment anatomique pour toutes les interventions sur l'étage supérieur de l'abdomen, tant à droite qu'à gauche. Je renvoie pour la description de cette incision au début de cet ouvrage (Voir page 39).

III. — LA RÉGION MÉDIANE OU CŒLIAQUE

Cette loge est limitée en haut par la partie moyenne du centre phrénique. Mais, à ce niveau, les fibres antérieures du diaphragme ont une direction à peine oblique en bas et en avant ; aussi la concavité phrénique est-elle peu prononcée et la profondeur du dôme diaphragmatique peu marquée. Cette conformation facilite grandement les manœuvres dans le fond de cette région.

En outre, l'angle chondral échancre fortement le pourtour thoracique, et l'accès sur la loge médiane ou cœliaque s'en trouve très facilité, car les manœuvres ne seront plus gênées ici, comme au niveau des deux loges, droite et gauche, par le plan résistant du gril costal.

Enfin en arrière, la saillie de la colonne vertébrale, formée par les 11°, 12° dorsales et 1re lombaire, repousse en avant les organes de la loge et les amène, pour ainsi dire, sous la main de celui qui explore.

Toutes ces raisons font que la loge médiane est d'un accès facile pour le chirurgien et le médecin.

En bas, la région se trouve limitée par le côlon transverse et son méso. Celui-ci sépare nettement la partie haute de l'abdomen ou portion thoraco-abdominale de la partie sous-jacente ou sous-méso-colique. Cette division, si précise au point de vue anatomique, est journellement confirmée par la pathologie.

La loge médiane ou cœliaque a pour centre le duodéno-pancréas et ses dépendances, mais on y trouve en outre, comme nous l'avons déjà vu, les portions débordantes des organes des deux loges droite et gauche.

C'est ainsi qu'à droite, l'extrémité interne du foie envahit la partie supérieure de la région, de même qu'à gauche, l'extrémité interne de l'estomac empiète dans sa partie inférieure.

Au point de vue médico-chirurgical, le contenu de la loge cœliaque se dispose en deux plans bien différents : un *plan antérieur ou viscéral* constitué par le duodéno-pancréas et les deux extrémités du foie et de l'estomac, et un *plan postérieur* ou vasculaire où s'entrecroisent avec l'aorte et la veine cave inférieure, les gros troncs artériels et veineux du tube digestif abdominal, de ses glandes annexes abdominales et des reins. C'est encore à ce niveau que l'on trouve l'origine du gros collecteur lymphatique : le canal thoracique.

I. — PLAN VISCÉRAL

Lorsque l'on ouvre l'abdomen au niveau du creux épigastrique, le duodéno-pancréas est entièrement dissimulé à la vue. Toute la région est occupée par la portion ascendante de l'estomac et le pylore en bas, le lobe gauche du foie en haut. Nous avons déjà étudié en leur temps ces deux organes. Ce n'est qu'après les avoir réclinés et sectionné le petit épiploon, que l'on peut observer le duodénum et le pancréas, ou du moins la partie de ces deux organes sus-jacents à l'insertion du méso-côlon transverse.

Le Duodéno-Pancréas. —   Si, au point de vue anatomique proprement dit, le duodénum et le pancréas forment nettement deux organes absolument distincts, au point de vue médico-chirurgical, on ne peut les isoler l'un de l'autre.

Le Duodénum

C'est la première partie de l'intestin grêle. Il commence au niveau du pylore. En effet, un sillon circulaire indique nettement l'anneau pylorique et marque l'origine du petit intestin.

La fin du duodénum est beaucoup moins bien indiquée, aussi les opinions des anatomistes ont-elles varié avec les époques. Pendant longtemps, il a été établi que le duodénum cessait au niveau du point où l'artère et la veine grandes mésentériques croisent l'anse intestinale.

Pour certains, il était encore plus court, puisqu'ils le faisaient arrêter (Glisson) au niveau de l'abouchement des canaux excréteurs du foie et du pancréas.

Il est beaucoup plus rationnel de considérer sous le nom de duodénum toute l'anse grêle que les fascias d'accolement péritonéaux ont immobilisée contre la paroi postérieure de l'abdomen. Autrement dit, le duodénum s'étend depuis l'anneau pylorique jusqu'au point où l'intestin grêle devient mobile et muni d'un méso. L'anse mobile fait avec l'anse fixe un angle qui est la limite inférieure du duodénum et que l'on appelle angle duodéno-jéjunal.

Toute cette anse fixe est adhérente à la paroi abdominale postérieure et repose sur la colonne vertébrale. Pour l'étudier, il faut de toute nécessité enlever le côlon transverse et son méso et aussi l'origine du mésentère.

On constate alors que le duodénum forme une courbe à concavité supérieure. Cette courbe n'est pas toujours rigoureusement la même. Aussi a-t-on cru (Jonnesco) devoir décrire des duodénums en O, en U ou en V suivant les cas. Quoiqu'il en soit, cette courbe enveloppe toujours la tête du pancréas qui s'en trouve comme encadrée.

A cette courbure de l'anse duodénale dans le plan transversal, la saillie de la colonne vertébrale en impose une autre dans le sens antéro-postérieur. De fait, la saillie des corps des vertèbres lombaires porte en avant le milieu de la courbure, tandis que les deux parties descendante et ascendante, placées sur les flancs de la colonne vertébrale, se trouvent sur un plan plus postérieur. Pour la même raison, l'origine du duodénum se trouve placée dans un plan antéro-postérieur, ou, pour mieux dire, oblique en arrière et à droite.

Ainsi, l'anse duodénale peut être considérée comme formée de quatre parties : une première partie presque horizontale et antéro-postérieure, le long du flanc droit de la première vertèbre lombaire ; une partie descendante, verticale, plus profonde, située, sur le cadavre, le long des flancs des 1re et 2e vertèbres lombaires et des disques intermédiaires ; une partie horizontale, transversale, concave en arrière, reposant sur la 4e vertèbre lombaire et son disque supérieur comme un sac de farine sur le dos de l'âne ; une partie ascendante, oblique en haut, plus profonde, le long des flancs des 3e et 2e vertèbres lombaires. L'angle duodéno-jéjunal répond généralement au flanc du disque qui sépare la 2e vertèbre lombaire de la première.

Ces diverses portions du duodénum n'ont pas toutes le même calibre. La première partie est nettement plus large que les autres. Elle forme même, dans certains cas, une sorte de poche à laquelle on donne le nom *d'antre duodénal*. Cette distension se prolonge même sur la moitié supérieure de la deuxième portion jusqu'au niveau du point où les vaisseaux coliques droits supérieurs dessinent un sillon rétréci à sa surface.

La troisième portion est également rétrécie par le passage des vaisseaux mésentériques supérieurs.

En effet, à ce niveau, le duodénum se trouve pris dans la fourche vasculaire formée en avant par l'artère mésentérique supérieure et en arrière par l'aorte. Plus l'intestin est distendu, pesant, et tire sur son artère, plus l'aplatissement du duodénum est grand à ce niveau. On a même pensé que cet écrasement du duodénum pouvait être prononcé au point de produire une véritable occlusion du duodénum qui serait la cause des accidents décrits sous le nom de dilatation aiguë de l'estomac. On en trouverait la preuve dans ce fait que, si l'on met le malade sur le ventre, les accidents disparaissent, comme si, dans cette position, l'artère mésentérique portée en avant ouvrait la pince qu'elle forme avec l'aorte et desserrait ainsi l'intestin.

L'anse duodénale encadre la tête du pancréas. Celle-ci est creusée en gouttière comme une jante pour recevoir un pneu. Nous y reviendrons tout à l'heure.

Le Duodénum du vivant, vu sur l'écran radiographique. — Voir le duodénum sur l'écran fluorescent ou en recueillir l'image sur une plaque n'est pas chose aisée. De fait, la masse bismuthée séjourne un temps très court dans cette portion de l'intestin et le traverse avec une grande rapidité.

La radiographie permet cependant de constater que la division en quatre portions, donnée généralement par les anatomistes, se retrouve parfaitement sur les individus vivants. Mais elle montre en outre que le dogme de la fixité absolue du duodénum n'est pas rigoureusement exact.

En effet, on peut voir que le duodénum s'abaisse notablement si l'on fait passer le sujet de la position horizontale à la position verticale. Il suit donc nettement l'influence de la pesanteur. D'un autre côté, dans cette même situation debout, on peut remonter le duodénum de trois à quatre centimètres à la main ou au moyen du distincteur. Le duodénum est donc dans l'ensemble assez *mobile* et non pas fixé, comme on le dit généralement.

Quand on étudie la forme des diverses portions du duodénum sur un sujet en position debout, on remarque que la *première portion* est dirigée d'avant en arrière et légèrement oblique en haut vers le foie. C'est aussi la portion la plus large de ce segment de l'intestin. Les contractions y sont moins rapides qu'ailleurs et la masse bismuthée y stagne, tout comme cela se passe au niveau du vestibule pylorique. On lui donne généralement le nom de *bulbe duodénal*. La pathologie du duodénum préoccupe chaque jour davantage médecins et chirurgiens. Il est de la plus grande importance de bien préciser les aspects normaux de l'image duodénale vue à l'écran, afin d'éviter de prendre pour une disposition pathologique une conformation absolument habituelle.

Le bulbe duodénal normal présente sur l'écran, le sujet étant débout, trois aspects différents : (Voir fig. 69).

Le premier type, de beaucoup le plus rare, ne se rencontre guère que chez l'homme robuste. Le bulbe est plus large que haut. Il semble qu'il soit venu s'aplatir contre la face inférieure du foie. Sa forme rappelle assez bien celle d'un tampon de wagon. Il est rectangulaire. Le côté supérieur est rectiligne ou un peu convexe. Le côté inférieur est légèrement concave. Les deux petits côtés, externe et interne, sont courbes et convexes. Il est presque horizontal ou légèrement incliné en bas et en dehors.

Le second type est moins rare. Il se voit plus ordinairement chez la femme. Il rappelle assez bien la forme d'une flamme de bougie ou d'un fer de lance. C'est un triangle, très allongé et isocèle. Les angles se sont arrondis. Quant aux bords, l'externe et l'interne sont rectilignes, l'inférieur est concave et concentrique à celui de l'antrum pylori.

Dans cette variété, la direction du bulbe se rapproche beaucoup de la verticale.

Le troisième type est le plus habituel. Il peut être comparé à la forme d'une mitre ou bonnet d'évêque. C'est un triangle à peu près équilatéral. Les angles sont arrondis. Les bords, externe et interne, très légèrement convexes. Le bord inférieur est nettement concave et sa courbure paraît calquée sur celle de l'antrum pylori. Le bulbe est ici dirigé en haut et en dehors et incliné à 45° environ sur l'horizontale.

Ces formes et ces directions différentes sont expliquées ou mieux imposées par le type architectural de l'individu. Le bulbe duodénal suit, à ce point de vue, les mêmes variations que le foie et l'estomac, logés avec lui dans la portion thoraco-abdominale du ventre.

Chez l'individu à thorax large et court, les organes ont de la place : l'estomac a tendance à se coucher horizontalement et le bulbe prend le type aplati et horizontal.

Chez l'individu à thorax étroit, les organes sont à l'étroit : l'estomac s'étire en hauteur et le bulbe devient vertical et effilé en fer de lance.

Entre ces deux extrêmes, se placent les intermédiaires qui répondent aux cas les plus habituels où la forme du bulbe rappelle celle du bonnet d'évêque et se dirige obliquement en haut et en dehors.

La *deuxième portion* est verticale et coudée à angle aigu sur la première. La plupart des auteurs la disent couchée sur le flanc droit de la colonne lombaire. Tel n'est pas l'avis de Maingot et j'ai eu souvent l'occasion de constater avec lui que sur le sujet vivant debout, dont les gros vaisseaux prévertébraux sont par conséquent pleins de sang, le duodénum est reporté en avant. Il n'est nullement latéro-vertébral, mais bien nettement se projette sur un plan sagittal, à un demi-centimètre en avant de l'ombre de la colonne vertébrale.

La première portion du duodénum s'unit à la seconde sous un angle fortement aigu, ouvert en bas.

La *troisième portion* est transvertébrale et légèrement concave en haut.

La *quatrième portion*, enfin, est oblique en haut et à gauche. Très souvent sinon toujours, en position debout, l'angle duodéno-jéjunal est à la même hauteur que l'angle de la première à la deuxième portion. Il semble bien, en effet, que sur le vivant, ce soit cet angle le point le moins mobile. Son attache lombaire par le muscle de Treitz en est sans doute la raison.

Le Pancréas

Le pancréas n'est devenu un « organe chirurgical » que depuis une quinzaine d'années environ. Tillaux n'écrivait-il pas, du reste, dans son anatomie topographique : « Le pancréas est de tous les viscères contenus dans la cavité abdominale celui dont le chirurgien doit le moins se préoccuper à cause de la profondeur à laquelle il est situé..... Les tumeurs développées dans le pancréas ne peuvent qu'être soupçonnées en raison du siège profond occupé par la glande. »

Depuis quelques années, les tentatives chirurgicales, les données pathologiques sur cet organe se sont multipliées et le médecin, comme le chirurgien, doit se préoccuper du pancréas malgré sa profondeur, et en raison des résultats déjà acquis.

Le pancréas est une glande en grappe, née des parois même du duodénum par deux bourgeons, dont le postérieur seul prend des proportions importantes. L'antérieur, plus petit, prend naissance à peu près au même niveau que le bourgeon d'où naîtra la glande hépatique. Ainsi, dans cette même anse intestinale, viendront s'ouvrir chez l'adulte, à la fois le cholédoque et le canal de Wirsung avec son accessoire le canal de Santorini, conduit primitif du bourgeon pancréatique gauche mal développé.

Le pancréas occupe la partie la plus postérieure du plan viscéral de la loge cœliaque ou médiane ; seule son extrémité gauche ou queue du pancréas déborde dans la loge sous-phrénique gauche et se prolonge même parfois jusqu'au voisinage du hile de la rate. Il est couché au-devant de la colonne lombaire et recouvre la première vertèbre lombaire et une partie de la seconde.

Il se présente sous la forme d'une glande allongée, grossièrement lobulée et de coloration blanc rosé. Au point de vue anatomique, comme au point de vue pathologique, il faut lui distinguer deux parties : une portion large à peu près quadrilatère, encadrée par l'anse duodénale, c'est la tête du pancréas, et une partie mince, allongée en forme de « langue de chien », située au-delà de l'anse duodénale, c'est la queue du pancréas.

La *première portion* fait, au point de vue médico-chirurgical, un tout avec l'anse duodénale et les voies d'excrétion de la bile. Les maladies de l'un réagissent sur l'autre, et leur histoire pathologique se complique mutuellement, c'est la portion inenlevable pour la chirurgie, du moins avec quelques chances de succès à l'heure actuelle.

La *seconde portion* est moins souvent atteinte par les maladies ; ses affections évoluent isolément, elle est plus facilement enlevable chirurgicalement.

La tête et la queue du pancréas sont réunies l'une à l'autre par un segment rétréci qu'on désigne sous le nom de *col*, parce que cette portion se trouve étranglée, pour ainsi dire, entre le tronc cœliaque et la naissance de l'artère mésentérique supérieure.

La tête du pancréas est épaisse de trois à quatre centimètres et parfois un peu plus. Elle est couchée sur le versant droit de la colonne vertébrale, le long du flanc des première et deuxième vertèbres lombaires, dans l'intervalle qui sépare à ce niveau la veine cave inférieure de l'aorte abdominale. Elle est à peu près quadrilatère et un peu plus haute que large, de sorte qu'elle représente vaguement la tête de marteau à laquelle on l'a comparée et dont la queue serait le manche. Elle mesure à peu près cinq centimètres de haut et quatre de large.

La queue, au contraire, est mince et ne mesure guère qu'un centimètre et demi à deux centimètres d'épaisseur. Elle a de douze à quinze centimètres de longueur et se termine à son extrémité gauche comme une langue, tantôt pointue, tantôt arrondie. Elle fait généralement avec la tête un angle obtus, ouvert en bas, c'est-à-dire qu'elle se dirige légèrement en haut et à gauche. Parfois, cependant, la queue du pancréas est à peu près horizontale, de telle sorte qu'elle forme avec la tête un angle droit.

La queue du pancréas s'accole au flanc gauche de la colonne lombaire, puis suit la courbure à concavité antérieure de la paroi postérieure de l'abdomen.

Le col du pancréas est mince et étroit ; il mesure environ deux centimètres de haut et un centimètre d'épaisseur. La tête et la queue de la glande sont donc réunies l'une à l'autre par une por-

tion extrêmement rétrécie et qui occupe le milieu de la face antérieure de la colonne lombaire.

La tête, le col et la première partie de la queue, soulevées sur
la ligne médiane par la saillie vertébrale, décrivent une première
inflexion à concavité postérieure répondant à la colonne lombaire. Comme la portion du duodénum, elle retombe de chaque
côté de la saillie vertébrale à la façon d'un sac de farine placé
sur le dos d'un âne. La seconde courbure occupe la queue de
l'organe. Elle est dirigée en sens inverse, c'est-à-dire que sa
concavité est tournée en avant. Elle répond à la concavité de la
paroi postérieure de l'abdomen sur laquelle elle repose.

Moyens de fixité. — Le duodéno-pancréas est fixé contre la
paroi postérieure de la région médiane par l'accolement des
feuillets du mésogastre primitif et son péritoine pariétal. Même
chez l'adulte, on peut retrouver la trace de cet accolement fœtal,
et ce sont ces données que le chirurgien utilise lorsqu'au cours
d'une intervention sur le duodéno-pancréas, il tente le décollement de la tête du pancréas, par exemple.

Avant de savoir comment le duodéno-pancréas s'accole à la
paroi abdominale postérieure, il nous faut donc rappeler comment le duodéno-pancréas se trouve placé dans le mésogastre
primitif, comment ensuite il s'accole au péritoine pariétal. Lorsque le mésogastre primitif est encore dans le plan sagittal, le
pancréas en voie de développement peut être considéré comme
implanté sur la face postérieure de l'anse duodénale à la façon
d'un ergot sur la patte d'un coq. Il se dirige en haut et en arrière
entre les deux feuillets du mésogastre.

L'anse intestinale va maintenant décrire sa torsion. L'estomac pivote et sa face gauche va devenir antérieure, par conséquent, sa face droite postérieure. De ce fait, le mésogastre se
gonfle comme une voile gonflée par le vent. Le corps et la queue
du pancréas contenus dans le mésogastre, se trouvent entraî-
nés vers la gauche et tendent à se diriger horizontalement : la
face gauche du corps et celle de la queue du pancréas se tour-
nent en arrière, la face droite regarde en avant par conséquent.
Mais ils sont toujours flottants, le mésogastre postérieur qui se

transforme en grand épiploon, ne s'étant pas encore soudé en partie au péritoine pariétal postérieur.

Pendant que l'estomac pivote vers la gauche, l'anse duodénale et la tête du pancréas subissent un mouvement inverse et se portent vers la droite, de sorte que leur face droite va devenir postérieure et par conséquent leur face gauche antérieure.

Ainsi donc, la face gauche du corps et de la queue du pancréas est devenue postérieure, la face gauche de la tête est au contraire devenue antérieure· Il a donc fallu qu'il se fasse une coudure du corps du pancréas sur sa tête. Cette inflexion s'est faite sur l'artère mésentérique supérieure, qui est venue faire corde sur ia face gauche de la glande au moment de la torsion de l'anse intestinale. Tandis que la tête du pancréas a suivi les déplacements de l'anse duodénale, à laquelle elle est intimement unie, le corps et la queue ont suivi les déplacements de l'estomac.

Maintenant vont commencer les phénomènes d'accolement de la glande et de l'anse duodénale.

Le corps et la queue vont se souder au péritoine pariétal postérieur gauche par accolement de la partie postérieure du mésogastre postérieur devenu grand épiploon, au feuillet péritonéal qui recouvre la paroi postérieure. Il se fait donc, en arrière du corps et de la queue du pancréas, un feuillet fibreux d'accolement, auquel on donne le nom de feuillet de Toldt qui, le premier, l'a décrit.

La face droite de cette partie de la glande, devenue antérieure, reste recouverte par son feuillet péritonéal primitif, c'est-à-dire par le feuillet droit du mésogastre primitif devenu feuillet profond de l'arrière-cavité des épiploons.

La tête du pancréas et l'anse duodénale vont se souder à leur tour au péritoine pariétal postérieur droit, c'est-à-dire au péritoine qui recouvre la face antérieure de la veine cave inférieure et le rein droit. Cette fusion va laisser comme reliquat, un feuillet fibreux, trace de la soudure de deux feuillets péritonéaux : le feuillet prérénal et le feuillet droit du méso-duodénal primitif.

Il existe donc, en *arrière* de la tête du pancréas et de l'anse duodénale, un feuillet fibreux désigné sous le nom de feuillet de Treitz et qui s'étend depuis la naissance de l'artère mésenté-

rique supérieure sur l'aorte jusqu'au pourtour du duodénum.
Ce feuillet d'adhérence est, on le comprendra facilement, formé
en réalité par les vestiges de deux feuillets péritonéaux. De fait,
on peut retrouver l'origine double de ce feuillet d'accolement
et le dédoubler pour ainsi dire, par clivage quand on décolle le
duodéno-pancréas de la paroi postérieure de l'abdomen. C'est
aussi ce que fait le chirurgien, lorsqu'au cours d'une opération
sur le duodéno-pancréas, il décolle cet organe pour le mobiliser.
Si l'on incise le péritoine sur le pourtour de la première et de la
deuxième portion du duodénum et que le doigt s'insinue douce-
ment en arrière du duodéno-pancréas, on constate, en effet,
qu'il reste un mince feuillet fibreux sur la face postérieure du
duodéno-pancréas et un autre en avant du rein et de la veine
cave inférieure.

La *face antérieure* du duodéno-pancréas est également recouverte par des feuillets d'accolement péritonéaux. Mais ici deux
formations différentes viennent adhérer à l'organe ; l'un, recouvre sa moitié supérieure et s'accole de haut en bas, c'est le mésogastre primitif ou grand épiploon ; l'autre recouvre sa moitié
inférieure et s'accole de bas en haut, c'est le méso-côlon primitif. Ces deux feuillets vont venir s'adosser au niveau d'une
ligne correspondant à la racine du méso-colon. Ces deux feuillets
péritonéaux, mésogastre en haut, méso-colon en bas, vont venir
se fusionner avec le feuillet péritonéal primitif de la face antérieure du duodéno-pancréas pour former en avant d'elle, un
feuillet d'accolement, désigné sous le nom de feuillet de Toldt.

Il existe donc en avant et en arrière du duodéno-pancréas, un
feuillet fibreux formé par l'accolement de deux lames péritonéales. Le chirurgien peut utiliser ces connaissances pour faciliter ses interventions sur cette région.

Il arrive, de temps à autre, que cet accolement du duodéno-pancréas à la paroi postérieure de l'abdomen ne se réalise qu'incomplètement. Il existe alors un cul-de-sac plus ou moins profond,
entre le duodéno-pancréas et la paroi abdominale postérieure.
C'est généralement au niveau de la portion horizontale et de la
portion ascendante du duodénum, que s'est fait cet arrêt dans
l'accolement. La fossette rétroduodénale, ainsi constituée, est

une amorce aux hernies profondes de l'abdomen qui peuvent venir s'étrangler dans cette loge.

L'accolement, enfin, peut manquer en totalité. Il existe généralement alors une absence de torsion de l'anse ombilicale, bien que Schiefferdéker (Fredet) ait pu constater dans trois cas, sur 200 sujets normaux, une anomalie du méso-duodénum sans autre malformation.

A part les quelques rares exceptions que nous venons de voir, le duodéno-pancréas est donc fixé et immobilisé dans le fond de la loge sous-phrénique médiane. Les divers organes de l'abdomen peuvent se déplacer sur lui, mais ils ne modifient à peu près jamais sa situation. Cependant, dans quelques cas de pyloroptose prononcée, on a pu voir le duodénum-pancréas abaissé au point que le bord inférieur de la tête du pancréas a pu venir se mettre en rapport avec la face antérieure de la 5e vertèbre lombaire (Charpy). Ce sont là des exceptions.

Nous allons pouvoir étudier maintenant les connexions du duodénum et du pancréas entre eux, puis avec les organes avoisinants.

Connexions du Duodénum et du Pancréas entre eux. —

Le pancréas, né de la paroi duodénale, est si parfaitement uni à la paroi de l'intestin qu'il existe même une sorte de fusion des deux organes en ce sens que les lobules glandulaires paraissent, en certains endroits, pénétrer la paroi de l'intestin.

Les rapports de la tête pancréatique avec le duodénum, dit Sauvé, sont assez variables suivant les auteurs. « Pour Wiart, l'adhérence du duodénum au pancréas commence à 3 centimètres du pylore, le contact est déjà très intime au niveau de l'angle formé par la première et la deuxième portion du duodénum, et l'intimité de la connexion entre les deux organes diminue après l'ampoule de Vater, pour cesser complètement avant l'émergence des vaisseaux mésentériques. Pour Charpy, l'adhérence n'existe qu'au niveau de la deuxième portion du duodénum ; elle est tellement intime qu'il y a presque continuité de tissus entre les deux organes ; au niveau de la troisième portion l'adhérence est beaucoup moindre et les deux organes ne sont que là-

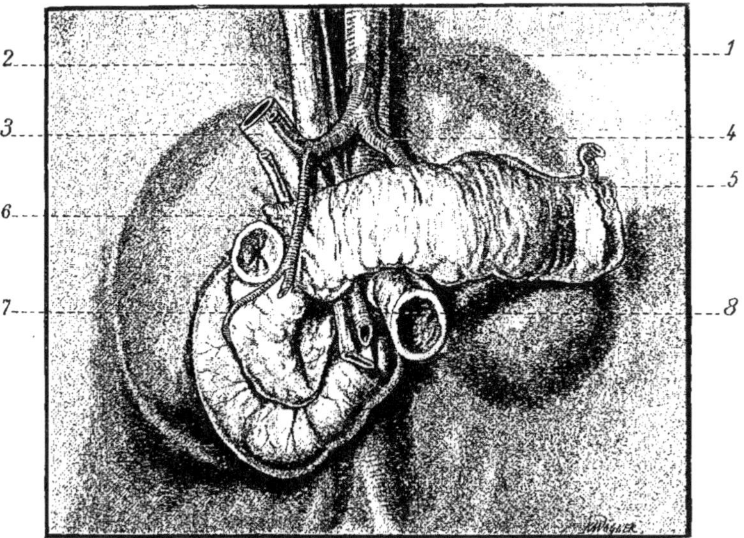

Fig. 67. — Le duodénum et le pancréas, dessinés d'après nature sur un sujet fixé au formol. — On distingue nettement les deux tubercules, antérieur et postérieur, qui limitent l'entrée de la gouttière dans laquelle se loge la première portion du duodénum.

1, L'aorte et l'origine du tronc cœliaque ; — 2, la veine cave inférieure ; — 3, la veine porte ; — 4, l'artère splénique ; — 5, la veine splénique et l'artère passant au-dessus et en avant de la queue du pancréas ; — 6, l'artère gastro-duodénale, donnant l'artère pancréatico-duodénale inférieure (7).

chement unis. Pour Villar, toute la première et la deuxième portion du duodénum sont adhérentes au pancréas. Pour Sappey,
les trois premières portions du duodénum adhérent entièrement
au pancréas ». Enfin, d'après les recherches de Sauvé lui-même,
il n'y a jamais adhérence du pancréas au duodénum avant le
croisement de l'artère gastro-duodénale, l'adhérence n'est vraiment intime qu'au niveau de la deuxième portion du duodénum;
la troisième portion n'adhère pas réellement au pancréas et le
doigt du chirurgien peut facilement la libérer.

Exceptionnellement, on peut rencontrer une disposition anormale du pancréas qui entoure totalement la deuxième portion
du duodénum et en rétrécit même le calibre. Ecker, Svming-
ton, Genersich Sandras ont chacun rapporté un exemple de cette
anomalie qui peut rendre fort perplexe le chirurgien non prévenu.

Nous avons dit, que le pourtour de la tête pancréatique était
creusé à la façon d'une jante pour recevoir le pneu qu'est le
duodénum. En fait, la paroi duodénale est enveloppée par la
glande sur toute la moitié gauche de son pourtour. Mais cette
disposition en gouttière s'atténue et même disparaît au niveau
de la troisième portion du duodénum.

La première portion du duodénum n'est reçue dans la gouttière
glandulaire que dans sa moitié distale. L'origine de la première
portion est mobile jusqu'à un certain point, contenue qu'elle est
dans les feuillets du grand et du petit épiploon, qui se conti-
nuent l'un dans l'autre en enveloppant le duodénum. L'entrée de
la gouttière glandulaire correspond donc au niveau où la première portion du duodénum devient fixe, adhérente et entourée
par la glande (Voir fig. 67).

Les deux rebords de la gouttière glandulaire se trouvent fortement marqués à l'origine et font deux saillies, l'une en avant,
l'autre en arrière de la première portion du duodénum devenue
fixe. La saillie antérieure est toujours la moins prononcée ; nous
la désignerons sous le nom de *tubercule pancréatique antérieur.*

La saillie postérieure est, au contraire, toujours fortement
prononcée. Dans quelques cas même, elle dépasse le niveau du
bord supérieur du duodénum et s'engage dans le petit épiploon.
Nous l'appellerons *tubercule pancréatique postérieur.* C'est lui

que la plupart des auteurs désignent sous le nom de tubercule omental.

L'entrée de la gouttière pancréatique est croisée par l'artère gastro-duodénale qui passe sous le duodénum à l'union de sa partie mobile et de sa partie fixe. Cette artère croise donc par conséquent, le pied des deux tubercules que nous venons de décrire.

La deuxième portion du duodénum a une gouttière pancréatique parfaitement bien dessinée et toujours la lèvre postérieure en est moins marquée que l'antérieure. C'est aussi dans cette portion de l'intestin que viennent s'ouvrir les canaux excréteurs du pancréas et celui du foie.

La troisième portion du duodénum est moins bien enveloppée par la glande pancréatique. A ce niveau, généralement, la gouttière glandulaire n'existe pour ainsi dire plus. La tête du pancréas pousse le long du bord supérieur de la troisième portion, une sorte de prolongement pointu qui s'enroule en arrière des vaisseaux mésentériques supérieurs en forme de crochet ou tubercule contourné ; nous lui donnerons le nom de *tubercule inférieur* de la tête du pancréas, par opposition aux deux précédents que nous avons décrits. On le désigne généralement sous le nom de crochet pancréatique ou petit pancréas de Winslow. Comme les deux précédents, il est croisé aussi par une artère qui côtoie son pied et sa face antérieure ; c'est l'artère mésentérique supérieure ayant à son côté sa grosse veine mésentérique supérieure.

La quatrième portion du duodénum n'est plus reçue dans une gouttière glandulaire. Elle se trouve même séparée du bord inférieur de la glande par un certain espace, rempli de tissu cellulaire plus ou moins lâche et dans lequel se loge l'artère mésentérique supérieure dont le flanc gauche confine à cette dernière portion du duodénum.

Le corps et la queue de la glande se portent à gauche et n'ont plus aucune connexion avec l'anse duodénale. Cependant, le bord inférieur du corps surcroise l'angle duodéno-jéjunal sur lequel il repose généralement.

Connexions du Duodéno-Pancréas avec les organes placés en avant de lui. — Le duodéno-pancréas, avons-nous dit, occupe l'arrière plan de la loge sous-phrénique médiane. Pour le découvrir, après avoir ouvert l'abdomen, il est nécessaire tout d'abord de relever le bord inférieur du lobe gauche du foie qui occupe la partie supérieure de la région. Mais, d'autre part, il faut abaisser le pylore et la partie ascendante de l'estomac.

Encore n'aperçoit-on le pancréas qu'en partie et à travers le mince petit épiploon. La partie supérieure de la tête, le col et une partie du corps du pancréas, la première partie du duodénum et la moitié supérieure de la seconde sont seules visibles. La queue du pancréas reste cachée par le corps de l'estomac, la partie inférieure de la tête et le reste du duodénum se trouvent cachés par le côlon transverse et son méso qui se fixe transversalement à ce niveau.

La région juxta-pylorique de l'estomac et le pylore recouvrent la partie supérieure du duodéno-pancréas. La glande est même dans certains cas légèrement excavée par la pression qu'exerce sur elle la saillie arrondie de l'extrémité de l'estomac. Lorsque le tubercule postérieur de la tête ou tubercule omental est forte-ment saillant, il dépasse en hauteur le niveau de la petite cour-bure de l'estomac et se montre à travers les feuillets transpa-rents du petit épiploon.

La face antérieure du corps et celle de la queue du pancréas sont également aplaties dans le sens vertical et légèrement con-caves dans le sens transversal, par suite du contact de la paroi postérieure bombée de l'estomac. L'extrémité de la queue du pancréas vient, dans quelques cas, jusqu'au voisinage du hile de la rate et s'engage alors entre les deux feuillets du méso pancréatico-splénique.

On peut donc dire que le duodéno-pancréas, placé aux confins des grands cloisonnements de la cavité péritonéale, fait saillie par l'une de ses parties dans chacune des divisions de l'abdomen.

Celui-ci, en effet, est divisé transversalement par le méso colon-transverse en deux étages : sus-méso-colique et sous-méso-colique.

L'étage supérieur, ou sus-méso-colique, présente du côté gauche, un large diverticule péritonéal : l'arrière-cavité des épiploons ; du côté droit, un prolongement de la grande cavité péritonéale ou prolongement sous-hépatique.

L'étage inférieur ou sous-méso-colique est divisé par le mésentère en deux parties : la loge sous-méso-colique droite, et la loge sous-méso-colique gauche.

Le duodéno-pancréas se montre dans chacune de ces divisions et cela est bien intéressant au point de vue médico-chirurgical, car on peut en déduire les conséquences et l'évolution de bien des affections de cet organe.

La face gauche de la partie mobile du duodénum et la plus grande partie du pancréas sont compris dans les limites de l'arrière-cavité des épiploons et recouverts par l'estomac. Ainsi les affections ulcératives de l'estomac pourront-elles provoquer des adhérences entre ces deux organes, en supprimant l'arrière-cavité épiploïque. On a pu voir des cas où un ulcus rodens, par exemple, après avoir détruit la paroi stomacale, entame et creuse la glande pancréatique elle-même. De même, certaines suppurations du pancréas peuvent provoquer des collections dans la cavité rétrostomacale.

La première partie du duodénum dans sa portion fixe, la moitié supérieure de la seconde, sus-jacente au méso-colon-transverse, enfin parfois une petite partie de la tête du pancréas occupent le prolongement sous-hépatique de la grande cavité. C'est bien aussi le segment le plus facilement et le plus fréquemment l'objet des manœuvres et des recherches chirurgicales.

Quand on a relevé le foie, abaissé le colon transverse et récliné en dedans la portion pylorique de l'estomac, la première partie du duodénum, la moitié supérieure de la seconde et la partie contiguë de la tête pancréatique apparaissent aussitôt. Mais il est souvent nécessaire de pouvoir prendre entre les doigts ce segment viscéral pour en apprécier la consistance et en connaître le contenu. Desjardins a fort bien montré les avantages que l'on peut tirer du décollement du duodéno-pancréas, en utilisant les notions d'anatomie de l'accolement des feuillets péritonéaux primitifs. La situation de cette partie du duodéno-

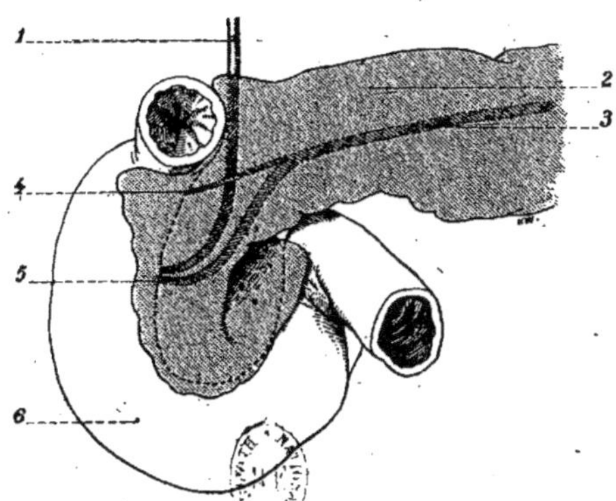

Fig. 68. — Schéma montrant la disposition des conduits placés dans l'épaisseur du pancréas. — 1, Le cholédoque décrit sa courbe dans l'épaisseur de la tête avant d'aborder le duodénum ; — 2, le corps du pancréas, dans lequel se trouve placé le canal de Wirsung (3) ; celui-ci décrit dans l'épaisseur de la tête du pancréas une courbe, à concavité droite qui contourne celle du cholédoque. Tous deux s'ouvrent en 5, au niveau du duodénum, au tubercule de Vater. Le canal de Santorini (4), presque horizontal, croise le cholédoque sur sa face antérieure pour gagner la partie haute de la deuxième portion du duodénum (6).

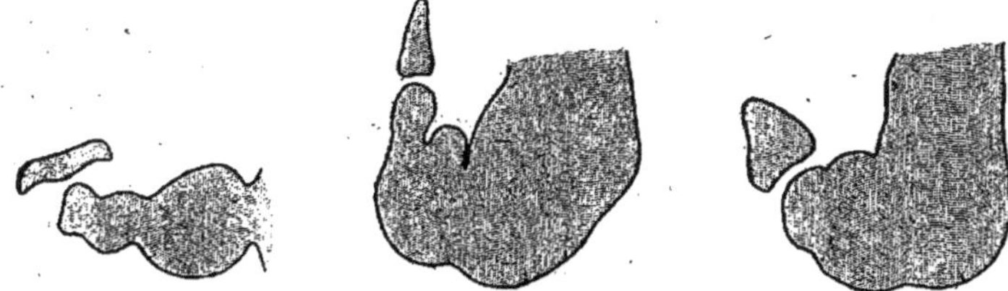

Fig. 69. — Les trois types habituels du bulbe duodédal.

XVIII. — Page 160.

pancréas dans ce prolongement de la grande cavité péritonéale explique, jusqu'à un certain point, comme le fit remarquer le Pr Quénu à la société de chirurgie, la rareté de l'infection généralisée de la séreuse au cours d'interventions chirurgicales, car la cloison élevée par le colon transverse forme une barrière naturelle et facilite grandement le drainage de la région.

La fin de la deuxième portion du duodénum et le tubercule inférieur du pancréas ou petit pancréas, ou bec pancréatique font saillie dans la loge sous-méso-colique droite, à droite du mésentère.

De même, la dernière portion du duodénum et l'angle duodénojéjunal font saillie dans la loge sous-méso-colique gauche, à gauche du mésentère.

En relevant le méso-colon et en rejetant soit à gauche, soit à droite le mésentère et le paquet des anses grêles, on arrive aisément à explorer et à voir ces dernières parties du duodénopancréas.

Connexions du Duodéno-Pancréas avec les conduits glandulaires contenus dans son épaisseur. — Le duodéno-pancréas est traversé par trois conduits glandulaires, le canal de Wirsung, son accessoire, le canal de Santorini et le canal cholédoque. Tous trois viennent s'ouvrir dans la moitié supérieure sus-méso-colique de la deuxième portion du duodénum, après avoir traversé la tête du pancréas. L'existence de ces conduits, les infections auxquelles les expose leur communication avec l'intestin, les obstructions de natures diverses auxquelles ils sont enclins, réagissent grandement sur la tête pancréatique et rendent cette région du duodéno-pancréas particulièrement importante pour le médecin, comme pour le chirurgien.

Le canal de Wirsung, conduit excréteur du pancréas, parcourt la glande dans toute sa longueur. Il naît au niveau de la queue du pancréas par une extrémité simple ou quelquefois bifurquée (Charpy), traverse tout le corps de la glande et au niveau du col change de direction pour se diriger en bas et un peu en arrière. Dans son ensemble, le canal de Wirsung n'est donc pas rectiligne, mais au contraire le segment qui occupe la tête, fait avec celui du corps un angle obtus ouvert en bas et dont le sommet répond au col (fig. 68).

Le calibre du canal augmente progressivement de la queue vers la tête. Il mesure au niveau de la partie moyenne du corps 2,5 à 3 millimètres de diamètre ; au niveau de la tête son diamètre est de 3 à 4 millimètres.

Sa paroi est extrêmement mince et de coloration blanchâtre. Elle adhère de tous les côtés au parenchyme glandulaire par des tractus conjonctifs et les conduits secondaires qui viennent s'ouvrir dans sa cavité. C'est pour cette raison que son calibre reste largement ouvert sur les coupes de la glande, car une fois disséqué et isolé, le conduit s'affaisse sur lui-même et ses parois n'ont pas assez de consistance pour le maintenir ouvert ni permettre les sutures.

Le canal de Wirsung représente l'axe de la glande au niveau de son corps et de la queue ; autrement dit, il occupe, sur une coupe, la partie médiane de la tranche. Il se projette sur la face antérieure du corps suivant une ligne tracée à égale distance du bord supérieur et du bord inférieur et une épaisseur de tissu glandulaire de 8 à 10 millimètres, le sépare de la surface.

Au niveau de la tête, le canal de Wirsung se projette à la surface suivant une ligne fortement oblique en bas et à droite, et qui s'étend depuis la partie moyenne du col jusqu'à un point répondant à la partie moyenne de la deuxième portion du duodénum, c'est-à-dire à peu près le point où généralement l'insertion du méso-colon transverse croise cette portion du duodénum. L'épaisseur de tissu glandulaire qui le sépare de la surface augmente à mesure que l'on s'approche de sa terminaison. De 6 à 8 millimètres au niveau du col, l'épaisseur de la glande atteint 12 à 15 millimètres au niveau de l'embouchure dans l'intestin.

Il est d'ailleurs extrêmement difficile de préciser d'une façon rigoureuse la situation du canal de Wirsung dans la profondeur de la glande, car son trajet présente de nombreuses variations. Il est rectiligne dans l'ensemble au niveau du corps, mais présente souvent des coudures plus ou moins marquées. Au niveau de la tête, il est fréquent, sur les radiographies du conduit

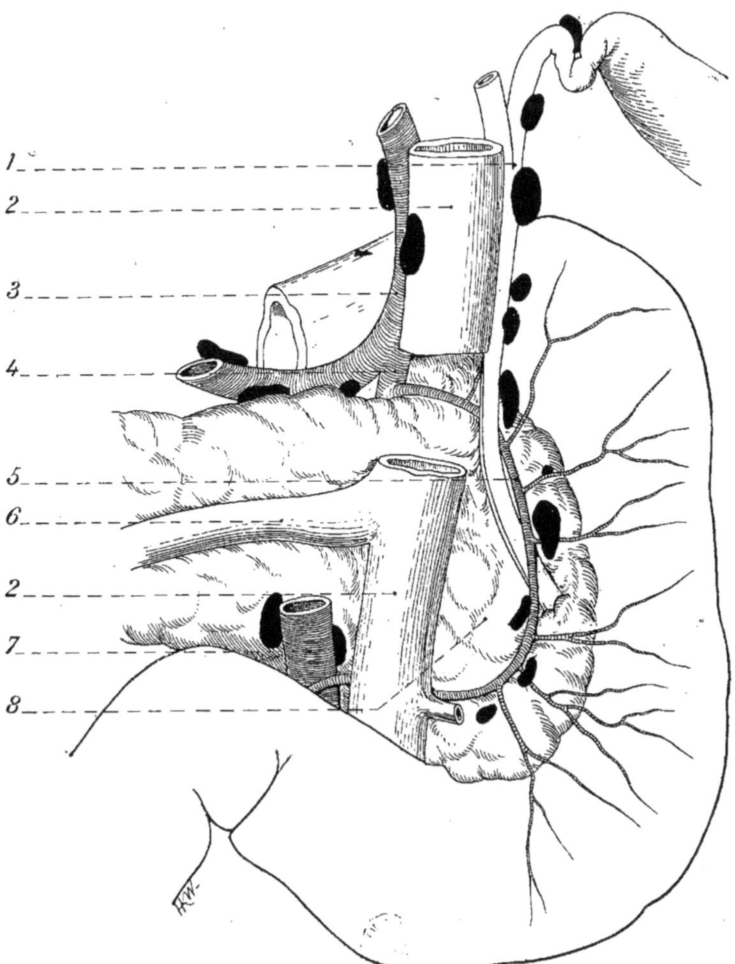

Fig. 70. — Demi-schématique. Le cholédoque (1), au niveau de la face postérieure de la tête du pancréas. Il est à droite de la veine porte (2) et de l'artère hépatique (3). Il se creuse une gouttière, puis un tunnel dans l'épaisseur du pancréas. L'artère gastro-duodénale (4) donne sa branche pancréatico-duodénale droite supérieure (5) qui passe d'abord en avant, puis en dehors, puis en arrière du cholédoque ; — 6, la veine splénique ; — 7, l'artère mésentérique supérieure ; — 8, le pancréas (d'après Cunéo).

injecté, de lui voir décrire une courbe à concavité généralement supérieure ; parfois il semble se contourner en vrille.

L'embouchure du canal de Wirsung se fait au niveau de l'ampoule de Vater dans le duodénum. A ce niveau le calibre du conduit est toujours considérablement rétréci au point d'admettre seulement un fin stylet.

Un centimètre environ avant sa terminaison, le canal de Wirsung s'accole au canal cholédoque. A ce moment sa paroi devient notablement plus épaisse ; de fait, elle est doublée d'une couche musculaire formant sphincter. Au niveau de l'ampoule de Vater, cette couche musculaire entoure Wirsung et cholédoque d'une gaîne contractile commune.

Les tentatives chirurgicales faites jusqu'ici sur le canal de Wirsung sont rares et les indications en sont peu précises. Néanmoins les cas de diabète provoqué par la lithiase de ce conduit qu'ont signalé les chirurgiens américains, l'influence du reflux de la bile sur la production de la pancréatite hémorragique, ouvriront peut-être la voie à une chirurgie nouvelle qui rendra nécessaire une topographie plus rigoureuse du canal de Wirsung.

Le canal de Santorini est un fort petit conduit qui naît au niveau du coude que font les deux portions du canal de Wirsung au niveau du col du pancréas, et se termine dans la deuxième portion du duodénum où il débouche.

Il est à peu près horizontal dans sa direction et croise par conséquent à angle droit la face antérieure du canal cholédoque dont il est séparé par une épaisseur de 6 à 7 centimètres de tissu glandulaire.

Sa longueur est faible, il ne mesure guère que 3 à 5 centimètres suivant les cas.

Quant à son calibre, il est généralement la moitié du canal de Wirsung, c'est-à-dire qu'il atteint 1 millimètre et demi à 2 millimètres. Le plus ordinairement il diminue de largeur du Wirsung au duodénum. On a signalé des observations où sa partie moyenne, légèrement renflée, était la plus large.

Enfin, d'après les recherches de Schirmer, Charpy, Helly, dans un quart des cas environ, l'extrémité duodénale serait oblitérée et le canal de Santorini se présenterait alors comme un simple affluent du Wirsung.

Ces constatations permettent de penser qu'il ne serait pas possible de pouvoir compter sur la suppléance du canal de Santorini en cas de ligature ou d'oblitération du Wirsung au niveau de sa terminaison.

Le plus souvent, le canal de Santorini s'ouvre dans la paroi interne du duodénum. Une petite saillie, désignée sous le nom de caroncule de Santorini, marque cette embouchure. A vrai dire, il est le plus souvent très difficile de retrouver chez le cadavre sur la paroi interne du duodénum l'orifice du canal de Santorini. A plus forte raison cette recherche a-t-elle peu de chance de succès sur le vivant. Elle se trouve située à 2 ou 3 centimètres au-dessus de l'embouchure du canal de Wirsung et sur un plan un peu antérieur. Une légère élevure de la muqueuse intestinale ou un repli circulaire en indique la place.

Le canal de Santorini se projette sur la face antérieure de la tête du pancréas suivant une ligne horizontale qui s'étend de la partie moyenne du col à la paroi duodénale. Une épaisseur de tissu glandulaire de 6 à 8 millimètres seulement le sépare de la surface.

En dehors des questions de suppléance possible, on ne sait rien jusqu'ici de l'importance de ce conduit, débri embryonnaire de l'ébauche dorsale du pancréas embryonnaire.

Le canal cholédoque, après avoir fait partie du pédicule hépatique, (Voir plus haut) l'abandonne pour traverser la tête du pancréas et gagner son embouchure dans le duodénum, l'ampoule de Vater. Il se porte à peu près verticalement en bas ou très légèrement en dedans, sur une longueur de 2 centimètres et demi environ ; alors, il s'incline franchement en dehors et toujours en bas, dans le dernier centimètre de sa longueur. Dans l'épaisseur du pancréas, le cholédoque décrit donc dans son ensemble une courbe à concavité regardant en dehors.

Les connexions avec la glande pancréatique sont un peu variables suivant les cas. Le conduit en quittant le pédicule hépatique descend derrière la tête de la glande, ayant en avant et à sa droite la saillie formée par le rebord postérieur de la gouttière duodénale du pancréas ou tubercule postérieur de la tête. Celui-ci, en effet, le sépare de la face postérieure de la première portion du duodénum.

Il se place alors à la face postérieure de la glande et se trouve accolé à elle par le fascia de Treitz, restant de l'accolement des feuillets péritonéaux primitifs.

Deux cas peuvent se présenter : 1° le cholédoque se creuse sur 2 centimètres et demi ou 3 centimètres une gouttière à la face postérieure du pancréas et ne devient intra-glandulaire que dans la dernière partie de son trajet (fig. 69).

2° Le chodéloque est immédiatement entouré par les lobules glandulaires du pancréas, en sorte que, dès son contact avec le pancréas, il est intra-glandulaire et, par conséquent, caché. Cette dernière disposition complique singulièrement l'exploration des voies biliaires principales.

En effet, dès qu'il a franchi le bord supérieur de la tête du pancréas, le cholédoque devient impossible à palper, et l'on ne peut, par exemple, se rendre compte de l'existence de calcul dans son intérieur, d'ailleurs la réaction inflammatoire et scléreuse que présente si fréquemment alors la tête du pancréas augmente encore les difficultés.

En réglant le décollement de la tête du pancréas que réalisa Gosset le premier en France, croyons-nous, Desjardins montra aux chirurgiens qu'on peut encore explorer le cholédoque pancréatique à condition de rabattre en avant et au dedans l'angle duodénal et la tête du pancréas. Le cholédoque accolé à la glande est porté en avant et tombe sous l'œil et le doigt du chirurgien, à condition qu'il présente la première disposition que nous venons de décrire, c'est-à-dire qu'il se creuse seulement une gouttière. Même dans la seconde disposition, cette manœuvre présente encore un réel avantage. Bien que le cholédoque soit caché, on peut, après avoir incisé sa paroi au-dessus du pancréas, y insinuer un explorateur et le sentir progresser dans le canal jusqu'à l'intestin à travers la couche assez mince de tissu glandulaire qui le recouvre en arrière.

Le cholédoque s'entoure de plus en plus de pancréas à mesure qu'il descend, autrement dit l'épaisseur de glande qui le sépare de la surface antérieure diminue de haut en bas, de même l'épaisseur de tissu glandulaire qui le sépare de la surface postérieure augmente de haut en bas.

Quénu a constaté, en effet, qu'en avant, l'épaisseur du tissu pancréatique est de 14 à 15 millimètres à la partie supérieure et tombe à 5 ou 6 millimètres au niveau de la terminaison. L'épaisseur de tissu glandulaire reste donc toujours assez considérable, comme on le voit, pour gêner l'exploration.

En arrière au contraire, le canal, avons-nous dit, est souvent extra-pancréatique et seulement reçu dans une simple gouttière. Lorsque le tissu glandulaire l'entoure, le canal formé par la glande est rarement de plus de 20 à 30 millimètres de long, et au niveau de l'embouchure du cholédoque l'épaisseur de tissu glandulaire est rarement de plus de 8 à 10 millimètres. On voit donc que l'exploration du cholédoque dans sa partie pancréatique ne saurait être rationnellement, c'est-à-dire anatomiquement entreprise que par sa face postérieure, c'est-à-dire après décollement du duodénum et du pancréas.

Les trois conduits : Cholédoque, Wirsung et Santorini, se projettent à la surface de la tête pancréatique dans une sorte de quadrilatère formé par la première portion du duodénum en haut, la moitié supérieure de la seconde en dehors, l'attache du méso-colon transverse en bas, le trajet de la veine mésentérique supérieure en dedans. A notre avis, Quénu, en faisant descendre ce quadrilatère jusqu'à la troisième portion du duodénum, le prolonge inutilement en bas.

Le cholédoque traverse de haut en bas ce quadrilatère en suivant la paroi duodénale dont elle est séparée par une épaisseur d'un centimètre de glande environ. Il occupe donc la moitié externe ou droite du quadrilatère.

Le canal de Wirsung le traverse presque en diagonale de son angle supérieur et gauche à son angle inférieur et droit où il s'unit avec le canal cholédoque pour gagner l'ampoule de Vater. Son trajet n'est cependant pas absolument rectiligne. Il décrit une courbe légère à concavité supérieure.

Le canal de Santorini suit à peu près le bord supérieur du quadrilatère, puisqu'il s'étend de l'angle que forment les deux

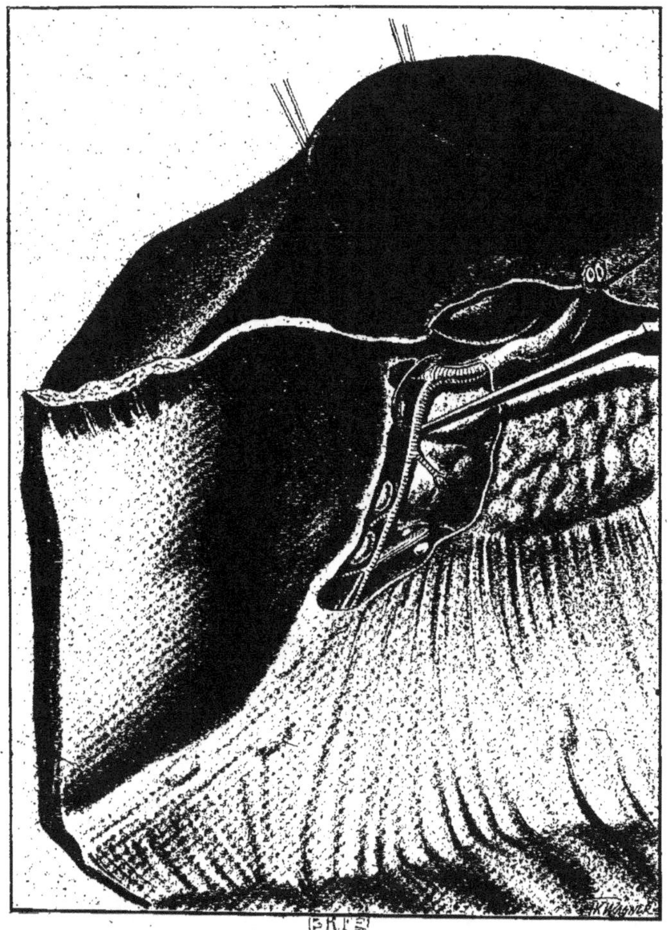

Fig. 71. — L'artère gastro-duodénale, dans sa portion pancréatique. Elle passe dans l'angle que font la glande et la première portion du duodénum. C'est à ce niveau qu'on la lie par voie antérieure ou transgastrique, au cours de la pylorectomie après avoir effondré le péritoine de l'extrémité droite de l'arrière-cavité des épiploons (d'après Hartmann et Cunéo).

parties du canal de Wirsung à la partie haute de la deuxième portion du duodénum. En croisant le canal cholédoque, il transforme en triangle l'angle que décrivaient déjà entre eux le canal cholédoque et le canal de Wirsung.

Le tubercule de Vater est une petite saillie de la paroi interne du duodénum qui répond à la terminaison et à l'ouverture commune dans l'intestin du canal cholédoque et du canal pancréatique. Ces deux canaux se sont réunis dans le dernier centimètre de leur trajet. Le cholédoque au-dessus, le canal pancréatique au-dessous, se sont accolés comme les deux canons d'un fusil double. Ils ont ainsi traversé la paroi intestinale et semblent même se prolonger un peu dans son intérieur en formant la petite saillie du tubercule de Vater.

Il est possible que les deux conduits s'ouvrent isolément l'un au-dessus de l'autre au sommet du tubercule où l'on voit alors deux petits orifices ponctiformes.

Il est possible aussi que l'ouverture de ces conduits se fasse un peu en retrait du sommet du tubercule. Celui-ci est alors creusé d'une petite cavité, sorte de cloaque où s'ouvrent à la fois le cholédoque et le Wirsung. C'est à cette cavité que l'on donne le nom *d'ampoule de Vater*. Le tubercule de Vater est une formation constante, il n'est creusé en ampoule qu'une fois sur deux. C'est donc par abus de langage que l'on parle communément d'ampoule de Vater.

Cette disposition en ampoule est, quand elle existe, d'une grande importance en pathologie. De fait, si un obstacle tel qu'un calcul, vient oblitérer l'orifice intestinal de l'ampoule, la rétrodistension se fera sentir forcément sur les voies biliaires et sur les voies pancréatiques ; si, au contraire, les deux conduits s'ouvrent isolément au sommet du tubercule de Vater, les seules voies biliaires pourront être intéressées.

Les obstructions soit calculeuses, soit néoplasiques, plus exceptionnellement parasitaires de l'ampoule de Vater peuvent entraîner à des interventions et à des recherches souvent laborieuses. Il est donc nécessaire de pouvoir préciser aussi exactement que possible la situation du tubercule de Vater dans la lumière de l'intestin.

Raymond GRÉGOIRE. *Anatomie.*   19

Le plus ordinairement le tubercule de Vater siège à la partie moyenne de la deuxième portion du duodénum, à l'union de la paroi postérieure et de la paroi gauche. D'une façon un peu schématique, on peut dire qu'il s'ouvre dans l'intestin grêle au niveau du point où la racine du méso-colon transverse croise cette deuxième portion du duodénum. Le point de repère, pour commode qu'il soit, n'est cependant que très approximatif, d'abord parce que l'attache du méso-colon est sujette à variations d'un sujet à l'autre, ensuite parce que le tubercule de Vater peut tantôt siéger plus haut, tantôt plus bas sur la deuxième portion du duodénum.

L'exploration au doigt ne donne malheureusement dans bien des cas aucun renseignement. Ce tubercule est, à l'état normal, si souple que la palpation à travers la paroi du duodénum ne peut le déceler. Lorsque l'ampoule est le siège d'une obstruction calculeuse ou néoplasique, au contraire, le doigt peut à travers la paroi intestinale sentir la petite induration que donne sur la paroi intestinale opposée le néoplasme ou le calcul (Walther).

La duodénotomie longitudinale de l'intestin au-dessus du côlon transverse permet d'atteindre l'ampoule de Vater et malgré la profondeur où l'on opère, la fixité du duodéno-pancréas facilite grandement les manœuvres chirurgicales.

Le petit tubercule de Santorini, répondant à l'ouverture du conduit de ce nom, se fait également dans le duodénum à 2 centimètres et demi ou 3 au-dessus du tubercule de Vater et un peu en avant. Il n'est jusqu'ici d'aucun intérêt médico-chirurgical.

Connexions du Duodéno-Pancréas avec les vaisseaux. —

Les artères et les veines qui croisent le duodéno-pancréas et contribuent à sa vascularisation ont une importance telle que le chirurgien qui intervient dans cette région, ne saurait, sans grand dommage, n'y prendre garde à tout instant.

Des troncs importants confinent à cet organe pour se rendre aux viscères voisins et ne pourraient être blessés ou liés sans compromettre gravement la circulation de ceux-ci : telles l'artère mésentérique supérieure et sa veine, l'artère hépatique et la veine porte, l'artère splénique et sa veine, l'artère du colon transverse.

C'est de ces troncs, d'autre part, que partent les vaisseaux qui nourrissent le duodéno-pancréas.

Le col du pancréas est pincé, pour ainsi dire, entre deux troncs artériels de première importance : le tronc cœliaque en haut, l'artère mésentérique supérieure en bas. Les veines qui accompagnent les branches de ces troncs artériels viennent former un tronc veineux, la veine porte qui confine à la tête du pancréas et qui est aussi intangible que les troncs artériels.

Le tronc cœliaque naît de la face antérieure de l'aorte abdominale et le plus souvent du versant gauche de cette face antérieure. Son origine se fait au niveau même du point où l'aorte émerge des piliers du diaphragme dans la cavité du ventre, c'est-à-dire au devant du bord inférieur du corps de la 12e vertèbre dorsale. Il se dirige toujours vers le bord supérieur de l'isthme du pancréas qu'il atteint pour s'y diviser. Aussi, comme le font remarquer Wiart et Rio Branco, la direction du tronc cœliaque semble être en rapport direct avec la situation du col du pancréas. Celui-ci occupe-t-il sa situation normale : le tronc cœliaque se dirige en avant et à droite et un peu en bas, son origine se fait au-dessus du pancréas, sa terminaison sur le bord supérieur du col.

Si, fait beaucoup plus rare (1 fois sur 4), le pancréas est haut situé, l'origine du tronc cœliaque va se faire derrière le pancréas et sa terminaison toujours sur le bord supérieur du col. Le tronc cœliaque est alors ascendant et toujours dirigé en avant et à droite. Ces données sont importantes à retenir en cas d'intervention sur le corps et l'isthme du pancréas, car si, dans le premier cas, *on voit* le tronc cœliaque à travers le mince voile péritonéal, dans le second, il faut aller à sa découverte par l'abaissement préalable du bord supérieur de la glande pancréatique, ce qui doit rendre singulièrement délicates les interventions sur le plexus cœliaque que Jaboulay décrit dans ses « Cliniques chirurgicales ». (Lyon. 1902).

L'artère mésentérique supérieure encoche le bord inférieur de l'isthme du pancréas, comme le tronc cœliaque confine au bord supérieur. C'est de ces deux troncs que vont venir toutes les branches qui vont irriguer le duodéno-pancréas.

La mésentérique supérieure naît de l'aorte abdominale derrière le pancréas à 1 centimètre environ de l'émergence du tronc cœliaque. Après un trajet de quelques millimètres, l'artère s'engage entre le bord inférieur de l'isthme du pancréas et le bord supérieur de la troisième portion du duodénum. Souvent, il est vrai, le petit pancréas ou bec pancréatique s'insinue au-dessous de l'artère et de sa veine, sur le bord supérieur de la troisième portion du duodénum. Aussi ces vaisseaux sont-ils presque enveloppés par la glande pancréatique avant de pénétrer dans le mésentère. Mais, comme le fait remarquer Sauvé, les vaisseaux mésentériques n'adhèrent nullement au tissu glandulaire, si ce n'est par l'intermédiaire des vaisseaux qu'ils lui donnent. Ils peuvent facilement être décollés.

Le tronc cœliaque en haut, l'aorte abdominale en arrière, l'artère mésentérique supérieure en bas forment au col du pancréas un demi-anneau.

L'artère gastro-duodénale. — L'artère hépatique commune, née sur le bord supérieur de l'isthme du pancréas par bifurcation du tronc cœliaque, suit pendant 15 à 20 millimètres le bord supérieur de la tête de la glande et bientôt se bifurque en artère hépatique vraie qui monte avec le pédicule hépatique vers le foie, et *l'artère gastro-duodénale*. Celle-ci va se distribuer à l'estomac et au duodéno-pancréas. Les connexions de cette artère avec le duodéno-pancréas sont importantes à connaître (fig. 70).

Né un peu au-dessus du bord supérieur du pancréas et à gauche du tubercule supérieur de sa tête, ce tronc, très court, puisqu'il ne mesure guère que 3 centimètres, se dirige en bas, en avant et un peu à droite. Il s'engage sous la première portion du duodénum et, arrivé à son bord inférieur, se divise en gastro-épiploïque droite et pancréatico-duodénale droite inférieure.

L'artère gastro-duodénale présente par conséquent deux segments qui, comme nous le verrons, sont également intéressants à connaître pour le chirurgien.

Son premier segment, sus-pancréatique, croise le tronc porte

dans sa moitié gauche et confine au bord supérieur du pancréas
Il se trouve généralement séparé du cholédoque par le tubercule
omental ou tubercule supérieur de la tête du pancréas.

Son deuxième segment, pancréatique, court au devant de la
tête du pancréas et au-dessous du duodénum L'artère se loge
dans l'angle que font le duodénum et la glande pancréatique ;
elle est donc placée juste à la limite de la partie mobile et de la
partie fixe de la première portion du duodénum. (Wiart). Le péritoine qui marque ici la limite droite de l'arrière-cavité des épiploons, se colle sur elle en passant de la face postérieure du duodénum sur la face antérieure de la tête pancréatique.

Sitôt qu'elle a atteint le bord inférieur du duodénum, l'artère
s'incline transversalement à gauche et se divise en artère pancréatico-duodénale inférieure droite et gastro-épiploïque droite.

Les deux segments de cette artère sont importants à connaître,
car, au cours d'interventions sur cette région, le chirurgien peut
avoir à les éviter ou au contraire à les lier.

Lorsqu'on explore les voies biliaires principales dans leur
segment sus-pancréatique, il faut se souvenir qu'au niveau du
point où le canal cholédoque disparaît derrière la tête du pancréas, il s'écarte plus ou moins suivant les cas du tronc de la
veine porte. Le triangle porto-cholédocien ainsi formé, est coupé
au niveau de sa base par le tronc de la gastro-duodénale qui
parfois arrive jusqu'au devant du cholédoque, lorsque le tubercule est peu prononcé.

La ligature de la gastro-duodénale peut être pratiquée au
cours d'interventions sur le segment pylorique de l'estomac.
Trois voies se présentent au chirurgien : la voie supérieure, la
voie inférieure, la voie antérieure.

La voie supérieure ou sus-duodénale permet d'atteindre l'artère tout près de son origine. Après avoir incisé les feuillets du
petit épiploon au-dessus du pylore, le duodénum est chargé sur
un écarteur et récliné en bas et à droite ; un autre écarteur relève en haut et à gauche la lèvre opposée de l'incision. Généralement on aperçoit aussitôt à travers le péritoine, sur le bord supérieur du pancréas, la saillie formée par le tronc de l'hépatique
commune. En suivant ce tronc vers la droite, on arrive au devant

de la veine porte et l'on voit la bifurcation de l'hépatique commune en ses deux branches : l'artère hépatique vraie montant devant et un peu à gauche de la veine porte, la gastro-duodénale descendant devant la tête du pancréas. Lorsque l'artère n'apparaît pas aisément, il est avantageux de soulever en avant et à droite le duodénum confié à l'écarteur. Généralement alors la sonde cannelée sent, à travers le péritoine et la graisse, le cordonnet tendu que forme le tronc artériel. Il n'est pas besoin d'insister sur la nécessité de vérifier le tronc artériel sous lequel on passe le fil, ni d'insister sur le danger qu'il y aurait à lier le tronc de l'hépatique commune.

La voie inférieure ou sous-duodéno-pylorique oblige le chirurgien à inciser le grand épiploon au-dessous du segment ascendant de l'estomac et à distance de la gastro-épiploïque droite. Lorsque les quelques petits rameaux épiploïques ont été coupés entre deux ligatures, il est possible de confier à un écarteur le bord inférieur de l'estomac, le pylore et le duodénum ; un autre écarteur abaisse le côlon transverse. Dans le fond de la plaie, on voit et on reconnaît, dans l'angle que forment le duodénum et la tête du pancréas, l'artère gastro-duodénale, sous laquelle on passe le fil à ligature.

La voie antérieure ou trans-gastrique est certainement la plus pratique au cours de la pylorectomie. Lorsque les épiploons ont été effondrés, que l'estomac a été sectionné entre les deux pinces à gauche du pylore, le segment à réséquer est fortement rabattu vers la droite et le tronc de la gastro-duodénale s'expose pour ainsi dire de lui-même dans l'angle que fait le duodénum avec la tête du pancréas. On a reproché à la ligature du tronc de la gastro-duodénale derrière le duodénum, d'être les causes des fistules que l'on constate assez souvent sur le moignon duodénal après la pylorectomie. Cela paraît peu vraisemblable. Il suffit d'avoir vu au cours d'opérations que la tranche duodénale saigne parfaitement, il suffit de se souvenir de la disposition des artères pancréatico-duodénales pour comprendre qu'une raison autre que l'anémie du duodénum doit être la cause de cet accident.

Les arcades pancréatico-duodénales. — C'est de la gastro-duo-

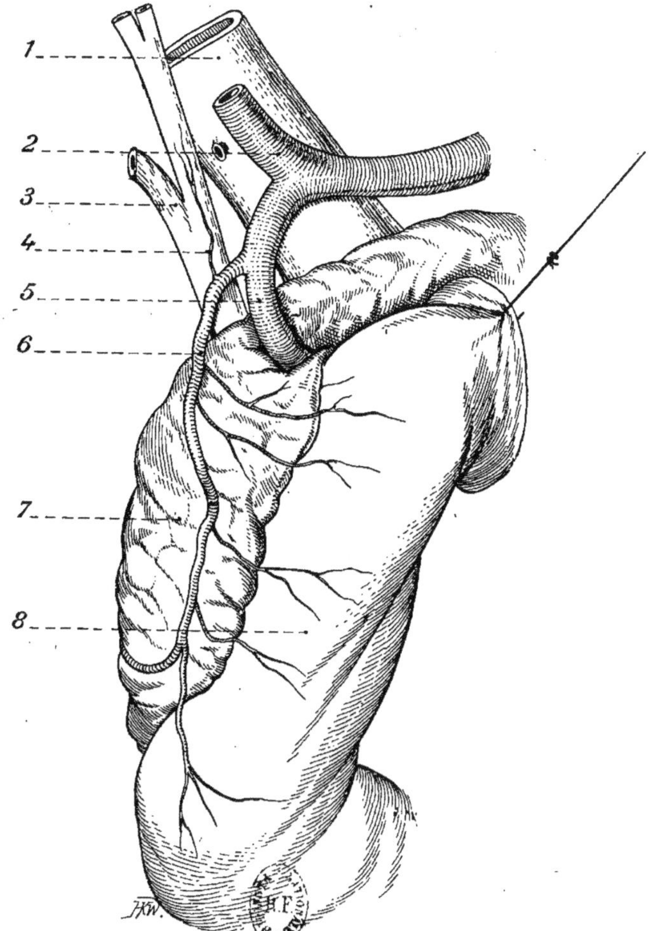

Fig. 72. — L'artère pancréatico-duodénale droite supérieure, après décollement
du duodéno-pancréas.

1, la veine porte ; — 2, l'artère hépatique vraie ; — 3, les voies biliaires ; — 4, la
petite artère cholédocienne venue de la pancréatico-duodénale droite supérieure ; —
5, la gastro-duodénale ; dans sa portion sus-pancréatique, elle croise le pied du pédicule du foie ; dans sa partie pancréatique, elle passe sur la face antérieure de la glande,
au-dessous de la première portion du duodénum ; — 6, sa branche pancréatico-
duodénale droite supérieure qui contourne la face postérieure de la tête pancréatique
après avoir croisé le cholédoque en avant, et avant d'aller le croiser en bas sur sa
face postérieure ; — 7, le pancréas ; — 8, le duodénum (d'après Rio-Branco).

dénale que naît la partie supérieure des arcades *pancréatico-duodénales*. La moitié inférieure des arcades pancréatico-duodénales vient de l'artère mésentérique supérieure.

Les classiques, depuis Verneuil, décrivent les arcades pancréatico-duodénales de la manière suivante. De la gastro-duodénale naît un tronc pancréatico-duodénal supérieur, qui bientôt se divise en deux branches ; l'une antérieure suit la face antérieure de la tête pancréatique le long du duodénum, l'autre postérieure suit un trajet identique, mais sur la face postérieure de la tête pancréatique. Ces deux branches s'anastomosent à plein canal avec deux rameaux correspondants, branches de division de l'artère pancréatico-duodénale inférieure venue de la mésentérique supérieure.

Wiart a montré que cette decription, pour commode et schématique qu'elle soit, ne répondait pas à une observation rigoureuse. Il existe bien deux arcades pancréatico-duodénales, mais, d'une part, elles ne naissent pas par un tronc commun de la gastro-duodénale et, d'autre part, elles siègent toutes deux sur la face postérieure du duodéno-pancréas.

De la gastro-duodénale, naît au niveau du bord supérieur de la tête pancréatique un premier rameau pancréatico-duodénal. De cette même gastro-duodénale naît au bord inférieur de la première portion du duodénum, c'est-à-dire, au-dessous du précédent, un second rameau pancréatico-duodénal. Ils seront donc tous deux pancréatico-duodénaux droits, le premier supérieur, le second inférieur.

La pancréatico-duodénale droite supérieure, dès son origine, se porte à droite, en suivant le bord supérieur de la tête pancréatique, croise la face antérieure du canal cholédoque, puis descend sur le côté droit de celui-ci en suivant à petite distance le bord du duodénum, toujours sur la face postérieure de la tête pancréatique. Enfin elle se porte à gauche, croise à nouveau le cholédoque, mais cette fois sur sa face postérieure et, toujours appliquée sur la face postérieure de la tête du pancréas, elle s'anastomose à plein canal avec la branche identique venue de la bifurcation du tronc pancréatico-duodénal, issu de la mésentérique. Ainsi donc cette artère, d'abord devant, puis à droite, puis derrière le cholédoque, donne pour ainsi dire le bras au canal biliaire. Il faut connaître son existence, quand on intervient sur le cholédoque après décollement du duodéno-pancréas, mais son calibre est peu important, et la facilité des voies de suppléance permet de la lier sans inconvénient (fig. 71).

La pancréatico-duodénale droite inférieure naît exceptionnellement du même tronc que la précédente. Le plus ordinairement (Wiart dit toujours), cette artère naît par division terminale de la gastro-duodénale. Elle prend son origine au bord inférieur du duodénum et même un peu avant, se porte en arrière et un peu à droite et tout de suite s'engage entre la deuxième portion du duodénum et la tête du pancréas qu'elle contourne pour gagner sa face postérieure. Elle croise en arrière le bec pancréatique et là s'anastomose à plein canal avec la branche inférieure de la pancréatico-duodénale gauche, venue de la mésentérique supérieure (fig. 72).

Les deux branches droites des arcades pancréatico-duodénales se trouvent placées d'abord à la face antérieure, puis à la face postérieure de la tête du pancréas.

La partie gauche de ces arcades est fournie par l'anastomose à plein canal des branches de division de la pancréatico-duodénale gauche, venue de la mésentérique supérieure.

La pancréatico-duodénale gauche naît, en effet, du flanc droit de l'artère mésentérique supérieure au niveau du point où ce tronc s'engage sous l'isthme du pancréas. C'est un petit rameau très court, d'un centimètre à peine, qui tout de suite se divise en deux branches, l'une supérieure, l'autre inférieure. Toutes deux placées à la face postérieure du bec pancréatique, se portent à droite et s'anastomosent presque aussitôt avec les deux branches précédemment décrites.

Des deux arcades pancréatico-duodénales, naissent deux ordres de rameaux. Les uns se rendent au duodénum et l'abordent perpendiculairement à son axe ; les autres se portent dans l'épaisseur du pancréas et vascularisent toute la tête.

Les arcades veineuses pancréatico-duodénales suivent une disposition identique à celles des artères. La veine pancréatico-duodénale droite supérieure accompagne son artère jusqu'au niveau

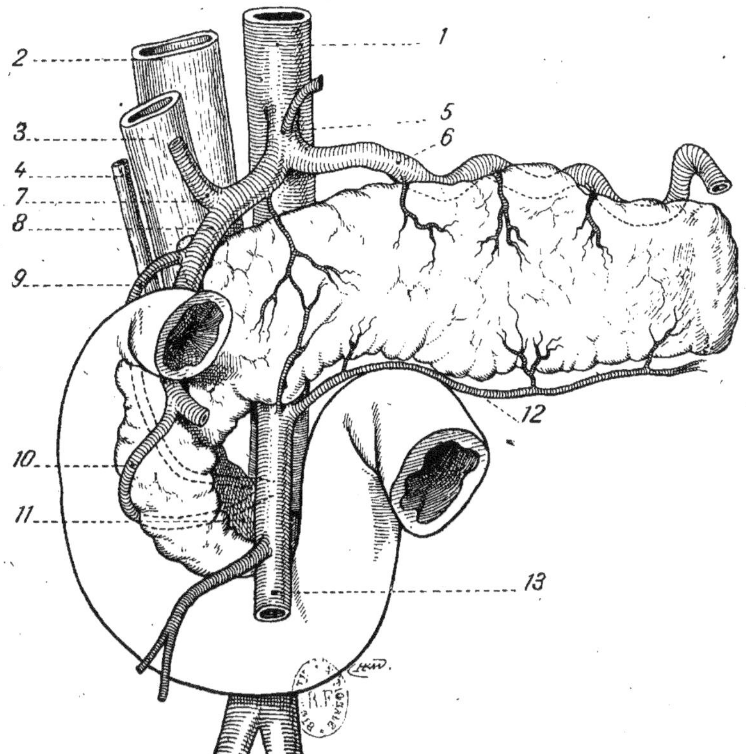

Fig. 73. — Les artères du pancréas.

1, L'aorte ; — 2, la veine cave ; — 3, la veine porte ; — 4, le canal hépato-cholédoque ; — 5, le tronc cœliaque ; — 6, l'artère splénique ; — 7, l'artère hépatique
vraie ; — 8, l'artère gastro-duodénale ; — 9, l'artère pancréatico-duodénale droite
supérieure ; — 10, l'artère pancréatico-duodénale droite inférieure ; — 11, l'artère
pancréatico-duodénale gauche ; — 12, l'artère pancréatique inférieure ; — 1, l'artère mésentérique supérieure.

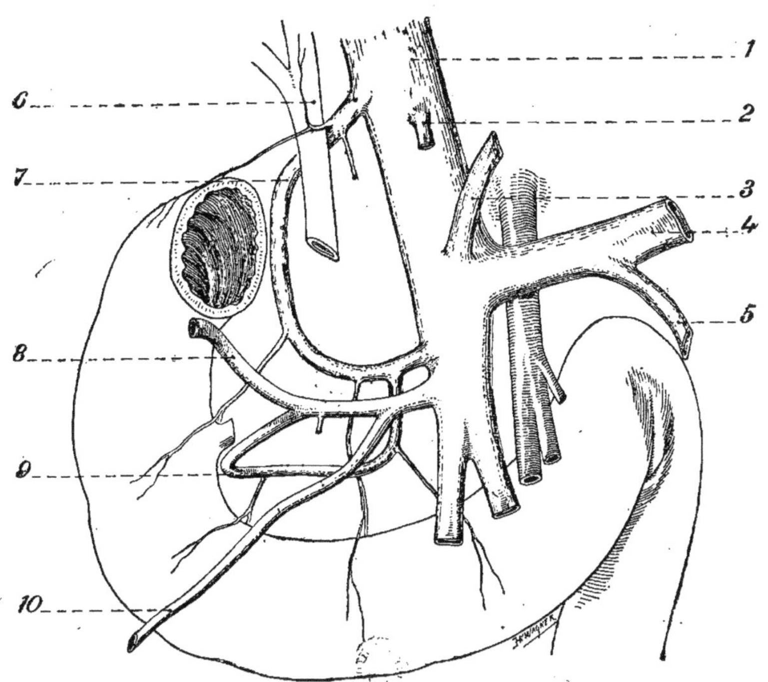

Fig. 74. — Les arcades veineuses du duodéno-pancréas.

1, La veine porte ; — 2, l'embouchure de la veine pylorique ; — 3, l'embouchure de la coronaire stomachique ; — 4, la veine splénique ; — 5, la veine petite mésentérique ; — 6, les voies biliaires ; — 7, la veine pancréatico-duodénale droite supérieure, recevant la petite veine cholédocienne ; — 8, la veine gastro-épiploïque droite s'unissant à (9), la veine pancréatico-duodénale droite inférieure et (10), la veine du côlon transverse, pour se terminer enfin dans la grande veine mésentérique au-dessous du bord inférieur du pancréas.

du bord supérieur du pancréas. En ce point, elle l'abandonne et passe en arrière du cholédoque dans un grand nombre de cas. D'autres fois, elle passe comme l'artère en avant du conduit biliaire. Elle se termine en s'abouchant dans le flanc droit de la veine porte, au pied du pédicule hépatique (fig. 73).

La veine pancréatico-duodénale droite inférieure émerge, comme l'artère, entre le pancréas et la deuxième portion du duodénum. Elle rencontre alors la veine gastro-épiploïque droite et s'unit à elle. Toutes deux alors croisent transversalement la face antérieure de la tête du pancréas et se jettent dans la veine mésentérique supérieure, au moment où celle-ci s'engage sous le bord inférieur de l'isthme, Généralement, elles reçoivent à ce niveau la veine du côlon transverse qui a suivi la racine du mésocôlon transverse.

Connexions du corps et de la queue du pancréas avec les vaisseaux. — Comme la tête de la glande, le corps et la queue reçoivent leurs artères du tronc cœliaque et de la mésentérique supérieure.

L'artère splénique naît du tronc cœliaque par bifurcation avec l'artère hépatique. La coronaire stomachique est le plus ordinairement une branche du tronc.

Dès son origine, le tronc de la splénique se porte à gauche et un peu en bas. Il gagne la face postérieure du corps du pancréas et s'y creuse même une gouttière parallèle et sus-jacente à celle de la veine. Dans ce parcours, l'artère décrit souvent de nombreuses sinuosités. Au niveau de la queue, l'artère devient un peu ascendante, enjambe le bord supérieur de la glande et, croisant enfin la face antérieure de la queue, va gagner le hile de la rate (Voir page 139).

Dans tout ce trajet, l'artère a émis une série de petits rameaux artériels destinés à la glande. On compte ainsi cinq à six rameaux qui pénètrent dans le pancréas et vascularisent le corps et la queue.

L'artère mésentérique supérieure donne naissance sur son flanc gauche à un fin et long rameau qui suit le bord inférieur du corps et de la queue du pancréas. Ce vaisseau prend nais-

sance au point où l'artère émerge du bord inférieur de l'isthme
de la glande. Cette artère pancréatique inférieure (Testut), de
petit calibre, s'épuise généralement avant d'atteindre l'extré
mité de la glande. Dans certains cas, on peut la suivre jusqu'au
niveau de la queue, où elle s'anastomose avec un rameau venu
de la splénique. Ainsi se trouve constitué, au niveau du corps
et de la queue, un cercle artériel identique à celui que forment
les arcades pancréatico-duodénales au niveau de la tête.

L'artère mésentérique supérieure donne encore au point où
elle émerge du bord inférieur de l'isthme du pancréas une artère d'assez petit calibre, *l'artère du côlon transverse*. Celle-ci
présente cependant une importance de tout premier ordre, car
il paraît vraisemblable que c'est à sa section et à sa ligature
qu'il faut attribuer un certain nombre de cas de mort par nécrose
du côlon transverse, à la suite d'interventions sur cette région
médiane.

Dès sa naissance, cette artère se porte en avant et un peu à
droite, en sorte qu'elle suit un instant la face antérieure de la
tête du pancréas à la hauteur des attaches du méso-côlon transverse. Bientôt elle se porte directement en avant, pénètre dans
l'écartement des feuillets du méso-côlon et va gagner le bord
adhérent du gros intestin auquel elle se distribue après avoir
donné deux longs rameaux, qui vont s'anastomoser au niveau
des angles coliques avec les coliques droite et gauche. Néanmoins, l'importance de ces anastomoses n'est pas constamment
suffisante pour suppléer à la vascularisation du tronc artériel
quand celui-ci a été lié, et c'est vraisemblablement là, la cause
de ces nécroses du gros intestin. Aussi faut-il prendre la plus
grande attention à ce vaisseau, au cours des interventions.

Connexions du Pancréas avec le plexus solaire. — C'est
au contact de la face postérieure du pancréas que va se former
cette intrication nerveuse, indéchiffrable au premier abord,
qui forme le plexus solaire. Ses intimes rapports avec le pancréas expliquent certainement le syndrôme dramatique des
affections aiguës de cet organe, et il est nécessaire d'en résumer
la constitution. Laignel-Lavastine en a d'ailleurs donné une des-

cription si parfaite, que nous ne ferons que lui emprunter celle qui va suivre.

Le plexus solaire est situé sur la ligne médiane de part et d'autre de l'aorte abdominale, à la hauteur de l'origine du tronc cœliaque et de l'artère mésentérique supérieure. Il est formé de rameaux nerveux entremêlés, venus du sympathique et du pneumogastrique droit auquel s'ajoute un système de ganglions nerveux (fig. 74).

Les ganglions forment quatre groupes. Deux groupes latéraux se disposent à droite et à gauche de l'aorte, à la hauteur du tronc cœliaque : ce sont les ganglions semi-lunaires droit et gauche.

Deux groupes médians se disposent l'un au-dessus de l'autre ; le groupe supérieur est situé sur l'origine du tronc cœliaque ; il est formé par les deux ganglions phréniques droit et gauche, souvent fusionnés en un seul. Le groupe inférieur se place sur l'origine de l'artère mésentérique supérieure. Il est formé d'une ou de plusieurs petites masses ganglionnaires fusionnées généralement entre elles et en rapports intimes avec les ganglions réno-aortiques droit et gauche.

Le pneumogastrique droit, à quelque distance du tronc cœliaque, se divise en trois branches.

1° *La branche droite* descend vers l'angle interne du ganglion semi-lunaire droit et forme avec le grand splanchnique droit, l'anse mémorable de Wrisberg. Il donne, en passant, aux ganglions phréniques droits situés contre le tronc cœliaque.

2° *La branche gauche*, se porte vers l'angle interne du ganglion semi-lunaire gauche et forme avec le grand splanchnique gauche une anse homologue et symétrique à l'anse de Wrisberg. Il donne, en passant, aux ganglions phréniques gauches situés contre le tronc cœliaque.

3° *La branche médiane* descend plus bas que le tronc cœliaque et va se jeter dans le groupe ganglionnaire inférieur situé à l'origine de l'artère mésentérique supérieure.

C'est donc en arrière et autour du pancréas que vont naître les divers plexus nerveux qui vont se rendre aux viscères abdominaux, et l'on conçoit la répercussion que peuvent avoir sur eux, les inflammations de la glande pancréatique.

II. — PLAN VASCULAIRE RÉTRO-VISCÉRAL

En arrière du pancréas et du duodénum se trouve une zône rétroviscérale où s'entrecroisent des vaisseaux artériels et veineux d'un calibre si considérable qu'ils barrent la route, pour ainsi dire, aux tentatives chirurgicales par voie postérieure. Les essais hardis de quelques chirurgiens comme Tuffier, Poirier, pour aborder le cholédoque par incision lombaire ont, du fait même de la présence de ce plan vasculaire, soulevé de justes protestations. Il importe, néanmoins, de donner une vue d'ensemble de cet entremêlement vasculaire. Les anatomistes ont décrit successivement les branches de l'aorte ou les affluents de la veine cave et de la veine porte sans que l'importance de leurs rapports réciproques ait semblé les intéresser particulièrement ; les chirurgiens n'ayant qu'exceptionnellement l'occasion d'intervenir dans cette région, s'en sont un peu désintéressés ; en sorte que cette superposition remarquable d'énormes vaisseaux artériels et veineux, n'a été qu'incidemment l'objet d'une description d'ensemble (fig. 75).

L'aorte abdominale occupe la ligne médiane depuis l'ouverture du diaphragme à travers lequel elle émerge entre les deux piliers droit et gauche, jusqu'à la 4ᵉ lombaire, où elle se bifurque en iliaque primitive droite et gauche. Dans ce parcours, l'aorte est rectiligne et repose sur la face antérieure du corps de la 12ᵉ dorsale, 1ʳᵉ, 2ᵉ, 3ᵉ, 4ᵉ lombaires et les disques intermédiaires. Il est fréquent de la trouver très légèrement portée un peu à gauche de la ligne médiane, en sorte que son axe ne répond pas exactement à celui de la colonne vertébrale, mais un peu à gauche de celui-ci. Il est exceptionnel que ce tronc soit incurvé, cependant le fait existe et presque toujours l'incurvation est due à un vice de position des organes abdominaux, dont les branches artérielles attirées par l'organe déplacé, tirent sur l'aorte et tendent à l'entraîner à son tour. Les déplacements anormaux du rein sont certainement une des causes les plus fréquentes de cette déviation de l'aorte abdominale.

Quoique plus faible que le calibre de la crosse ou de l'aorte

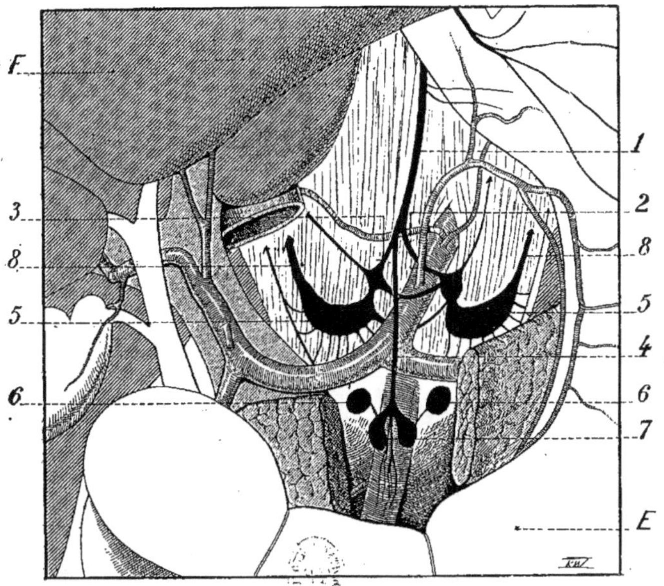

Fig. 75. — Le plexus solaire (d'après Laignel-Lavastine). — F, le foie. — E, l'estomac.

Le pneumo-gastrique droit (1) donne deux branches latérales et une médiane. — La branche droite (3) donne aux ganglions phréniques droits et se jette dans l'angle interne du ganglion semi-lunaire droit (5). Celui-ci reçoit à son angle externe le grand splanchnique droit (8). L'ensemble forme l'anse mémorable de Wrisberg. — La branche gauche (2) forme une anse identique avec le ganglion semi-lunaire gauche (5) et le grand splanchnique gauche (8). — La branche médiane (4) va aux ganglions mésentériques (7), reliés par des anastomoses aux ganglions réno-aortiques (6).

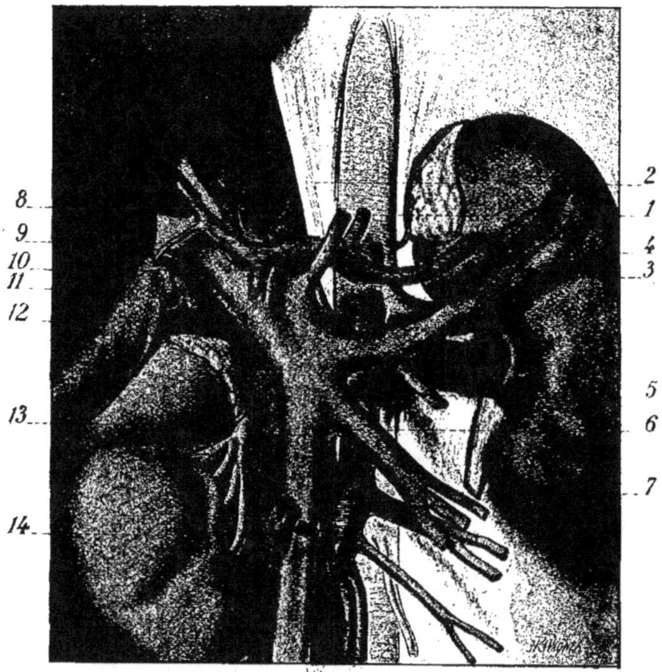

Fig. 76. — Le plan vasculaire rétro-pancréatique.

1, L'artère coronaire stomachique ; — 2, la veine coronaire stomachique ; —
3, l'artère splénique ; — 4, la veine splénique ; — 5, la petite veine mésentérique ; —
6, la grande veine mésentérique ; — 7, l'artère mésentérique supérieure ; — 8, la
veine cave inférieure ; — 9, l'artère hépatique vraie ; — 10, l'artère gastro-duodénale ; — 11, la veine porte ; — 12, la veine rénale gauche passant sous l'artère mésentérique supérieure, après avoir côtoyé l'artère rénale gauche ; — 13, la veine et
l'artère rénales droites ; — 14, l'artère du côlon transverse et sa veine qui s'abouche
dans la grande veine mésentérique par un tronc commun avec la veine gastro-
épiploïque droite.

thoracique, celui de l'aorte abdominale est encore considérable puisqu'il atteint de 15 à 18 millimètres de diamètre et davantage encore chez les sujets âgés. Aussi, les battements de l'aorte sont-ils nettement perceptibles chez les sujets maigres à travers la paroi abdominale antérieure, malgré qu'elle soit recouverte sur presque toute sa hauteur par le duodénum et le pancréas, et que le paquet des anses intestinales s'interpose encore.

D'après ce que nous venons de dire, on comprend aussi que l'hémostase par compression de l'aorte abdominale, à la façon de Monbourg, ne peut se faire sans un certain degré d'attrition des anses intestinales, du duodénum et du pancréas. En effet, la partie interne de la tête du pancréas recouvre l'aorte abdominale depuis la 1ʳᵉ vertèbre lombaire jusqu'au niveau de la 3ᵉ et le duodénum passe au devant de sa terminaison, au point que le bord inférieur de sa troisième portion répond généralement aux origines des deux iliaques primitives.

La bifurcation de l'aorte, dit Tillaux, correspond à l'ombilic. Ceci est vrai sur un très grand nombre de sujets, mais non chez tous, car l'ombilic occupe des niveaux très différents suivant les individus. Dans ce cas, une aiguille enfoncée dans l'ombilic traverserait donc le bord inférieur du duodénum, la bifurcation de l'aorte et irait se planter dans le corps de la 4ᵉ vertèbre lombaire.

De l'aorte abdominale vont naître en arrière ou autour du duodéno-pancréas, un certain nombre de branches, les unes considérables, les autres de moindre volume.

C'est d'abord le *tronc cœliaque* et ses deux branches de division, l'artère hépatique et la splénique, enfin, sa branche collatérale, la coronaire stomachique. Ce tronc, comme nous l'avons vu, naît au-dessus de l'isthme du pancréas dans la plupart des cas, exceptionnellement en arrière de lui. Nous ne reviendrons pas sur sa description. Il faut remarquer cependant que la grosse *veine splénique*, augmentée encore de l'apport de la *petite mésentérique*, croise la face antérieure de l'aorte au-dessous de lui et en arrière de l'isthme du pancréas et qu'elle reçoit encore à ce niveau la *veine coronaire stomachique*.

L'artère mésentérique supérieure prend naissance de la face antérieure de l'aorte abdominale au niveau du bord inférieur de la 1ʳᵉ vertèbre lombaire. Elle émerge du bord inférieur de l'isthme à la hauteur du bord inférieur de la 2ᵉ vertèbre lombaire. Elle a donc un long trajet de 4 à 5 centimètres en arrière du pancréas. Ce vaisseau oblique en bas et en avant, fait avec la face antérieure de l'aorte un angle aigu à sommet supérieur dans lequel s'engage en bas le bec du pancréas et la troisième portion du duodénum, et en haut la grosse veine rénale gauche qui traverse la ligne médiane dans l'écartement même de la fourche artérielle.

Les artères rénales, droite et gauche, naissent des parties latérales de l'aorte abdominale, en arrière du duodéno-pancréas qu'elles croisent pour gagner le rein auquel elles se distribuent. L'artère rénale droite qui a pris son émergence à la hauteur des parties latérales de la 1ʳᵉ vertèbre lombaire, n'affecte avec le duodéno-pancréas que des connexions éloignées. Son origine est, en effet, cachée en partie par le tronc de la grosse veine rénale gauche qui, après avoir franchi la ligne médiane dans l'angle de l'artère mésentérique supérieure et de l'aorte, va aborder la veine cave inférieure dans laquelle elle se jette au devant de l'origine de l'artère rénale droite. Bientôt, l'artère rénale droite se trouve encore éloignée du duodéno-pancréas par le tronc même de la veine cave inférieure qui croise sa face antérieure. Entre le bord droit de cette veine et le hile du rein, l'artère rénale droite et ses divisions sont encore cachées et séparées du duodénum par les branches et le tronc de la veine rénale droite.

Nous ne ferons que signaler dans le fond de la région, les origines des *artères lombaires* qui contournent les flancs de la colonne vertébrale pour se rendre aux muscles de la paroi postérieure de l'abdomen. Les *artères spermatiques* prennent leur naissance de la face antérieure de l'aorte abdominale, en arrière du pancréas et du duodénum. Si, chez la femme, la ligature de *l'artère ovarienne* ne présente qu'une médiocre importance, il n'en serait probablement pas de même de la spermatique de l'homme ; malgré les infimes anastomoses que nous avons décrites avec Tourneix entre ces artères et la circulation des côlons, il est fort probable que l'ischémie et la nécrobiose des testicules en seraient la conséquence.

Les troncs veineux qui occupent la zône vasculaire rétro-viscérale que nous décrivons se disposent sur deux plans : sur le plan postérieur, la circulation cave inférieure, sur le plan antérieur, la circulation porte.

La veine cave inférieure formée par la réunion des deux veines iliaques primitives un peu au-dessous et à droite de la bifurcation aortique, disparaît après un court trajet de deux centimètres environ derrière le duodéno-pancréas qui, dès lors, va la recouvrir à peu près jusqu'au moment où elle va s'enfoncer dans la gouttière hépatique. Mais à mesure qu'elle monte, cette volumineuse veine devient plus profonde et se trouve séparée en haut du duodéno-pancréas par le système veineux porte. Le calibre de la veine cave inférieure est, dans sa partie inférieure de 25 millimètres de diamètre en moyenne ; au-dessus de l'abouchement des veines rénales, il augmente brusquement et atteint 30 millimètres. Les connexions de ce vaisseau et du duodéno-pancréas se font donc sur une large étendue.

A la hauteur de la partie moyenne du duodéno-pancréas, la veine cave inférieure reçoit sur ses flancs les deux veines rénales droite et gauche.

La veine rénale droite légèrement ascendante croise la deuxième portion du duodénum au niveau de sa partie moyenne. Elle aborde la veine cave très légèrement au-dessus du point où le cholédoque pénètre dans l'intestin.

La veine rénale gauche affecte avec le pancréas des rapports beaucoup plus étendus. En effet, cette veine croise la face postérieure du corps, puis de l'isthme dont elle est séparée, comme nous l'avons vu, par l'artère mésentérique supérieure puisqu'elle croise la ligne médiane dans la fourche que fait cette artère avec l'aorte. La veine rénale gauche s'abouche dans la veine cave en arrière de la tête du pancréas.

Le système veineux porte se trouve sur un plan antérieur du système cave. Il est formé ici par la veine grande mésentérique, la veine splénique déjà grossie de la petite veine mésentérique. Ces deux veines se réunissent derrière la tête du pancréas pour former le tronc porte.

La veine splénique suit le même trajet que l'artère du même

20"

nom. Elle est donc d'abord placée en avant de la queue du pancréas, croise ensuite son bord supérieur et vient se placer sur la face postérieure du corps, au-dessous de la gouttière que s'est creusée l'artère dans la glande. Au niveau de la ligne médiane et de l'isthme du pancréas, la veine splénique croise la face antérieure de l'aorte au-dessous de l'origine du tronc cœliaque. Elle passe transversalement de gauche à droite, au devant de l'origine de l'artère mésentérique supérieure exactement comme la veine rénale, à trois centimètres plus bas, avait croisé l'aorte au-dessous de l'origine de cette même mésentérique supérieure.

Derrière l'isthme du pancréas, se superposent donc près de son bord supérieur : le tronc cœliaque, la mésentérique supérieure, la veine splénique, l'aorte ; près de son bord inférieur : l'artère mésentérique supérieure, la veine rénale gauche, l'aorte.

La veine grande mésentérique quitte le mésentère sur le côté droit de l'artère mésentérique supérieure et pénètre, toujours à côté de l'artère, au-dessus de la troisième portion du duodénum, dans l'encoche que forment l'isthme et le bec pancréatique. A ce moment, elle se sépare quelque peu de l'artère ; tandis que celle-ci reste dans le plan médian, la veine s'incline légèrement à droite et se trouve placée en avant de l'artère. Presque immédiatement elle s'unit à la *veine splénique*, à angle presque droit, et leur réunion constitue le tronc de la veine porte.

Ce carrefour veineux se fait derrière la tête du pancréas, à gauche du canal cholédoque qui s'enfonce dans sa gouttière glandulaire et se trouve par conséquent séparé de la veine par une certaine épaisseur du pancréas. A gauche se trouve le tronc de l'artère mésentérique; au-dessus et en avant, l'artère hépatique commune qui vient prendre sa place sur le versant gauche de la face antérieure de la veine porte. Souvent encore la *veine coronaire stomachique*, qui a croisé la bifurcation du tronc cœliaque, vient se jeter dans l'origine de la veine porte, juste au-dessus de la terminaison de la veine grande mésentérique.

Le tronc de la *veine porte* ainsi constitué va croiser la partie haute de la face postérieure de la tête du pancréas et la première portion du duodénum juste en avant de la face antérieure de la veine cave inférieure, puis elle gagne le pédicule hépatique et pénètre dans le foie. Nous avons vu plus haut ce trajet.

Ainsi donc, il se fait derrière la tête du pancréas, un entrecroisement de vaisseaux plus important encore que celui qui a lieu derrière l'isthme.

Au niveau de la partie moyenne de la tête pancréatique, se superposent d'avant en arrière : le tronc de la grande veine mésentérique, la veine cave inférieure qui reçoit à ce niveau les deux veines rénales et sur un plan tout à fait postérieur, l'artère rénale droite croise le tout pour aborder le rein droit.

Au niveau du bord supérieur de la tête du pancréas, l'entrecroisement est plus important encore : C'est, d'avant en arrière, d'abord le tronc de l'hépatique commune, se divisant en gastroduodénale et hépatique vraie ; en arrière le tronc de la veine porte, et plus en arrière la volumineuse veine cave inférieure.

A cet important système circulatoire sanguin, s'ajoute encore ici, l'origine du plus volumineux des vaisseaux lymphatiques : le canal thoracique. En dehors des généralisations néoplasiques dont il peut être la voie, l'importance chirurgicale de la portion abdominale de ce conduit n'a pas encore été démontrée.

TABLE DES MATIÈRES

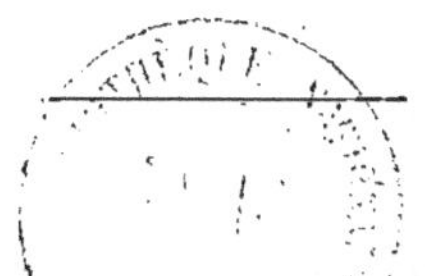

Orléans, Imp. H. Tessier 10-1929.